肌骨超声诊断

Diagnostic Ultrasound of Musculoskeletal System

第 2 版

主　编　王月香　曲文春　陈定章

主　审　唐　杰　罗渝昆

U0207517

科学出版社

北京

内 容 简 介

本书包括两部分,第一部分为总论,对肌腱、肌肉、韧带、软骨、滑囊、周围神经、骨骼的正常结构、超声检查方法和常见病变超声诊断进行了阐述;第二部分为四肢关节各论,对肩部、肘部、手腕部、髋部、膝部、踝部的关节局部解剖与超声检查方法进行了阐述,并对常见病变的临床表现、超声表现、鉴别诊断、检查注意事项进行了简明扼要的阐述,使读者能对四肢肌骨超声的临床应用有较为全面的认识。本书中每一部分都附有大量的高分辨率超声图像,还配有合计 68 段视频,力求使内容清晰明了,让读者在短时间内对肌骨超声有较为全面的了解和掌握,并为以后进一步深入研究提供了有价值的参考。

本书适合从事肌骨超声工作的超声科医生和其他相关临床学科如风湿病学、运动医学、创伤学、康复医学、疼痛医学、麻醉学、骨科学的临床医生阅读。

图书在版编目 (CIP) 数据

肌骨超声诊断 / 王月香,曲文春,陈定章主编 . —2 版 . —北京:科学出版社,2020.2

ISBN 978-7-03-064232-5

Ⅰ . ①肌… Ⅱ . ①王… ②曲… ③陈… Ⅲ . ①肌肉骨骼系统—超声波诊断 Ⅳ . ① R680.4

中国版本图书馆 CIP 数据核字(2020)第 017677 号

责任编辑:郭 威 / 责任校对:郭瑞芝
责任印制:赵 博 / 封面设计:铭轩堂

科学出版社 出版
北京东黄城根北街 16 号
邮政编码:100717
http://www.sciencep.com
北京建宏印刷有限公司印刷

科学出版社发行 各地新华书店经销
*

2020 年 2 月第 二 版 开本:787×1092 1/16
2025 年 5 月第六次印刷 印张:21
字数:551 000
定价:158.00 元
(如有印装质量问题,我社负责调换)

编著者名单

主　编　王月香　曲文春　陈定章

主　审　唐　杰　罗渝昆

副主编　郑敏娟

编　者（以姓氏笔画为序）

王月香　解放军总医院第一医学中心

曲文春　美国梅奥医学中心

许　猛　解放军总医院第一医学中心

张立海　解放军总医院第一医学中心

陈定章　空军军医大学西京医院

陈思明　解放军总医院第一医学中心

郑敏娟　空军军医大学西京医院

袁　宇　天津医院

高　谦　解放军总医院第一医学中心

郭义柱　解放军总医院第一医学中心

前　言

　　随着超声技术的飞速发展和人们对四肢肌肉骨骼超声认识的不断深入，四肢肌肉骨骼超声已逐渐得到越来越多临床医生的关注和重视，在国外已成为风湿病学、运动医学、创伤学、康复医学、疼痛医学、麻醉学、骨科学等学科的重要影像学手段。既往四肢软组织病变的诊断往往依赖临床医生的物理检查。尽管有经验的临床医生可以通过物理检查对一些软组织病变做出较为明确的诊断，但物理检查常常不能很准确、客观地反映病变，尤其是对于病变累及的深度、范围等的判断较为困难。高频超声由于具有较高的软组织分辨率，可清晰地显示四肢的肌腱、韧带、滑囊、滑膜、周围神经等结构的病变，因此其为四肢软组织病变的诊断提供了一个非常有价值的影像学检查结果。实践证明，高分辨率超声由于能够准确提供病变的深度、范围、严重程度等，在很多病变的诊断上，其准确性可以与MRI相媲美。由于四肢很多肌骨病变只有在肢体活动过程中才会表现出来，因此，实时超声对于检查肢体主动活动或被动活动中出现的病变具有其他影像学检查手段不可比拟的优势。除用于诊断外，肌骨超声对于评价临床治疗疗效、疾病进展等情况具有重要的作用。而超声引导下的介入性操作由于能实时显示靶目标、针尖位置、进针路径中的重要结构，一方面显著增加了介入性操作的准确性，另一方面也大大降低了操作的风险，从而成为四肢肌骨病变介入性操作的重要影像学引导工具。

　　尽管四肢肌骨超声有诸多的优势，但其发展在国内尚处于起步阶段。如何促进和推广肌骨超声的临床应用，是超声医学面临的一项重要任务。学习肌骨超声不仅需要详尽掌握局部解剖学知识，还需要对常见临床病变的发病机制、临床表现有准确的认识，并能对声像图表现进行准确的解读，以对病变性质、严重程度、累及范围等做出准确的判断。因此，超声诊断医生需要与临床医生密切配合，尽可能详细地了解患者的病情，并与其他影像学检查结果、术中所见、术后病理等结果密切结合，只有这样才能不断提高肌骨超声的检查水平，并逐渐扩展肌骨超声的应用领域，使肌骨超声逐渐被广大临床医生所认识和重视，成为一项重要的影像学检查手段。本书对四肢关节及其周围软组织的局部解剖、超声检查方法、常见临床病变的超声诊断做了简明扼要的介绍，并配有大量的高分辨率超声图像，力求为肌骨超声学习者提供一本有价值的参考图书。

本书在收集病例和编写过程中，得到了解放军总医院第一医学中心超声科唐杰主任的大力支持和鼓励，并得到了科室主任和其他老师的热心支持和协助，在此一并感谢。

尽管本书在内容上力求阐述准确、条理清晰、概括全面，但由于作者水平有限，可能会出现一些意想不到的疏漏，敬请大家批评指正，以使本书不断完善。

王月香

解放军总医院第一医学中心

曲文春

美国梅奥医学中心（Mayo Clinic）

陈定章

空军军医大学西京医院

2019 年 12 月

目　录

第一部分　总　论

第1章　肌腱超声诊断 …………………… 3
第一节　正常肌腱结构与超声检查 ………… 3
一、肌腱结构 ……………………… 3
二、超声检查方法 ………………… 3
三、正常肌腱声像图表现 …………… 4
四、检查注意事项 ………………… 5
第二节　肌腱常见病变超声诊断 ………… 5
一、肌腱不稳 ……………………… 5
二、肌腱退行性改变和肌腱撕裂 …… 7
三、肌腱炎性病变 ………………… 9
四、检查注意事项 ………………… 12

第2章　肌肉超声诊断 …………………… 13
第一节　正常肌肉结构与超声检查 ……… 13
一、正常肌肉组织结构 …………… 13
二、肌肉组织超声检查 …………… 14
三、正常肌肉组织超声表现 ……… 14
第二节　肌肉常见病变超声诊断 ………… 15
一、肌肉损伤 …………………… 15
二、肌肉炎性病变 ……………… 20
三、筋膜间隔综合征 …………… 23
四、横纹肌溶解 ………………… 26
五、肌疝 ………………………… 27
六、肌肉内异物 ………………… 28
七、先天性肌性斜颈 …………… 30
八、常见肌肉肿瘤及肿瘤样病变 … 32
九、其他典型病例 ……………… 39

第3章　韧带超声诊断 …………………… 42
第一节　正常韧带结构与超声检查 ……… 42

一、韧带结构 …………………… 42
二、韧带功能 …………………… 42
三、韧带超声检查 ……………… 42
第二节　韧带常见病变超声诊断 ………… 43
一、踝关节外侧韧带损伤 ………… 43
二、膝胫侧副韧带损伤 …………… 44
三、韧带损伤超声表现 …………… 44

第4章　软骨超声诊断 …………………… 46
第一节　正常关节结构与超声检查 ……… 46
一、关节定义 …………………… 46
二、滑膜关节结构 ……………… 46
第二节　正常软骨结构与超声检查 ……… 48
一、正常软骨结构 ……………… 48
二、软骨超声检查 ……………… 49
第三节　软骨常见病变超声诊断 ………… 50
一、骨性关节炎软骨病变 ………… 50
二、焦磷酸钙沉积症 …………… 50

第5章　滑囊超声诊断 …………………… 53
第一节　正常滑囊结构与超声检查 ……… 53
一、滑囊结构 …………………… 53
二、滑囊分类 …………………… 53
三、滑囊超声检查 ……………… 53
第二节　非交通性滑囊病变超声诊断 …… 54
一、急性创伤性滑囊炎 …………… 54
二、慢性创伤性滑囊炎 …………… 54
三、出血性滑囊炎 ……………… 54
四、化学性滑囊炎 ……………… 55
五、类风湿性与化脓性滑囊炎 …… 56

第三节　交通性滑囊病变超声诊断……… 56

第6章　周围神经超声检查……………57

第一节　周围神经正常结构与超声
　　　　检查……………………… 57
　一、周围神经结构………………… 57
　二、周围神经超声检查…………… 57

第二节　桡神经超声检查及常见病变…… 58
　一、桡神经应用解剖与超声检查… 58
　二、桡神经损伤…………………… 59

第三节　正中神经超声检查及常见
　　　　病变……………………… 64
　一、正中神经应用解剖…………… 64
　二、腕管综合征…………………… 64

第四节　尺神经超声检查及常见病变…… 67
　一、尺神经应用解剖……………… 67
　二、尺神经超声检查……………… 68
　三、肘管综合征…………………… 69
　四、腕尺管综合征………………… 70

第五节　坐骨神经及其分支超声检查
　　　　与常见病变……………… 72
　一、坐骨神经及其分支应用解剖… 72
　二、坐骨神经及其分支超声检查… 73
　三、腓总神经卡压性病变………… 74
　四、腓浅神经卡压综合征………… 76
　五、踝管综合征…………………… 77
　六、Morton神经瘤……………… 80

第六节　股神经卡压综合征……………… 81
　一、解剖与病理…………………… 81
　二、临床表现……………………… 81
　三、超声表现……………………… 81

第七节　肩胛上神经卡压………………… 83
　一、肩胛上神经局部解剖………… 83
　二、常见病因……………………… 83
　三、临床表现……………………… 83
　四、超声表现……………………… 83

　五、鉴别诊断……………………… 83

第八节　臂丛神经超声检查及常见
　　　　病变……………………… 86
　一、臂丛神经应用解剖…………… 86
　二、臂丛神经超声检查…………… 86
　三、臂丛神经损伤………………… 88
　四、急性臂丛神经炎……………… 94
　五、颈肋综合征…………………… 94

第九节　周围神经损伤…………………… 97
　一、周围神经损伤概论…………… 97
　二、周围神经损伤超声诊断……… 98

第十节　周围神经肿瘤…………………… 107
　一、临床表现……………………… 107
　二、超声表现……………………… 108
　三、诊断注意事项………………… 113

第十一节　其他典型病变……………… 115
　一、尺神经损伤…………………… 115
　二、前臂尺神经囊肿……………… 116
　三、前臂正中神经鞘瘤…………… 116
　四、腕管处正中神经损伤………… 117
　五、桡神经囊肿…………………… 117
　六、骨间后神经损伤……………… 118
　七、坐骨神经损伤伴神经瘤形成… 118

第7章　骨骼超声诊断……………… 119

第一节　正常骨骼结构与超声检查…… 119
　一、正常骨结构…………………… 119
　二、骨骼超声检查………………… 119
　三、检查注意事项………………… 119

第二节　骨骼常见病变超声诊断……… 120
　一、骨折…………………………… 120
　二、骨侵蚀性病变………………… 124
　三、骨髓炎………………………… 126
　四、骨肿瘤及瘤样病变…………… 128
　五、其他典型病变………………… 142

第二部分　四肢关节各论

第8章　肩部超声诊断……………… 145

第一节　肩部应用解剖与超声检查……145
　一、肱二头肌长头肌腱…………145

　二、肩袖…………………………… 146
　三、肩峰下-三角肌下囊………… 150
　四、检查注意事项………………… 150

第二节　肩部常见病变超声诊断⋯⋯⋯⋯151
　　一、肩袖肌腱病 ⋯⋯⋯⋯⋯⋯⋯ 151
　　二、肩袖撕裂 ⋯⋯⋯⋯⋯⋯⋯⋯ 152
　　三、肩袖撕裂关节病 ⋯⋯⋯⋯⋯ 157
　　四、钙化性肌腱炎 ⋯⋯⋯⋯⋯⋯ 159
　　五、肱二头肌长头肌腱病变 ⋯⋯ 162
　　六、肩部滑囊炎 ⋯⋯⋯⋯⋯⋯⋯ 169
　　七、肩峰下撞击综合征 ⋯⋯⋯⋯ 170
　　八、其他典型病例 ⋯⋯⋯⋯⋯⋯ 174
第9章　肘部超声诊断 ⋯⋯⋯⋯⋯⋯⋯ 180
　第一节　肘部局部解剖与超声检查⋯⋯180
　　一、肘关节前部 ⋯⋯⋯⋯⋯⋯⋯ 180
　　二、肘关节内侧 ⋯⋯⋯⋯⋯⋯⋯ 181
　　三、肘关节外侧 ⋯⋯⋯⋯⋯⋯⋯ 182
　　四、肘关节后部 ⋯⋯⋯⋯⋯⋯⋯ 183
　第二节　肘部常见病变超声诊断⋯⋯⋯184
　　一、网球肘 ⋯⋯⋯⋯⋯⋯⋯⋯⋯ 184
　　二、肱骨内上髁炎 ⋯⋯⋯⋯⋯⋯ 185
　　三、肘尺侧副韧带撕裂 ⋯⋯⋯⋯ 186
　　四、肱三头肌腱撕裂 ⋯⋯⋯⋯⋯ 186
　　五、肱二头肌远侧肌腱断裂 ⋯⋯ 186
　　六、肘关节周围滑囊炎 ⋯⋯⋯⋯ 187
　　七、肘关节炎 ⋯⋯⋯⋯⋯⋯⋯⋯ 189
　　八、其他典型病例 ⋯⋯⋯⋯⋯⋯ 194
第10章　手腕部超声诊断 ⋯⋯⋯⋯⋯ 197
　第一节　手腕部应用解剖与超声检查⋯197
　　一、手腕部背侧 ⋯⋯⋯⋯⋯⋯⋯ 197
　　二、手腕部掌侧 ⋯⋯⋯⋯⋯⋯⋯ 200
　　三、手腕部的常见变异 ⋯⋯⋯⋯ 202
　第二节　手腕部常见病变超声诊断⋯⋯203
　　一、手腕部肌腱、腱鞘炎 ⋯⋯⋯ 203
　　二、手腕部外伤性病变 ⋯⋯⋯⋯ 205
　　三、类风湿关节炎 ⋯⋯⋯⋯⋯⋯ 211
　　四、腕关节周围占位病变 ⋯⋯⋯ 215
　　五、其他典型病例 ⋯⋯⋯⋯⋯⋯ 221
第11章　髋部超声诊断 ⋯⋯⋯⋯⋯⋯ 225
　第一节　髋部局部解剖与超声检查⋯⋯225
　　一、髋关节前部 ⋯⋯⋯⋯⋯⋯⋯ 225
　　二、髋关节内侧 ⋯⋯⋯⋯⋯⋯⋯ 227
　　三、髋关节外侧 ⋯⋯⋯⋯⋯⋯⋯ 228
　　四、髋关节后部 ⋯⋯⋯⋯⋯⋯⋯ 228

第二节　髋部常见病变超声诊断⋯⋯⋯229
　　一、髋关节腔积液与髋关节炎 ⋯ 229
　　二、髂腰肌滑囊炎 ⋯⋯⋯⋯⋯⋯ 229
　　三、坐骨臀肌滑囊炎 ⋯⋯⋯⋯⋯ 232
　　四、髂腰肌血肿 ⋯⋯⋯⋯⋯⋯⋯ 233
　　五、大转子疼痛综合征 ⋯⋯⋯⋯ 233
　　六、腘绳肌损伤 ⋯⋯⋯⋯⋯⋯⋯ 236
　　七、股内收肌损伤 ⋯⋯⋯⋯⋯⋯ 238
　　八、髋部弹响 ⋯⋯⋯⋯⋯⋯⋯⋯ 239
　　九、Morel-Lavallée病变 ⋯⋯⋯⋯ 241
　　十、其他典型病例 ⋯⋯⋯⋯⋯⋯ 242
第12章　膝部超声诊断 ⋯⋯⋯⋯⋯⋯ 249
　第一节　膝部局部解剖与超声检查⋯⋯249
　　一、膝关节前部 ⋯⋯⋯⋯⋯⋯⋯ 249
　　二、膝关节内侧 ⋯⋯⋯⋯⋯⋯⋯ 252
　　三、膝关节外侧 ⋯⋯⋯⋯⋯⋯⋯ 253
　　四、膝关节后部 ⋯⋯⋯⋯⋯⋯⋯ 255
　第二节　膝部常见病变超声诊断⋯⋯⋯257
　　一、膝关节周围肌肉、肌腱急慢性
　　　　损伤 ⋯⋯⋯⋯⋯⋯⋯⋯⋯⋯ 257
　　二、膝关节周围急慢性韧带损伤 ⋯ 261
　　三、腓肠肌内侧头远段损伤 ⋯⋯ 265
　　四、跖肌及其肌腱损伤 ⋯⋯⋯⋯ 266
　　五、半月板撕裂 ⋯⋯⋯⋯⋯⋯⋯ 268
　　六、半月板囊肿 ⋯⋯⋯⋯⋯⋯⋯ 268
　　七、交叉韧带囊肿 ⋯⋯⋯⋯⋯⋯ 269
　　八、膝关节周围滑囊炎 ⋯⋯⋯⋯ 271
　　九、Baker囊肿 ⋯⋯⋯⋯⋯⋯⋯⋯ 273
　　十、色素沉着绒毛结节性滑膜炎 ⋯ 274
　　十一、膝关节游离体 ⋯⋯⋯⋯⋯ 277
　　十二、骨性关节炎 ⋯⋯⋯⋯⋯⋯ 278
　　十三、近侧胫腓关节腱鞘囊肿 ⋯ 279
　　十四、其他典型病例 ⋯⋯⋯⋯⋯ 282
第13章　踝部超声诊断 ⋯⋯⋯⋯⋯⋯ 286
　第一节　踝部应用解剖与超声检查⋯⋯286
　　一、踝关节前部 ⋯⋯⋯⋯⋯⋯⋯ 286
　　二、踝关节内侧部 ⋯⋯⋯⋯⋯⋯ 288
　　三、踝关节外侧部 ⋯⋯⋯⋯⋯⋯ 290
　　四、踝关节后部 ⋯⋯⋯⋯⋯⋯⋯ 292
　　五、足底部 ⋯⋯⋯⋯⋯⋯⋯⋯⋯ 292
　第二节　踝部常见病变超声诊断⋯⋯⋯293

一、急性踝关节损伤 ·············293

二、慢性踝关节疼痛 ·············299

三、足踝部滑囊炎 ·············312

四、痛风性关节炎 ·············312

五、其他典型病例 ·············318

附：各章教学视频列表

第8章　肩部超声视频

1.肱二头肌长头肌腱短轴

2.长头肌腱各向异性伪像

3.肩袖间隙处长头肌腱

4.肱二头肌长头肌腱长轴

5.长头肌腱向远侧扫查

6.肩胛下肌腱长轴

7.冈上肌腱短轴

8.冈上肌腱长轴

9.冈下肌腱和小圆肌腱短轴

10.冈下肌腱长轴切面

11.小圆肌腱长轴

12.腋窝处盂肱关节囊

13.肩锁关节冠状切面

14.肩峰撞击征检查

第9章　肘部超声视频
1.肘前部关节腔

2.肱二头肌远侧肌腱短轴

3.肱二头肌远侧肌腱止点

4.肘前部正中神经

5.肘前部桡神经分支

6.桡神经浅支短轴

7.桡神经深支短轴

8.肘管及前臂尺神经短轴

9.腕尺管内尺神经

10.肘外侧伸肌总腱长轴

11.肘后部肱三头肌腱

第10章　手腕部超声视频
1.腕背侧横切Lister结节

2.桡侧腕长和短伸肌腱

3.腕背侧第1腔室肌腱短轴

4.腕背侧拇长伸肌腱短轴

5.腕背侧指长伸肌腱短轴

6.腕管内正中神经短轴

7.正中神经各向异性伪像

8.手指屈伸活动时正中神经

9.指屈肌腱长轴

10.桡侧腕屈肌腱长轴

第11章　髋部超声视频

1.股神经横切面

2.股直肌中央腱横切面

3.股直肌肌腱长轴

4.耻骨肌与内收肌群

5.内收肌群长轴

6.股骨大转子处臀小和中肌腱短轴

7.坐骨结节处腘绳肌腱

8.腘绳肌腱长轴

第12章　膝部超声视频

1.髌上囊纵切面

2.髌腱长轴

3.髌腱短轴

4.髌内侧支持带

5.髌外侧支持带

6.股骨滑车处关节软骨

7.膝内侧半月板

8.膝内侧副韧带长轴

9.鹅足腱短轴与长轴

10.髂胫束远段

11.膝外侧副韧带长轴

12.腘窝处Baker囊肿

13.髁间窝横切面

14.后交叉韧带长轴

15.腘窝胫神经

第13章　踝部超声视频

1.踝前部肌腱横切面自内向外

2.踝前部趾长伸肌腱横切面

3.踝前部肌腱长轴

4.外踝下方腓骨长和短肌腱短轴

5.踝背屈时跟腓韧带长轴

6.内踝下方三角韧带

7.跟腱短轴

8.跟腱长轴

9.小腿后部下段腓肠神经短轴

10.足底筋膜长轴

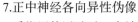

第一部分

总　　论

第*1*章

肌腱超声诊断

第一节 正常肌腱结构与超声检查

一、肌腱结构

肌腱是使肌肉和骨相连的索状或膜状致密结缔组织，便于肌肉附着和固定。每一块骨骼肌都分为肌腹和肌腱2部分。肌腱色白较硬，没有收缩能力。长肌的肌腱多呈圆索状；阔肌的肌腱阔而薄，呈膜状，又称腱膜。显微镜下，肌腱由成纤维细胞及基质构成，前者在肌腱中与其长轴平行排列，后者由86%的Ⅰ型胶原纤维和14%的Ⅲ型胶原或Ⅴ型胶原、蛋白聚糖与糖蛋白等组成。在偏光显微镜下，肌腱胶原平行排列，无载荷时呈波纹状。肌腱表面被一层胶原外膜覆盖，即腱外膜，其内含有丰富的血管和神经。腱外膜下为腱束膜包裹的腱束。肌腱内的血管比较稀疏，因此，肌腱断裂后局部出血较少。

肌腱根据其包裹外鞘的不同可分为2型。Ⅰ型肌腱的周围被一疏松网状脂肪组织的腱围组织所包绕，腱围组织沿肌腱长轴间断发出血管进入肌腱束膜内，并沿肌腱长轴走行；腱围与腱外膜相融合。Ⅱ型肌腱被腱鞘所包裹。腱鞘是包裹肌腱的一种囊，分为脏层和壁层，脏层紧贴肌腱，使肌腱表面看上去光滑发亮，壁层是一个紧闭的囊，在鞘的两端反折成脏层。脏层和壁层通过腱系膜相连。脏层与壁层之间的腱鞘腔内含有类似关节腔内滑液的物质，起润滑作用以减少肌腱活动时的摩擦。

末端区为肌腱、韧带、筋膜或关节囊附着在骨的部位，了解其解剖、功能和生理改变对理解其病理改变至关重要。末端区有2种类型，分别为纤维性和纤维软骨性。末端区的结构分为主要结构和附属结构。主要结构包括4个解剖区域：胶原区域（如肌腱、韧带、筋膜或关节囊）、非钙化纤维软骨区域、潮线与钙化纤维软骨区域、软骨下骨区域。附属结构主要包括腱围、滑囊、滑膜、脂肪垫及止点下软骨或软骨垫结构等部分。

二、超声检查方法

超声检查肌腱时，首先进行纵切面扫查，声束垂直于肌腱，以便观察肌腱的纤维结构。声束与肌腱不垂直时，肌腱的回声可发生明显的改变，肌腱回声减低，类似病理改变，这是肌腱的各向异性伪像，可见于使用凸阵探头、肌腱走行弯曲或肌腱与皮肤不平行时。因此，超声检查肌腱时，应注意对肌腱的各向异性伪像进行识别，并尽可能避免。根据肌腱不同的解剖部位，可采用使探头的一端加压，另一端轻抬的方法，以使声束垂直于所要扫查的肌腱（图1-1-1）。纵切面检查结束后可进行横切面检查。超声检查过程中动态观察肌腱的活动，有利于显示肌腱微小的病灶，鉴别肌腱是部分撕裂还是完全撕裂，并可用于评价术后肌腱的功能。

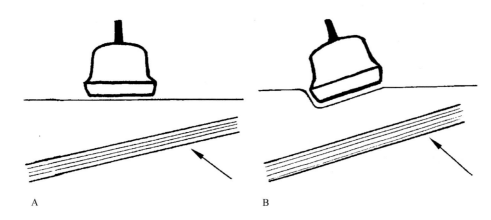

图 1-1-1　避免肌腱的各向异性伪像

A.探头声束与肌腱（箭头）不垂直；B.采取将探头一侧加压，另一侧轻抬的方法，使声束与肌腱（箭头）垂直，可避免发生肌腱的各向异性伪像

超声检查肌腱时，利用某些骨性标志有助于肌腱的探查和显示。多数情况下，从肌腱的纵切面开始扫查，但当扫查肱二头肌长头肌腱近端或胫骨后肌腱近端时可以采用横切面超声检查，因为纵切面扫查这些肌腱较为困难。采用一些小的技巧如显示这些肌腱深面的骨质，并使骨质平行于探头，有助于这些肌腱的显示。

三、正常肌腱声像图表现

由于肌腱主要由平行的胶原纤维束组成，因此纵切面超声显示肌腱内部呈多条细线状平行排列的纤维束状高回声（图1-1-2 ～图1-1-6）。超声显示肌腱内部线状回声的数目可随探头频率的增加而增加。肌腱横切面可以显示为圆形（肱二头肌长头肌腱）、椭圆形（跟腱）或三角形（髌腱）等形态。肌腱的横切面形态在人体长期运动后可发生变化，如不长期运动的

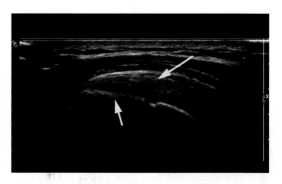

图 1-1-3　冈上肌腱（长箭头）附着于肱骨大结节（短箭头）

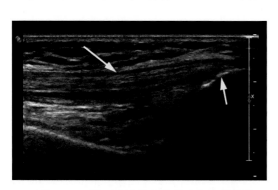

图 1-1-2　股四头肌腱（长箭头）远段附着于髌骨（短箭头），内部呈多条线状高回声

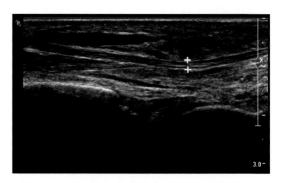

图 1-1-4　纵切面显示踝前部踇长伸肌腱（标尺）

人跟腱可呈圆形，而长期运动的人跟腱可呈椭圆形。

对于有腱鞘的肌腱，由于腱鞘内含有少量液体，腱鞘横切面显示为肌腱周围的无回声晕环。对于一些没有腱鞘的肌腱，显示为肌腱周围的线状偏高回声。

四、检查注意事项

检查肌腱时，注意对各向异性伪像的识别，如发现肌腱回声较低，而轻微调整探头角度后，肌腱可显示为正常高回声，则为肌腱的各向异性伪像（图1-1-7）。

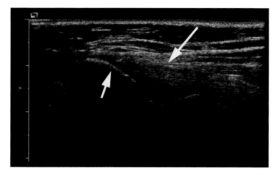

图1-1-5　纵切面显示肘内侧屈肌总腱（长箭头）附着在肱骨内上髁（短箭头）

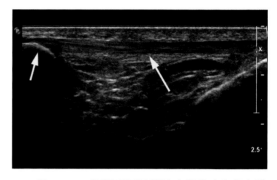

图1-1-6　纵切面显示髌腱（长箭头）起自髌骨下缘（短箭头）

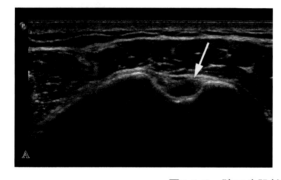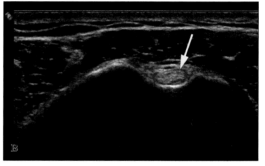

图1-1-7　肱二头肌长头肌腱各向异性伪像

A.横切面显示结节间沟处肱二头肌长头肌腱回声减低（箭头）；B.轻微调整探头方向后，肌腱显示为正常高回声（箭头），证实图A中肌腱的低回声为各向异性伪像所致

第二节　肌腱常见病变超声诊断

一、肌腱不稳

当有滑膜鞘的肌腱走行于骨纤维管道时，如覆盖骨纤维管道的纤维带损伤可引起其内肌腱的脱位和半脱位。很多机械损伤因素，大到急性严重创伤，小到反复微小的损伤均可导致肌腱不稳，如先天性骨沟发育不良、覆盖骨纤维管的韧带及支持带发育不良或松弛易引发肌腱不稳（图1-2-1）。

超声可用于判断肌腱不稳的程度，如间断性半脱位、持续性半脱位和脱位（图1-2-2），还可用于检查其他伴随征象，如腱鞘炎、腱鞘积液和肌腱内部的病变。动态超声扫查有助于间断性半脱位的诊断。横切面扫查可用于肌

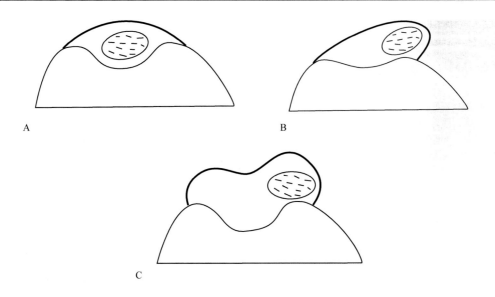

图1-2-1 肌腱脱位

A.显示肌腱位于骨纤维管道内；B.骨沟较浅时，肌腱易发生脱位；C.覆盖肌腱的支持带松弛时，肌腱易发生脱位

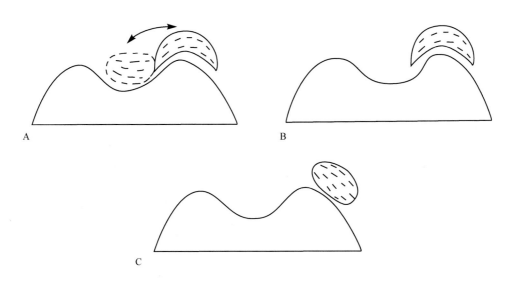

图1-2-2 肌腱不稳的分型

A.肌腱间断半脱位，肌腱脱位后可以复位；B.肌腱半脱位，为部分肌腱组织脱离原来位置；C.肌腱脱位，为肌腱完全移位，不能回复到原来位置

腱脱位的诊断，因为移位的肌腱和空虚的骨纤维管道可同时显示出来。临床上常见的肌腱脱位有肱二头肌长头肌腱脱位、腓骨肌腱脱位。

临床上单独发生的肱二头肌长头肌腱脱位较为少见，肱二头肌长头肌腱脱位多合并较大范围的肩袖撕裂，且撕裂累及肩胛下肌腱。超声对此类病变可做出明确诊断。检查时，探头横切放置在肱骨结节间沟，脱位时，可见肱骨结节间沟空虚，内未见长头肌腱结构，而向内侧移动探头于肱骨小结节内侧可见长头肌腱（图1-2-3），其多位于肩胛下肌腱深部。间断性肱二头肌长头肌腱脱位时，需做动态超声检查且引发长头肌腱脱位，即让患者肘部屈曲90°，上臂抗阻力外旋，实时观察可见长头肌腱从结节间沟内向内侧移位至肱骨小结节内侧。

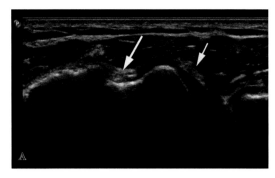
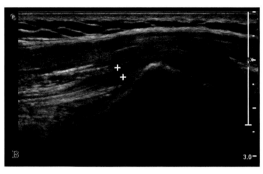

图 1-2-3　撞伤后肱二头肌长头肌腱脱位

A.横切面显示结节间沟空虚（长箭头），肱二头肌长头肌腱（短箭头）位于肱骨小结节内侧；B.纵切面显示肱骨小结节内侧的长头肌腱（标尺）

二、肌腱退行性改变和肌腱撕裂

在整个肌肉-肌腱系统中，肌腱撕裂较少见，撕裂多发生于肌腱在骨止点处，伴或不伴撕脱骨折，或发生在肌肉-肌腱移行处。由于肌腱非常坚韧，肌腱撕裂很少发生在无退行性改变背景的肌腱上。肌腱的退行性改变可由劳损性损伤所致，如长期的游泳、高尔夫、网球、篮球、跑步、芭蕾等运动，这些运动中，高强度的负荷可导致肌腱内部胶原纤维的反复微小损伤而又不能彻底愈合，特别是在肌腱的乏血管区。易发生劳损性损伤的肌腱有冈上肌腱、肱二头肌长头肌腱、肱二头肌远侧肌腱、肘部伸肌总腱和屈肌总腱、跟腱、髌腱、胫骨后肌腱和踇长屈肌腱。肌腱在骨突隆起处或邻近副肌腱的反复摩擦下也可发生退行性改变。另外，滥用或局部注射皮质类固醇激素（系统性疾病如系统性红斑狼疮、痛风、类风湿关节炎、糖尿病、甲状旁腺功能亢进症、慢性肾衰竭等），可削弱肌腱的强度而使肌腱易发生断裂。临床上常为多种损伤因素同时存在，共同导致肌腱部分撕裂或完全撕裂。

（一）肌腱病和肌腱部分撕裂

肌腱病在临床上较常见，主要病理改变为肌腱的非炎性退行性改变，是缺氧和黏液退行性改变所致。肌腱病的发生与年龄、缺氧、生物力学因素、反复创伤有关。其临床症状为肌腱肿胀、触痛，运动可使疼痛加重，可伴有腱鞘炎。

肌腱病时超声显示肌腱内局灶性和弥漫性增厚、回声减低，内部纤维结构消失（图 1-2-4 ～图 1-2-8）。肌腱回声减低与肌腱的水肿、黏液变性、血管增生有关。肌腱局部结节样的改变与肉芽组织和瘢痕组织形成有关。长期的肌腱病可形成肌腱止点的骨赘。能量多普勒超声（power Doppler imaging，PDI）于肌腱低回声

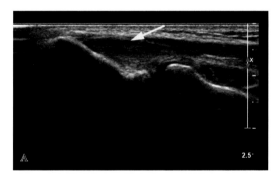
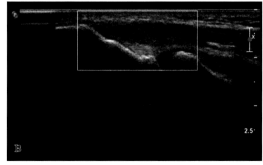

图 1-2-4　肘外侧伸肌总腱肌腱病

A.伸肌总腱增厚，表面略隆起，内部回声减低（箭头）；B.PDI 显示肌腱低回声区内可见丰富血流信号

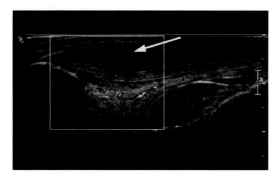

图 1-2-5 髌腱病

纵切面显示髌腱上端增厚，内部回声减低（箭头），其深部脂肪垫内血流信号增加

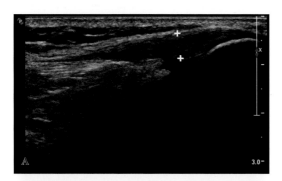

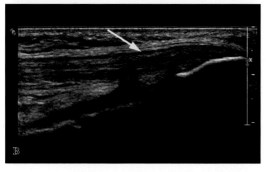

图 1-2-6 股四头肌腱病

A.股四头肌腱外侧局部增厚（标尺），回声减低，压痛明显；B.正常股四头肌腱（箭头），内部呈多条细线状高回声

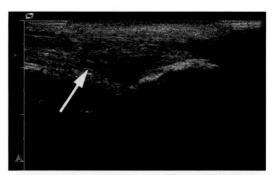

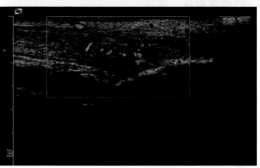

图 1-2-7 跟腱病

A.纵切面显示跟腱近跟骨附着处增粗，内可见条形偏低回声区（箭头）；B.PDI见丰富血流信号

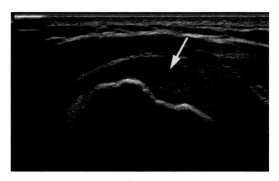

图 1-2-8 冈上肌腱病

超声显示冈上肌腱增厚，局部可见低回声病变（箭头）

病变内有时可显示丰富的血流信号，有疼痛症状者，其病变肌腱内常显示血流信号。

肌腱部分撕裂临床诊断较为困难，而超声检查具有较高的准确性。超声对微小肌腱撕裂的诊断具有较大的价值，可使患者及早采取非手术治疗以避免严重撕裂的发生。

部分撕裂可分为纵向撕裂和横向撕裂。横向撕裂时超声可同时显示断裂的肌腱部分和未撕裂的部分及局部的积血。部分撕裂肌腱无回缩，此点可与完全撕裂相鉴别。当肌腱表面局部不规则时，应注意观察有无肌腱的部分撕裂。肌腱长轴的撕裂可表现为肌腱内部的低回声裂隙，裂隙可延至肌腱的表面，也可未达肌腱表面，这种撕裂常发生于踝部。

（二）肌腱完全撕裂

临床诊断肌腱完全撕裂并不困难，但某些部位的肌腱撕裂有时容易漏诊，且患者疼痛剧烈也会影响临床检查的进行。在这些情况下，超声检查就具有较大的价值，可以避免延误诊断，因为随着时间的延长，肌腱会逐渐收缩，从而增加肌腱修复的难度。超声可评价肌腱损伤的严重程度，肌腱完全断裂时，超声可准确测量肌腱断端之间的距离、评价断端肌腱纤维的状态，从而有助于外科医生选择最佳的手术方案。

肌腱完全撕裂显示为肌腱的连续性中断，两断端之间可见积血（图1-2-9）。当肌腱的腱鞘也发生断裂时，血肿往往较大且不规则、边界不清。亚急性撕裂和慢性撕裂时，由于肌腱断端之间的血肿机化，回声增高，有时易被误诊为完整的肌腱。肌腱断裂时，如肌腱断端没有回缩，或没有积血，此时被动地活动肢体以牵拉肌腱有助于肌腱断裂端的显示。肌腱损伤时，如外力较大，可引起肌腱附着部位骨质的撕脱，撕脱骨碎片的大小和移位距离可依不同的肌腱而不同。

三、肌腱炎性病变

尽管较肌腱退行性改变少见，但肌腱也可发生炎性病变。肌腱炎性病变需与肌腱退行性病变相鉴别，因两者临床处理方式有可能不同。虽然它们均可用一些相同的非手术方法治疗，如休息、冰敷、非激素类抗炎药等，但肌腱炎性病变如治疗效果不佳，则需要采用更积极的治疗方案，如应用皮质类固醇药物甚至手术治疗。有腱鞘的肌腱主要发生腱鞘炎；而无腱鞘的肌腱则主要发生腱围炎。

（一）腱围炎

腱围炎多发生于跟腱，常伴有较重的跟腱病。患者常有跟腱周围组织肿胀不适、触痛。少数患者跟腱腱围炎可单独发生，其跟腱结构显示正常。超声可发现腱围组织增厚，内可见不规则低回声积液，PDI可见腱围组织内血流信号增加。

（二）腱鞘炎

对于有腱鞘的肌腱，炎症可继发于反复性微小创伤、劳损、骨性结构对肌腱的摩擦、异物、感染、关节炎等。急性浆液性腱鞘炎时，腱鞘内积液增加，横切面超声显示肌腱周围有环状的积液（图1-2-10）。积液的宽度有时可超过所包绕肌腱的直径。由于积液内的成分不同，

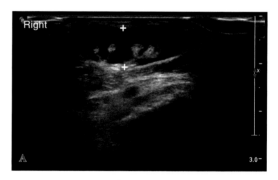

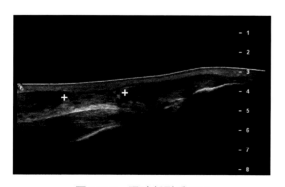

图1-2-9　跟腱断裂后40d
超声显示跟腱两断端之间（标尺）存在陈旧性积血，呈不均质回声

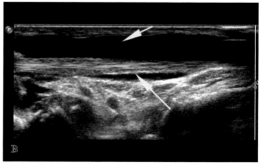

图1-2-10　踝前部趾长伸肌腱腱鞘内积液
A.横切面显示趾长伸肌腱腱鞘内积液（标尺）；B.纵切面显示腱鞘内较多积液（短箭头），包绕肌腱（长箭头）

超声上积液内可表现为无回声，也可见一些碎屑回声。碎屑可为细胞成分或代谢产物。积聚的白细胞、纤维素、胆固醇、羟磷灰石结晶、尿酸钙等都可使积液内的回声增加。探头加压时可见积液内碎屑移动的征象，而腱鞘滑膜水肿或慢性炎症时则无此征象。感染性腱鞘炎时，积液回声可明显增高，同时可伴有局部皮下组织增厚、回声增高（蜂窝织炎）。仅靠积液的回声常很难对积液的性质做出明确诊断，此时常需要在超声引导下对积液进行穿刺抽吸化验。但如在腱鞘内同时发现异物，则常可明确为感染性腱鞘炎。感染性腱鞘炎时，PDI常于腱鞘内探及较丰富的血流信号，但此征象并不能用于鉴别感染和非感染性腱鞘炎，因非感染性腱鞘炎时腱鞘内有时也可见血流信号。

对于亚急性腱鞘炎和慢性腱鞘炎，腱鞘内积液明显减少，常可见腱鞘增厚（图1-2-11，图1-2-12）。桡骨茎突狭窄性腱鞘炎（De Quervain综合征）是腕部常见的亚急性肌腱炎。

当腕部最大限度尺偏时，由于受累肌腱的牵拉，患者桡骨茎突处可感到剧烈疼痛，此试验较为敏感但并不特异。超声可见拇长展肌腱和拇短伸肌腱增粗、腱鞘增厚。超声引导下可于腱鞘内注射类固醇药物治疗此类疾病。对于慢性肌腱炎超声诊断较为困难，因腱鞘内一般无积液，仅表现为肌腱本身的增粗（图1-2-13），此时常需双侧对比探查以判断肌腱是否增粗。

在风湿性病变，如类风湿关节炎、银屑病关节炎，腱鞘滑膜可增生而形成绒毛状突起（血管翳）突入腱鞘内（图1-2-14），常累及多个肌腱，如尺侧腕伸肌腱及腕部的其他屈肌腱和伸肌腱、胫骨后肌腱。长期的腱鞘炎由于血管翳的溶解性损害可增加肌腱撕裂的风险，因此检查时应注意有无肌腱撕裂。

化脓性腱鞘炎时，可见腱鞘扩张，其内可见积液，透声差，PDI于腱鞘及其周围软组织内常可见丰富血流信号。抗感染治疗后，可见腱鞘内积液减少，腱鞘内血流信号也减少（图1-2-15）。

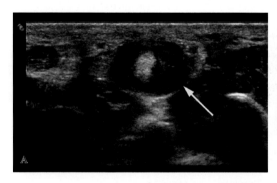
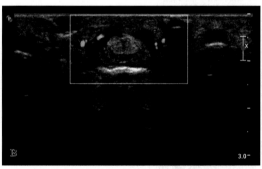

图1-2-11 手掌部第3指屈肌腱亚急性腱鞘炎

A.横切面显示肌腱腱鞘显著增厚（箭头），内部回声较低；B.PDI于增厚的腱鞘内可见丰富血流信号

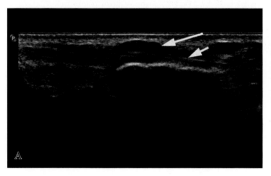
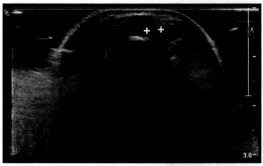

图1-2-12 拇短伸肌腱腱鞘炎

A.纵切面显示拇短伸肌腱腱鞘增厚（长箭头），包绕肌腱（短箭头）；B.横切面显示腱鞘增厚（标尺）

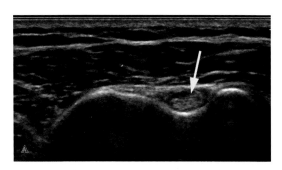

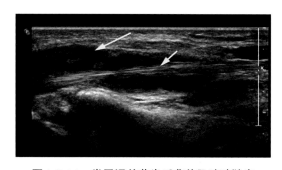

图1-2-13 肱二头肌长头肌腱慢性肌腱炎

A.横切面显示肱二头肌长头肌腱增粗，厚约3.3mm；B.横切面显示健侧肱二头肌长头肌腱（标尺），厚约2.2mm

图1-2-14 类风湿关节炎手背伸肌腱腱鞘炎

超声可见腱鞘内积液增多，内可见绒毛状突起（长箭头），短箭头为指伸肌腱

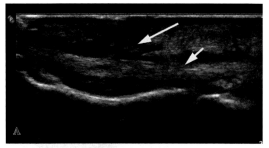

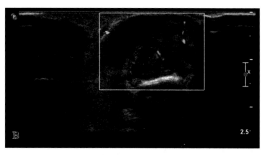

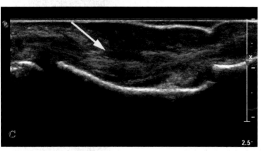

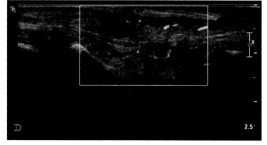

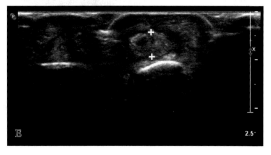

图1-2-15 小指屈肌腱化脓性腱鞘炎

A.纵切面显示小指屈肌腱腱鞘内积液增多，内透声差（长箭头），短箭为指屈肌腱；B.PDI见腱鞘周围软组织增厚，内见丰富血流信号；C.抗感染治疗40d后复查，患者肿胀和疼痛明显减轻，但小指伸直受限，超声显示小指屈肌腱腱鞘内积液减少；D.PDI见小指屈肌腱周围软组织内仍可见较丰富血流信号；E.横切面显示小指屈肌腱明显增粗（标尺），边界欠清，腱鞘内积液不明显

四、检查注意事项

1.腱鞘回声较低时，采用探头轻压的方法可鉴别浑浊的积液和增厚的滑膜，因为滑膜不能被压瘪，而积液可被压向别处。

2.PDI可通过显示血流信号的有无来鉴别积液与增厚的滑膜：积液内往往无血流信号，而增厚的滑膜内多可见血流信号。由于肌腱多位置表浅，超声检查时切勿用力加压，以免影响血流信号的显示。

3.多普勒超声也可用于鉴别血管翳的不同时期：活动期血管翳内血流信号较丰富，而纤维性血管翳内血流信号不丰富。

4.拇短伸肌腱有时可位于1个单独的腱鞘内，此时如仅于1个腱鞘内注射药物则可导致治疗的失败，超声检查时应注意此变异的存在。

第 *2* 章

肌肉超声诊断

第一节　正常肌肉结构与超声检查

一、正常肌肉组织结构

肌肉组织的主要成分为肌细胞，又称肌纤维。肌细胞之间有少量的结缔组织、血管、淋巴管及神经。肌肉组织分为骨骼肌、心肌及平滑肌3种，前2种属横纹肌。骨骼肌受躯体神经支配，属随意肌；心肌和平滑肌受自主神经支配，为不随意肌。

运动肌主要为骨骼肌。全身骨骼肌有600余块，占体重的35%～40%，有些运动员可占50%，其中四肢肌肉占肌肉总量的80%。肌肉组织的肌性部分为肌腹，纤维性部分为腱或腱膜。肌腹通过肌腱附着于骨上。绝大多数骨骼肌是从一骨越过一个或多个关节，到达另一骨，借骨骼肌收缩使其2个附着点靠近，并作用于关节。一些肌肉的起始部肌腱与止点处肌腱大小相似，如肱二头肌长头肌腱；另外一些肌肉则不同，起始部肌腱与止点处肌腱大小不同，如冈上肌腱的起始部较宽，在肱骨大结节止点处则较窄。

（一）骨骼肌显微结构

单个肌纤维由一层薄的筋膜层包裹，称为肌内膜，肌内膜内有毛细血管和神经构成的广泛联络。许多肌纤维成束状，被肌束膜包绕。肌束膜由结缔组织、血管、神经和脂肪构成，也称纤维脂肪隔。初级肌束组成次级肌束，三级肌束、四级肌束形成整块肌肉。

包绕整个肌肉组织的筋膜为肌外膜。

（二）骨骼肌纤维分型

1.红肌纤维　此肌纤维内富含肌红蛋白和线粒体，故呈暗红色。能量来源主要靠有氧氧化。红肌纤维收缩缓慢而持久，又称慢肌纤维或 I 型纤维。

2.白肌纤维　此肌纤维内肌红蛋白和线粒体较少，呈淡红色。能量来源主要靠无氧酵解。白肌纤维收缩快，但持续时间短，故称快肌纤维或 II 型纤维。

（三）骨骼肌大体形态与结构

骨骼肌一般借肌腱附于骨上。不同的肌肉其形态与肌纤维走行方向不同，因此，充分了解肌肉的解剖结构和走行方向有助于正确分析声像图表现。常见的肌肉形态有带状、梭形、三角形或2个肌腹（二腹肌）。一些肌肉肌纤维沿着肌腱的长轴走行，肌肉两端逐渐变细而移行为肌腱，因此肌肉呈梭形。另一些肌肉肌纤维走行方向与肌腱不平行而呈羽状。羽状肌肉按其形态分类如下。

1.单羽状　肌腱位于肌肉的一侧，肌纤维均斜行附着于肌腱上，如指长伸肌、拇长屈肌等。

2.双羽状　肌腱位于中部，肌纤维从两侧斜行附着于肌腱上，如股直肌。

3.环羽状或多羽状 肌腱位于中心部，肌纤维从各个方向附着于肌腱上，如肱二头肌、胫骨前肌。

二、肌肉组织超声检查

（一）选择合适频率的线阵超声探头

检查肌肉最常选用7～10MHz线阵超声探头，体胖者可能需要5MHz的探头以增加穿透力。不同部位的肌肉由于其大小和厚度相差悬殊，因此，必须选择适当的探头，兼顾穿透能力和分辨率，以便清晰地显示感兴趣区的肌肉组织。检查表浅肌肉组织可用水囊或局部涂较厚耦合剂，使表浅组织置于探头的最佳聚焦区，以利于清晰显示。超声检查时，应注意纵切面与横切面相结合。扫查要全面，要包括整个肌肉组织及其起点和止点处肌腱、肌腹-肌腱移行处、肌内分隔、肌外膜，还要注意观察附近的血管、神经、关节等有无损伤。

（二）超声触诊

由于大多数肌肉损伤的患者都能明确指出疼痛部位，因此超声检查时应重点对疼痛区进行检查，并根据探头加压时患者局部是否会有疼痛而判断检查区域是否为病变区，这种方法被称为"超声触诊"。探头加压时要注意力度，压力不要太大，筋膜和纤维脂肪间隔是肌肉结构中回声最强的成分，加压可使这些成分更加紧密，整个肌肉的回声都会增强，容易误认为异常。

（三）动态超声检查

应用超声检查肌肉组织病变时，在患者主动或被动收缩肌肉时进行检查，有助于微小或隐匿病变的检出，这是由于小的肌肉撕裂在松弛状态下超声可无阳性发现，但是在肌肉收缩时会清楚地显示出来。

（四）肌肉组织的变异

肌肉组织的变异较为常见，因此，超声检查时应注意对肌肉变异的识别，避免误诊。在肌肉变异中，副肌组织最为常见，其在临床上多无明显症状。少数情况下，如副肌位于骨纤维管道内，可压迫神经而引起相应的神经受损症状，如副蚓状肌可导致腕管综合征，副趾长屈肌可导致踝管综合征等。副肌的识别主要依据其起点和止点的位置及其与附近正常肌肉的位置关系。超声显示副肌内部的回声与正常肌肉组织回声相同，根据其起点与止点的部位做出不同副肌的诊断。

三、正常肌肉组织超声表现

正常肌肉整体回声低于肌腱和皮下组织，其中肌束表现为低回声，肌束外周包绕的肌束膜、肌外膜、肌间隔及薄层纤维脂肪组织，均呈较强的线状或条状高回声。纵切面上肌束排列自然有序，呈羽状、带状或梭形；横切面上肌束呈低回声，肌束间可见网状、带状及点状强回声分隔（图2-1-1）。肌肉收缩时，肌束直径增加，长度缩短，回声强度常减低；相反，肌肉松弛或探头加压会导致单位体积内的声界面增多，肌肉回声增高。肌肉发达的运动员肌束肥大也表现为回声减低，可作为评价运动员锻炼水平的指标。

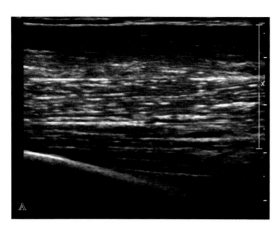
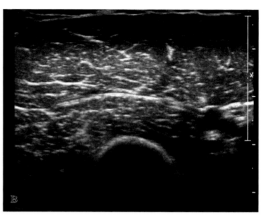

图2-1-1　正常肱二头肌

A.肱二头肌纵切面；B.肱二头肌横切面

第二节　肌肉常见病变超声诊断

一、肌肉损伤

绝大多数的肌肉病变为创伤所致。按损伤的部位肌肉损伤可分为肌肉内病变（发生在肌腹的病变）和肌肉边界病变（累及肌肉-筋膜移行处或肌肉-肌腱移行处的病变）。根据损伤机制其又可分为外源性损伤和内源性损伤。外源性损伤见于接触性运动、车祸、枪弹伤、锐器伤等，是由于肌肉被挤压在外力与其深部坚硬的骨骼之间而损伤。内源性损伤是肌肉在被牵拉状态下同时发生主动收缩所致，损伤部位多位于肌肉-肌腱移行处，其中下肢肌肉最常受累，以腘绳肌、股直肌和腓肠肌内侧头多见。

（一）肌肉拉伤

肌肉拉伤多数是肌肉在收缩时被强力牵拉所致，损伤部位位于肌肉-肌腱移行处。有些肌肉易发生拉伤，如从事快速活动或含有较高比例Ⅱ型纤维的肌肉。股直肌、股二头肌、腓肠肌内侧头因具备一些易发因素而易发生损伤，易发因素为均跨过2个关节、高速度的偏心收缩。

1.超声表现　肌肉拉伤后超声主要显示为肌肉撕裂、肌肉断端从肌腱或腱膜处回缩、肌肉断端处可见多少不等的积血。少数情况下由于肌腱位于肌肉内部（如股直肌），肌肉损伤部位可位于肌腹中部，而不是位于肌腹两端。

2.肌肉拉伤超声分级（Peetrons 2002）

（1）0级：尽管临床上提示肌肉拉伤，但超声无阳性发现。

（2）Ⅰ级：损伤范围较小，仅见局部低回声或高回声区（图2-2-1，图2-2-2），边界模糊，或可见腱膜水肿。

（3）Ⅱ级：为部分撕裂，未累及整个肌肉横切面，断裂处常填充血液而形成血肿，周围

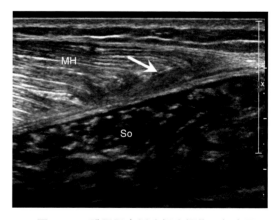

图2-2-1　腓肠肌内侧头轻度损伤，超声显示腓肠肌内侧头（MH）远段连续中断（箭头），局部呈低回声。So：比目鱼肌

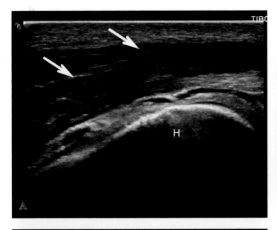

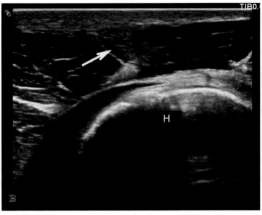

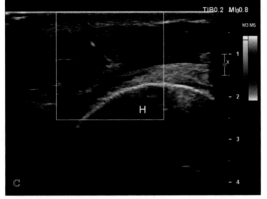

图2-2-2　肩峰外侧三角肌轻度损伤

A.纵切面显示肩峰外侧三角肌回声增高（箭头），边界不清；B.横切面显示三角肌内局部高回声区（箭头）；C.PDI显示局部血流信号增多。H：肱骨上段

可见肌肉断端碎片，探头轻微加压可见肌肉碎片漂浮征象（图2-2-3）。

（4）Ⅲ级：为肌肉完全性断裂，超声检查显示肌肉连续性完全中断，边缘不整，远端肌肉回缩成团状（图2-2-4，图2-2-5），两断端之间可见血肿。断裂肌肉的筋膜可以完整，超声可显示血肿沿筋膜间隙蔓延。

Ⅰ级损伤临床上恢复迅速，常可在2周内恢复，经非手术治疗后无肌肉功能损失。Ⅱ级损伤患者有疼痛和肌肉收缩障碍，常需要至少4周的非手术治疗。如患者过早恢复运动，有导致撕裂扩大的危险。Ⅲ级损伤由于肌肉完全撕裂，常需要手术治疗。

（二）肌肉挫伤和撕裂

外源性损伤因素可导致肌肉挫伤、血肿、部分或完全撕裂。尽管所有的肌肉在运动或日常活动中均可受到损伤，但最易受到损伤的肌肉为股中间肌和股外侧肌，因其在足球、橄榄球、曲棍球等运动中易直接受到其他运动员的

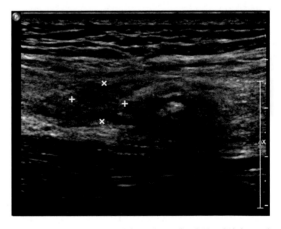

图2-2-3　大腿后部腘绳肌部分撕裂（标尺）声像图

撞击而损伤。

超声表现　肌肉挫伤处可见肌肉肿胀、局部肌肉结构显示不清，严重者可发生肌肉部分或完全撕裂，撕裂处可见积血回声（图2-2-6，图2-2-7）。慢性期局部可形成不均质包块（图2-2-8）。损伤部位常为直接外力作用处，而

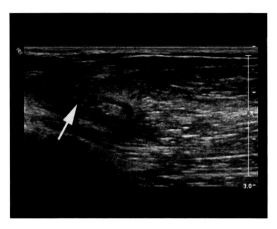

图2-2-4　纵切面显示肱二头肌长头完全断裂（箭头）

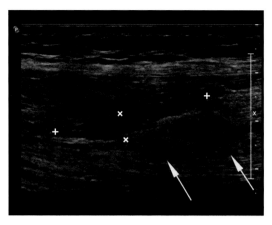

图2-2-6　股直肌挫伤

超声可见局部肌肉组织回声增高、结构模糊（箭头），并可见积液（标尺）

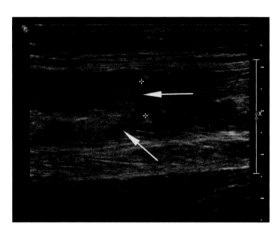

图2-2-5　纵切面显示股直肌完全断裂（箭头）

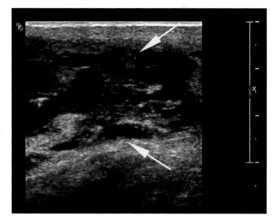

图2-2-7　撞伤后3周

大腿前部肌肉回声杂乱，可见不规则血肿（箭头）

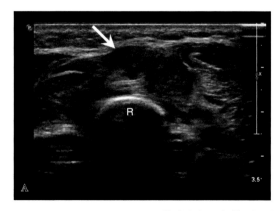

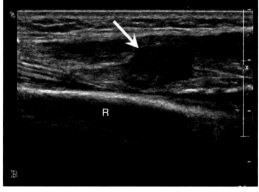

图2-2-8　前臂上段刀割伤后肌肉损伤慢性期，伴有示指伸直障碍

A.前臂上段背外侧横切面显示局部肌层组织损伤（箭头），回声减低、不均匀。病变累及浅侧的部分指伸肌和深层的旋后肌。B.纵切面显示肌层内损伤组织呈低回声（箭头）。R：桡骨

不是肌肉-肌腱移行处，此点可与肌肉拉伤相鉴别。

（三）血肿

血肿是肌肉损伤后常见的并发症，特别是肌肉撕裂时几乎都伴有血肿。血肿的大小一般与损伤程度相关。但在血友病或抗凝治疗的患者中血肿的大小与损伤程度不成比例。

1.超声表现　血肿可位于肌组织内或肌筋膜间隙。血肿的声像图随病程而变化。

（1）新鲜出血表现为高回声，边界不清（图2-2-9）。

（2）数小时后，凝血块形成，血肿表现为均匀的低回声，边界逐渐清晰，此时可更好对肌肉损伤的程度和范围做出评价。

（3）4～6d或以后凝血块崩解，液化变为均一的无回声，后方回声增强（图2-2-10，图2-2-11），彩色多普勒血流成像（CDFI）显示其内无血流信号。

（4）随后为血肿吸收期，可见低回声组织从周边向内逐渐充填，血肿腔逐渐消失（图2-2-12）。

血肿吸收缓慢，如果不加干预，需要数周才会逐渐消失。在血肿吸收期，肌肉再生与瘢痕修复相互竞争。损伤肌肉只有在肌纤维鞘没有断裂的情况下才能再生。损伤范围越大，愈合时间越长，局部越容易形成瘢痕。瘢痕组织在超声上可呈低至高回声，肌肉收缩时其形态

无明显变化（图2-2-13～图2-2-15）。

2.鉴别诊断　发生在小腿的肌肉血肿应与静脉血栓鉴别，尤其是当两者均为外伤所致时。静脉血栓横切面多呈圆形，边界清晰，上下端与静脉管腔相延续；肌肉血肿范围常较肌间静脉血栓更广，横切面呈扁梭形或扁平条带状，纵切面其两端未见与静脉管腔相延续。

（四）骨化性肌炎

骨化性肌炎是一种良性自限性病变，表现为肌肉内肿块，最常累及大腿的较大肌肉和上臂前部的肌肉。称其为"肌炎"并不准确，因该病变并不是炎性病变。该病变常继发于严重的肌肉挫伤或慢性微小创伤，也可并发于其他疾病或无明显诱因。组织学上，骨化性肌炎早

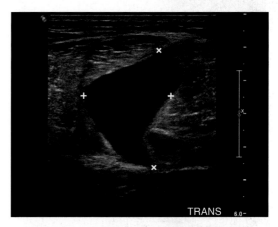

图2-2-10　腘绳肌血肿呈无回声区（标尺）

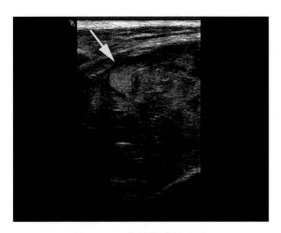

图2-2-9　急性腰大肌血肿
血肿呈不均质高回声（箭头）

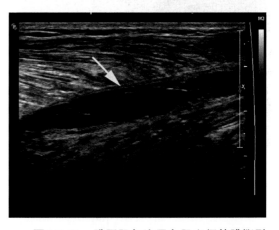

图2-2-11　腓肠肌与比目鱼肌之间筋膜撕裂伤后血肿呈无回声（箭头），内见少许纤维带

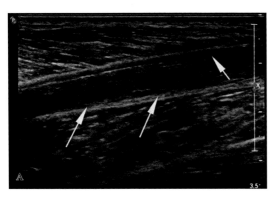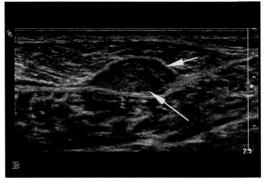

图 2-2-12　小腿后部血肿

A.纵切面；B.横切面；显示血肿大部分被低回声组织充填（长箭头），仅浅层残留少许无回声积液（短箭头）

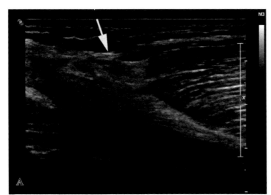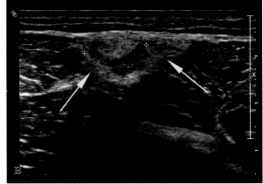

图 2-2-13　瘢痕组织

A.纵切面；B.横切面；显示腘绳肌损伤后局部瘢痕组织形成，呈稍高回声（箭头）

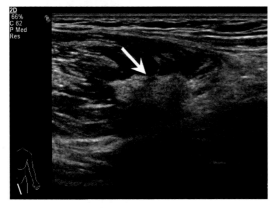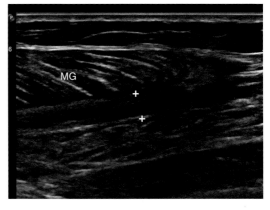

图 2-2-14　左侧大腿长收肌陈旧损伤伴瘢痕形成

显示左侧大腿长收肌局部瘢痕呈偏高回声区（箭头）

图 2-2-15　腓肠肌内侧头陈旧损伤

显示腓肠肌内侧头陈旧性损伤，其与比目鱼肌之间的血肿机化回声增高（标尺）。MG：腓肠肌内侧头

期可见间质增生，以后可见异位骨化形成。典型病变可见3个呈同心圆状的区域：中心为出血、坏死肌肉组织伴成纤维细胞增生；中间区域为未成熟的骨组织和软骨组织；最外层为成熟骨组织。周围骨组织在伤后6～8周开始形成，但也可以发生得更早。最后整个病变可以骨化而形成骨皮质和髓腔。在病变逐渐成熟的过程中，其体积可以逐渐缩小，约30%的病例可自然消失。骨化性肌炎特征性改变为周边形成钙化，该特征在X线平片和CT上可清晰地显示，而在病变早期周边钙化尚未形成时，其需要与软组织肿瘤相鉴别。

1.临床表现 多数患者具有局部创伤史。早期有局部疼痛和肿胀，中晚期可扪及硬性触痛性肿块，邻近关节活动明显受限。

2.X线检查 一般分为早、中、后3期，其表现与临床及病理改变密切相关。

（1）早期（发病3～6周）：软组织水肿、变性、坏死，有时伴出血，临床上有软组织肿胀、压痛、发热等。X线平片除局部软组织肿胀外，往往无异常发现。

（2）中期（7周至6个月）：水肿减轻，肿块趋于局限，边界趋于清晰，质地变硬，疼痛减轻；病变周围出现骨化，呈向心性，表现为环状或蛋壳骨化。典型CT影像可分为3个区：中心区域为低密度，对应的病理改变为出血、坏死和细胞增生；中间区域为不成熟的骨化区，密度介于中心区和外周区之间；外周区域是成熟的骨化区，密度最高，形成锐利的边缘。

（3）后期（发病6个月以上）：水肿、血肿进一步吸收，病灶纤维化，骨化成熟，X线及CT密度更高，并出现与肌纤维方向一致的骨小梁结构。

3.超声表现 早期病变显示为肌肉内的椭圆形低回声肿块，中心部呈稍高回声，典型者周边为一薄的低回声带，包绕一较大的稍高回声区，稍高回声区中心部又可见低回声区。这一时期，声像图有时很难与软组织肿瘤相鉴别。随着病变不断成熟，病灶周边低回声带由于骨化而回声不断增高，形成蛋壳样强回声环（图2-2-16）。超声显示这些钙化表现早于X线检查。随着骨化的不断进展，成熟期肿块可呈不规则多层较密集强回声团，有明显声影（图2-2-17，图2-2-18）。骨化早期彩色多普勒超声或PDI于肿块内及周边均可探及血流信号，后期骨化成熟的肿块内血流信号不明显。

4.鉴别诊断 骨性化肌炎早期应与肉瘤相鉴别。如将病变误认为肿瘤而活检，则镜下可见不成熟活跃增生的成骨细胞、纤维细胞、骨样组织、编织状骨，此时骨性化肌炎同恶性成骨性肿瘤鉴别有一定困难，甚至被误诊为骨膜骨肉瘤或皮质旁骨肉瘤，而造成不适当的治疗。因此，诊断时要密切结合患者的临床病史和早期影像学资料，必要时进行密切随访。主要鉴别要点：骨化性肌炎钙化区的周围无异常软组织肿瘤；钙化区深部的骨膜、骨皮质未见异常；病变局限于骨化范围之内，体积可随时间变化而逐步缩小。

二、肌肉炎性病变

（一）特发性肌炎

特发性肌炎包括多发性肌炎、皮肌炎和包涵体肌炎，是以累及骨骼肌为主的自身免疫性疾病，其共有的特征为中重度肌肉无力和肌肉内自体免疫反应，此病为非化脓性炎性肌病。对这类疾病的诊断具有重要的临床意义，因与其他肌病不同，此类疾病可以通过应用皮质类

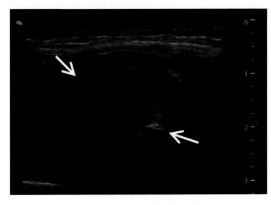

图2-2-16 骨化性肌炎

患者为外伤后3周，前臂肿胀。超声显示前臂背侧中上段肌层内包块（箭头），周边可见环状钙化，内部呈低回声。手术切除病理为骨化性肌炎

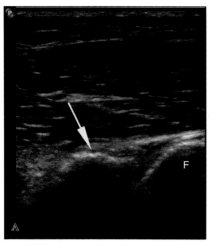

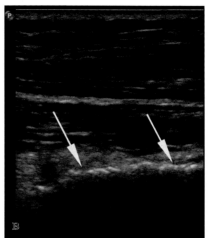

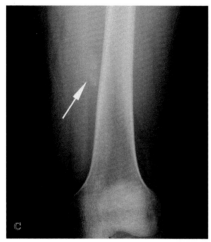

图2-2-17 大腿下段骨化性肌炎

A.横切面显示股骨下段（F）内侧肌层内强回声斑块（箭头）；B.纵切面显示肌层深部强回声斑块，后方伴声影（箭头）；C.X线片显示股骨骨皮质完整，其旁软组织内可见一钙化灶（箭头）

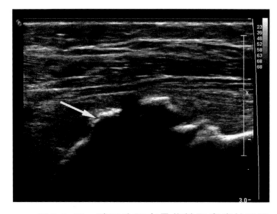

图2-2-18 肱二头肌内骨化性肌炎病灶呈强回声（箭头）

固醇激素、免疫抑制药、静脉注射免疫球蛋白而得到治疗。

1.临床表现 多发性肌炎主要累及女性，其特征性改变为肌肉中重度无力和肌肉自体免疫反应伴淋巴组织细胞浸润。诊断主要依据肢体近端对称性肌肉无力、伴或不伴有疼痛、血清肌酸激酶增高、肌电图异常、活检显示肌纤维坏死、增生、单核细胞浸润，伴或不伴有周边肌纤维萎缩。皮肌炎患者除上述表现外，还可出现皮疹（常累及面部、胸部、四肢的伸侧）。包涵体肌炎特点为进展缓慢的肌肉无力和萎缩，多见于老年人，病变常累及四肢近侧和远侧肌肉，以手腕部屈肌和股四头肌最为显著。与多发性肌炎相比，皮肌炎的症状发作较急、病程进展较快，而包涵体肌炎则病程较为缓慢。

2.超声表现 急性期受累肌肉体积可正常或肿大，由于受累肌肉水肿其回声减低，肌肉内纤维分隔显示不清。PDI于病变肌肉内可见丰富血流信号（图2-2-19～图2-2-21），此特征

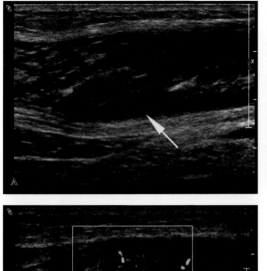

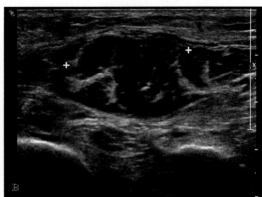

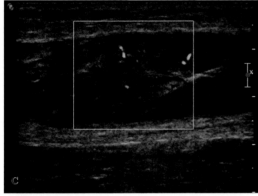

图2-2-19　小腿腓肠肌肌炎

A.纵切面显示腓肠肌局部增厚，回声减低（箭头）；B.横切面显示病变肌肉增厚（标尺）；C.PDI显示病变肌肉内可见丰富血流信号

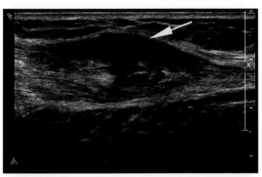

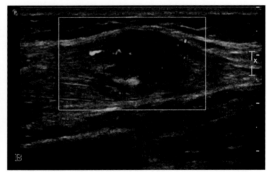

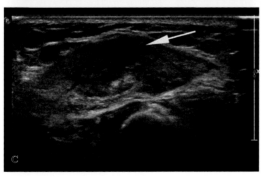

图2-2-20　前臂肌炎

A.前臂肌层梭形增厚，内部回声减低，边界不清（箭头）；B.PDI显示其内可见较丰富血流信号；C.横切面显示肌层组织增厚，回声减低（箭头）

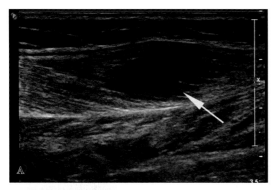

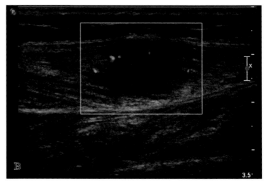

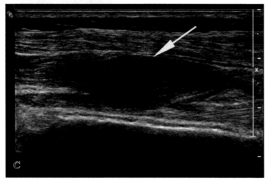

图2-2-21　小腿肌炎（多发病灶）

A.纵切面显示小腿后部腓肠肌局部回声减低，边界不清（箭头）；B.PDI显示其周边可见较丰富血流信号；C.纵切面显示腓骨短肌局部回声减低，边界不清（箭头）

可用于超声引导下肌肉穿刺活检。应用超声造影可显示急性期多发性肌炎和皮肌炎病变处血流灌注明显增加。慢性期由于肌纤维数目减少及脂肪组织浸润，肌肉体积减小、回声增高。因此，在疾病的不同时期，受累肌肉组织回声特征可不相同。

3.检查注意事项　由于肌肉收缩会影响肌肉的回声强度，因此，超声检查时要让患者的被检查肌肉处于放松状态。另外，要注意进行肌肉的纵切面和横切面2个切面检查。

（二）脓性肌炎和肌肉脓肿

脓性肌炎是由感染性致病因素所致，如细菌、真菌、病毒或寄生虫，常累及下肢较大肌肉，多见于免疫缺陷患者、静脉吸毒者或糖尿病患者。该病在热带国家发病率较高，占住院患者的3%～5%。脓性肌炎也可继发于创伤和局部血肿，常见致病菌为金黄色葡萄球菌，其次为结核杆菌和化脓性链球菌。

1.临床表现　主要为受累肌肉钝痛，局部压痛明显，可伴或不伴发热。

2.超声表现　脓性肌炎早期可有2种表现：一种为肌肉肿胀，回声明显增强，而纤维脂肪隔由于炎性渗出而回声减低（图2-2-22）；另一种为病变处回声明显减低，PDI于病变处可见丰富血流信号。当早期脓肿形成时，超声可显示为病变内部小片的无回声区。脓肿不断扩大可形成较大的无回声区，其边界不规则，内部透声差，可见碎片漂浮（图2-2-23～图2-2-26）；脓肿后方可见回声增强。产气杆菌感染引起的脓肿，可出现液-气平面。PDI于脓肿分隔内或周边组织可见较丰富的血流信号。超声引导下脓肿穿刺引流培养可明确病原菌种属。

三、筋膜间隔综合征

筋膜间隔综合征又称骨筋膜室综合征，是筋膜间室内压力增高导致其内的肌肉和神经缺血、缺氧而产生的一系列症状和体征，常见病因如下。

（1）软组织挫伤严重的闭合性胫骨骨折、腓骨骨折。

（2）急救时使用止血带时间较长，如2～3h，肢体尚未坏死，除去止血带之后肢体反应性肿胀严重者。

（3）胫骨骨折、腓骨骨折后，外固定（夹

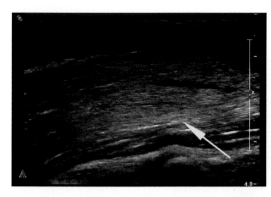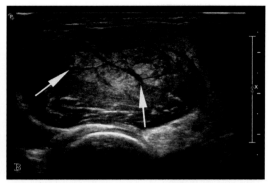

图 2-2-22　前臂脓性肌炎早期超声表现

A.纵切面显示前臂肌肉组织回声增高（箭头）；B.横切面显示前臂肌肉组织回声增高，其内分隔回声减低（箭头）

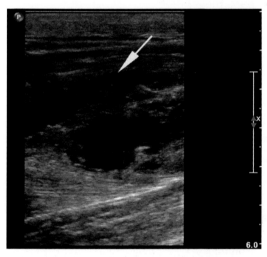

图 2-2-23　大腿外下段肌层内脓肿

可见不规则液性区（箭头）

板与石膏）过紧、压力过大，使筋膜间室容积压缩。

筋膜间室测压目前被认为是筋膜间隔综合征的主要检查方法，虽然其能够直接测量筋膜间室内压力，但有创伤性，而且只能对筋膜间室的组织压进行点测量，不能全面反映多个筋膜间室内的压力，也不便于持续观察压力的变化。还应注意因导管阻塞、连接装置密封不严、导管内有气泡、压力探头未能准确校准等原因导致的数据不准确。如穿刺导致局部出血，则可使筋膜间室内压力进一步增高。因此，筋膜间室内压力测量不能作为单独的诊断筋膜间隔综合征的标准，须结合临床资料综合诊断。

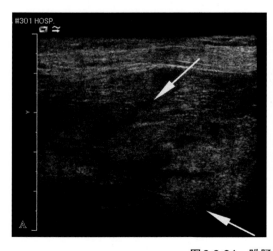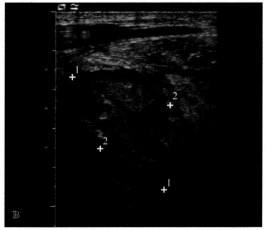

图 2-2-24　腓肠肌上段脓性肌炎

A.超声显示腓肠肌上段肌肉组织增厚，内部正常结构消失，可见低回声及等回声杂乱回声（箭头）；B.部分区域呈低回声，探头加压后可见其内液体流动，脓肿形成（标尺）

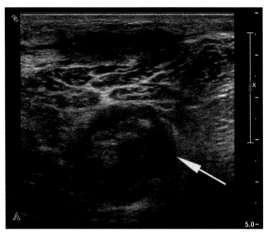
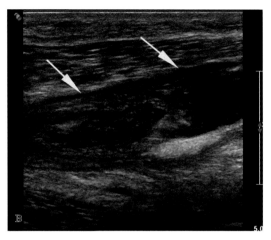

图2-2-25　登革热病毒感染后大腿前内侧肌炎

A.横切面显示大腿前内侧浅肌层及深肌层内低回声不均质病变（箭头）；B.纵切面显示深肌层内病变回声不均匀（箭头），部分呈液性，穿刺活检病理见急慢性炎细胞、组织细胞及异物巨细胞浸润，并可见小血管炎形成

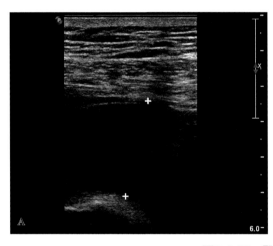
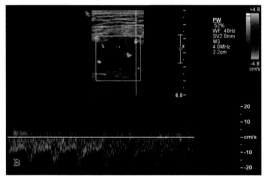

图2-2-26　臀部结核性脓肿

A.臀部肌层内可见一囊实性包块，部分区域呈囊性（标尺）；B.实性区域内可见较丰富血流信号

（一）临床表现

急性筋膜间隔综合征时，由于筋膜间室内的肌肉水肿、出血、肿胀，而使筋膜间室内容物增加，压力增高，患者可出现肢体疼痛、肿胀、感觉异常，其多发生于小腿的前部、后部、外部筋膜间室。疼痛为较为重要的判断指标，即非常剧烈的、暴发性的、镇痛药都无法缓解的、不能用其他原因解释的疼痛，特别是指（趾）的被动牵拉痛，一旦出现这种表现即应断定为已发生肌肉早期明显缺血。动脉搏动正常不能排除筋膜间隔综合征，待发现肢体远端冰凉和动脉搏动消失已是晚期。尤其当出现"5P"表现，即疼痛（pain）、苍白（pallor）、感觉异常（paresthesia）、麻痹（paralysis）、无脉（pulselessness）时，已为病程晚期，此时手术效果很差。因此，早期诊断是治疗成功的关键，可终止濒临缺血或已缺血肌肉、神经的病理发展，有助于功能恢复和降低伤残程度。

慢性筋膜间隔综合征诊断较为困难。患者可表现为运动时反复出现的肢体疼痛，引发肢体疼痛的运动量可大可小，一般患者可继续活动，但活动强度明显降低，活动停止后，疼痛症状可迅速缓解或持续数小时乃至数天。

（二）超声表现

急性筋膜间隔综合征的声像图表现为患侧肌肉体积增大，内部回声弥漫性增高（图2-2-27），包绕肌肉的筋膜呈弓形外突并显著移位。部分患者由于位于纤维脂肪隔附近的肌纤维血供相对丰富而损伤较轻，其回声仍可显示为正常的低回声。双侧对比检查有助于估计患侧肌肉的肿胀程度。当肌肉由缺血向坏死进展时，超声表现为正常肌肉结构消失，肌内出现无回声区；周围神经缺血损伤后，也可表现为肿胀、回声减低或管径粗细不均（图2-2-28，图2-2-29）。随着无回声区域的不断扩展，内部会出现

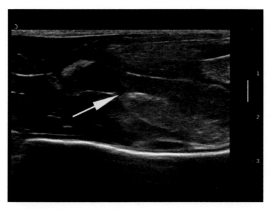

图2-2-27　挤压伤所致兔大腿急性筋膜间隔综合征

超声显示肌肉肿胀、组织回声增高（箭头）（吕发勤主任提供）

一些高回声物质，可能为广泛的横纹肌溶解所致。之后，坏死肌肉组织逐渐纤维化、骨化。

慢性筋膜间隔综合征诊断时，要在休息时、运动后即刻、休息10min后分别进行超声检查来测量筋膜间室的径线。研究表明，约1/3的患者在运动后小腿筋膜间室的径线无明显变化，超声仅显示骨间筋膜增厚和僵硬感；2/3的患者在运动后即刻，小腿筋膜间室径线可如正常人一样增加10%～15%，但在休息10min后还不能恢复到正常水平，有的需要1h才能恢复到正常水平，而正常人在休息10min后小腿筋膜间室的径线可恢复到正常水平。

超声检查还可排除其他病变，如损伤后血肿、脓肿、深静脉血栓及Baker囊肿破裂等。

四、横纹肌溶解

横纹肌溶解是横纹肌细胞坏死后，肌红蛋白等细胞内容物释放入血，引起生化紊乱及脏器功能损伤的综合征，其可以是直接肌损伤或能量产生与消耗之间不平衡导致肌肉细胞破坏所致。

横纹肌溶解的病因极其广泛且复杂，可分为创伤性和非创伤性。创伤性因素包括挤压综合征、过度运动、强体力活动、肌肉缺血、烧伤等。非创伤性因素包括：①药物；②中毒，如急性一氧化碳中毒、有机磷中毒等；③感染，包括病毒、细菌及寄生虫感染；④内分泌及代谢性紊乱，如低钾血症、低钙血症、高钠血症、

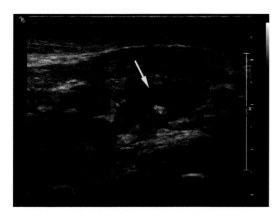

图2-2-28　小腿筋膜间隔综合征继发肌肉坏死

超声显示局部肌肉为无回声区（箭头）

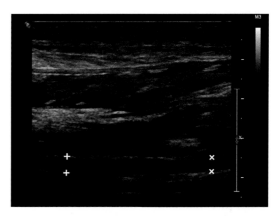

图2-2-29　小腿筋膜间隔综合征继发胫神经损伤

超声显示胫神经增粗、粗细不均（标尺）

酮症酸中毒、甲状腺疾病等；⑤遗传性和自身免疫性疾病，如多发性肌炎、皮肌炎。其中药物、毒物是引起横纹肌溶解的重要原因。

（一）临床表现

本病主要表现为非特异性肌痛、乏力及特征性的浓茶色尿（肌红蛋白尿），严重者可并发急性肾衰竭、高尿酸血症、高钾血症、弥散性血管内凝血等。若肌肉肿胀明显，则可导致筋膜间室压力急剧增高而并发筋膜间隔综合征。

发生肌红蛋白尿时，尿隐血试验阳性，但镜检无红细胞或有少量红细胞。无肌红蛋白尿不能排除横纹肌溶解，因肌红蛋白可迅速经肾脏和肝脏代谢，检查结果受检测时间窗影响。血清肌酸激酶、肌红蛋白增高和肌红蛋白尿是本病的特征性改变，其中肌酸激酶是反映肌细胞损伤最敏感的指标，不仅用于诊断，还可以反映预后。肌酸激酶一般于肌肉细胞损伤后12h内升高，1～3d达峰值，3～5d或以后逐渐下降，因此，在急性期应每6～8h复查1次肌酸激酶水平。

（二）临床诊断依据

1.有引起横纹肌溶解的病因，临床表现为肌痛、肌无力。

2.血清肌酸激酶升高超过正常值上限10倍。

3.肌红蛋白血症或肌红蛋白尿。

4.肌电图异常（肌源性损害）、肌肉活检（非特异性炎性反应）。

（三）超声表现

病变肌肉肿胀，回声不均匀，边界不清。如病灶内有积液，超声引导下局部抽液可见清亮的浆液。超声所显示病变范围与血肌酸激酶水平呈正相关，而肌酸激酶是反映肌肉坏死程度的可靠指标，因此，超声检查可用于评价肌肉坏死的程度。

（四）鉴别诊断

1.化脓性肌炎　多见于糖尿病患者，常发生于大腿或腹股沟区，血肌酸激酶水平正常或轻度升高，无肌红蛋白尿；超声于包块内可见积液，穿刺抽吸积液为脓性。横纹肌溶解一般无发热、白细胞增高、脓肿形成等表现。

2.血肿和脓肿　外伤后血肿通常不伴有肌红蛋白尿和血清中肌酸激酶水平增高，动态观察血肿声像图的短期变化和尿液检查有助于鉴别；脓肿多伴发热和血白细胞增多，结合临床病史有助于鉴别。无并发症的横纹肌溶解症病灶处穿刺可抽出清亮的浆液性液体。

3.糖尿病肌坏死　为糖尿病较为少见的并发症，其发生可能与动脉粥样硬化和糖尿病微血管病变有关，临床表现为急性发作的小腿局部疼痛。肌坏死后可并发感染或筋膜间隔综合征。超声显示坏死肌肉组织呈均质的低回声，边界清晰，内部血流信号消失。

五、肌疝

肌疝指部分肌肉自筋膜薄弱或断裂处向外突出，于皮下出现软组织肿块，多具有可复性。肌疝可由筋膜间隔综合征、创伤、外科手术或先天因素引起。慢性筋膜间隔综合征被认为是其最常见的原因之一。

（一）临床表现

患者常诉局部软组织膨出，于剧烈运动或站立时出现，而在休息后或平卧时恢复。多数患者可无症状或仅有轻微症状。但当疝出的肌肉缺血或刺激邻近的神经时，患者可出现疼痛、肌肉痉挛或局部压痛。肌疝最常见部位是小腿下1/3处的前部肌筋膜，前间室与外侧间室之间，该部位有腓浅神经的一个分支穿越，肌疝多沿小的神经血管束疝出。

（二）超声表现

轻者肌肉筋膜尚连续，仅局部变薄、轻度抬高，局部肌肉轻微隆起；较重者可见呈高回声的肌肉筋膜连续性中断，出现低回声空隙，一般边界清晰。肌肉收缩时筋膜裂隙显示得更清晰，因肌肉组织由此向外突出（图2-2-

30～图2-2-33）。疝出的肌肉组织其回声一般低于周围正常肌肉组织，可能与肌肉的各向异性伪像或肌肉反复的微小损伤有关。有时疝出的肌肉组织内由于纤维脂肪分隔的积聚而呈较高回声（图2-2-34，图2-2-35）。彩色多普勒血流成像（CDFI）于少数患者肌肉疝出处可见动脉血流信号，提示肌疝发生于筋膜的薄弱处，即血管或神经从筋膜穿出处（图2-2-36）。改变体位或局部加压后大多数包块可复位。

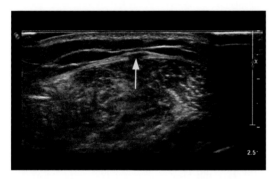

图2-2-30　横切面显示肌疝处肌肉筋膜中断（箭头）

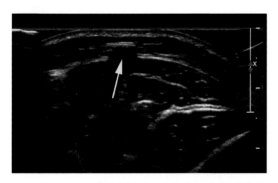

图2-2-31　横切面显示肌疝处肌肉筋膜中断（箭头）

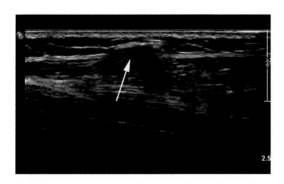

图2-2-32　纵切面显示小腿下部肌疝（箭头）

（三）鉴别诊断

肌疝应与一些肿瘤相鉴别，如脂肪瘤、纤维瘤、纤维肉瘤、肌肉血管瘤等。动态超声检查有助于肌疝与上述肿瘤的鉴别：探头加压时可显示肌疝回纳，而探头松开时可见包块再次疝出。

（四）检查注意事项

超声检查时应注意探头不要施加太大的压力，因加压有可能使肌疝复位而得到假阴性结果。肌肉收缩或运动时可有助于肌疝的显示，因此，可让患者取站立位或运动，于包块出现后再进行超声检查。

六、肌肉内异物

肌肉内异物是四肢外伤常见的并发症。异物在软组织内存留一般不能自行吸收，可引起局部反复感染。因此，及时明确诊断对于防止

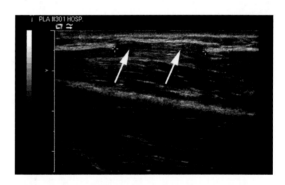

图2-2-33　纵切面显示小腿下部肌疝（箭头）

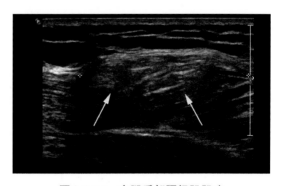

图2-2-34　大腿后部腘绳肌肌疝

疝出的肌肉由于肌内纤维脂肪分隔的积聚而呈偏高回声（箭头）

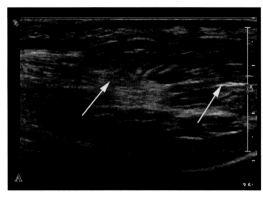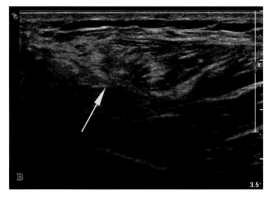

图2-2-35　大腿后部中段肌疝

A.纵切面显示大腿后部浅侧肌肉组织向皮下突入（箭头）；B.部分疝出的肌肉由于肌内纤维脂肪分隔的积聚而呈偏高回声（箭头）

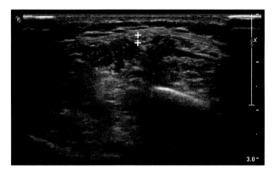

图2-2-36　横切面显示肌疝处腓浅神经，呈细小网状（标尺）

软组织感染具有重要的意义。

（一）临床表现

患者一般有异物刺伤史，以后反复出现感染，局部红、肿、热、痛，抗感染治疗后炎症可消退，以后可反复发作。

（二）超声表现

超声在四肢软组织异物检测方面明显优于X线，能检测出X线平片不能检出的异物，如木削、玻璃等，因而具有较大的优势。超声确认异物时必须在相互垂直的2个切面均能显示。

1.木刺、鱼刺等异物表现为短条状中等或高回声，无声影或伴弱声影（图2-2-37，图2-2-38）。金属及表面光滑的玻璃和瓷片等异物，常呈点状、半圆弧状、短条状强回声（图2-2-39，图2-2-40），与周围组织界线清晰，后方有时可

见混响伪像。其他非金属异物则出现声影（图2-2-41）。这些物质不会受周围炎性反应的影响而发生分解。

2.异物合并出血、渗液或脓肿时，周围可出现液性暗区或低回声区，有助于异物的显示。

3.异物合并周围组织炎性肉芽肿改变时，于强回声异物周围可见低回声区，其内可见较

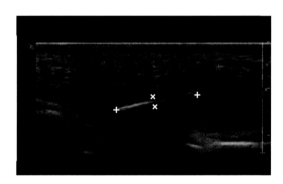

图2-2-37　足底软组织内木刺

局部呈强回声（标尺），其周围可见积液

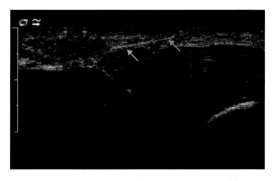

图2-2-38　手掌皮下鱼刺呈线状强回声（箭头）

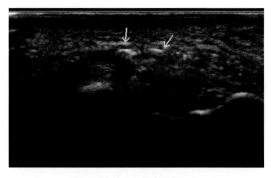

图2-2-39 足底玻璃异物

于㭷长屈肌腱浅侧可见2个强回声斑（箭头），其为玻璃异物

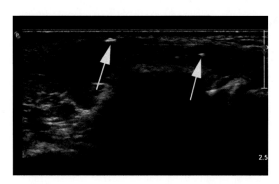

图2-2-40 肘后皮下及肌层内玻璃异物呈斑状强回声（箭头）

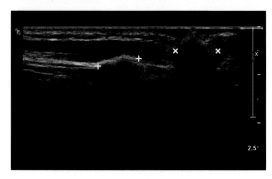

图2-2-41 前臂肌层内煤渣

呈强回声，后方伴声影（标尺）

丰富血流信号。

4.在急诊病例中，异物进入体内的通道内可能会显示气体强回声。

七、先天性肌性斜颈

先天性肌性斜颈是婴幼儿较常见的畸形，多见于左侧，婴幼儿发病率为0.3%～1.9%，

是先天性斜颈的一种。多数学者认为其是由于胎儿在子宫内位置不正常，造成供应胸锁乳突肌的静脉闭塞，导致肌纤维水肿、变性及急性炎症，反应性肉芽组织增生，日后逐渐纤维化而被纤维组织所代替，胸锁乳突肌挛缩而致肌性斜颈。

胸锁乳突肌中部的血供来自甲状腺上动脉分支的终末血管，由于此肌群血供特殊，分娩时受牵拉、旋转、钳夹的影响，容易导致局部肌纤维断裂、肌内血管破裂或血管受压、血流停滞引起片状栓塞，以及损伤肌群的无菌性炎症反应等，从而形成局部的肌性损伤性假瘤。

病理上先天性肌性斜颈可分为3型：①肌肉型，以肌肉为主或仅含少许纤维变性的肌肉或纤维组织；②纤维型，以纤维组织为主，含少量肌肉或纤维变性的肌肉；③混合型，同时含有肌肉和纤维组织。

（一）临床表现

先天性肌性斜颈临床表现为斜颈，出生后即可存在，或在出生后短期内出现。患儿可有产伤、难产或臀位产史。出生后3个月内可触及患侧胸锁乳突肌内硬且无痛性的梭形肿物，一般在出生后2～3周时明显，2～4周逐渐增大，2～6个月逐渐消失，随之出现头向患侧倾斜，面斜向健侧，颈前倾。患侧面部相对性萎缩，面部发育和两侧眼裂不对称，最后还可出现其他继发性畸形，如颈椎侧弯、椎体楔形变、斜视等。由于多数患儿可自行痊愈，因此1岁以内的患儿一般进行观察或非手术治疗，仅少数患儿需要在1岁以后行手术治疗。

（二）超声表现

新生儿和婴幼儿怀疑有肌性斜颈时，超声是首要的检查手段。患侧胸锁乳突肌可呈弥漫性梭形增粗或局限性增粗，内部呈均质低回声或不均质回声团块，与周围组织分界清晰（图2-2-42～图2-2-44）。病变纤维化严重时，其回声可明显增高。

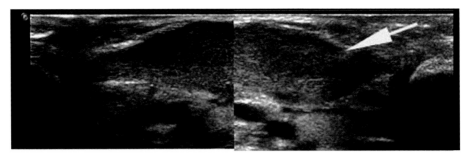

图2-2-42 先天性肌性斜颈

超声显示胸锁乳突肌中段增粗，呈低回声（箭头）

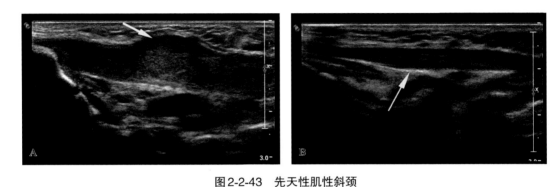

图2-2-43 先天性肌性斜颈

A.胸锁乳突肌明显增粗，以中段显著（箭头）；B.健侧胸锁乳突肌（箭头）内可见线状高回声的纤维脂肪分隔

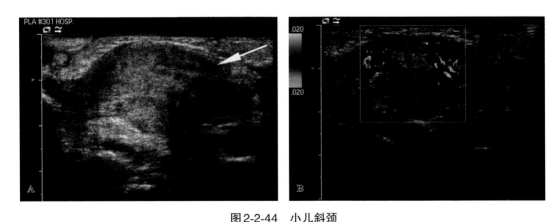

图2-2-44 小儿斜颈

A.纵切面显示胸锁乳突肌显著增厚，内部回声欠均匀（箭头）；B.彩色多普勒血流成像显示病变处可见丰富血流信号

（三）鉴别诊断

先天性肌性斜颈是小儿斜颈最常见的类型，应与骨性斜颈、婴儿良性阵发性斜颈、眼性斜颈、继发性或急性斜颈（冷风侵袭、感染、创伤所致）、痉挛性斜颈、精神性斜颈、脑性斜颈等鉴别。超声检查可显示肌性斜颈的特征性表现，从而有助于判断有无肌性斜颈，也可鉴别颈部其他肿块，如颈部囊性淋巴管瘤、颈部淋巴结肿大、颈动脉体瘤等。当胸锁乳突肌内肿块形态不规则，与周围组织分界不清，或侵及胸锁乳突肌外的组织时，要警惕其他软组织肿瘤。极少数情况下，小儿斜颈可由一侧胸锁乳突肌缺失所致，进行超声检查时应注意鉴别。

八、常见肌肉肿瘤及肿瘤样病变

（一）脂肪瘤

皮下脂肪瘤较为常见，而位置较深的脂肪瘤较为少见，可位于肌内或肌间。肌内脂肪瘤较肌间脂肪瘤多见，肌内脂肪瘤常累及肢体较大的肌肉，如大腿、躯干、肩部或上臂的肌肉。

1.临床表现 主要表现为生长缓慢的无痛性肿块，少数情况下肿瘤生长较快，可引起神经卡压症状。查体可见包块质地较软，有时由于肿块位置较深而触诊困难。

2.超声表现 肌内脂肪瘤可分为局限型和浸润型。局限型脂肪瘤与周围肌肉组织分界清晰，呈椭圆形，肿块内部回声可呈低回声、等回声或高回声，典型者内部多见线状高回声分隔，PDI于包块内一般很难显示血流信号（图2-2-45～图2-2-47）。有时在肌肉收缩情况下，肌内脂肪瘤可以显示得更加清晰。部分脂肪瘤的回声与周围肌肉组织相似，因此检查时应仔细，避免漏诊。浸润型脂肪瘤，由于肌肉纤维组织被增生的脂肪组织所分隔，从而呈多层状结构，边界欠清。

3.鉴别诊断 位于背部的脂肪瘤须与弹力纤维瘤和脂肪组织增生相鉴别。弹力纤维瘤一般位于肩胛下角周围，内部可呈条形低回声和高回声交替的多层状结构，肩部活动时常可引起局部弹响。脂肪组织增生常表现为局部脂肪组织增厚，无明显边界，内部回声与周围脂肪组织相同（图2-2-48）。

4.检查注意事项 浸润型脂肪瘤虽然表现

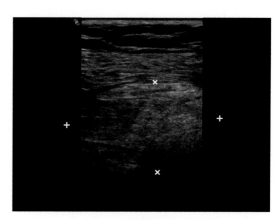

图2-2-46 肩部肌间脂肪瘤
呈稍高回声

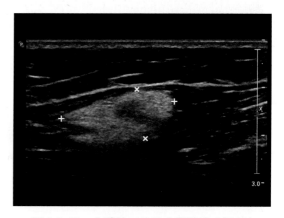

图2-2-47 上臂肱二头肌内脂肪瘤（标尺）
呈高回声

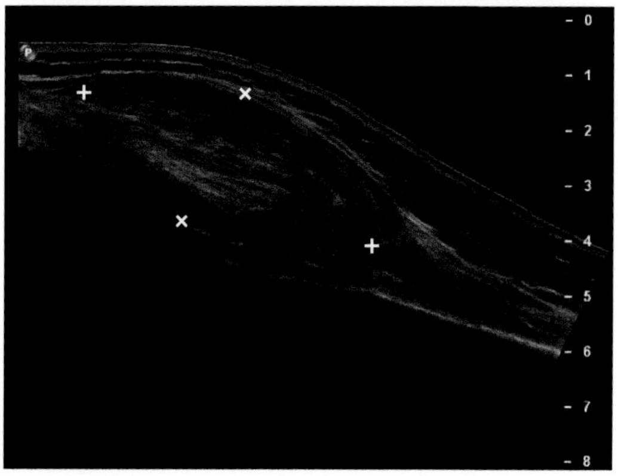

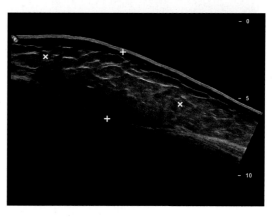

图2-2-45 肩前部肌内脂肪瘤（标尺）
呈不均质低回声

图2-2-48 脂肪组织增生（标尺）
大腿上段外侧皮下脂肪组织增厚，无明显边界

为浸润性生长方式，但是该肿瘤为良性病变。超声诊断困难时，可进行MRI检查，因MRI可敏感地显示肿瘤内的脂肪组织。

（二）脂肪肉瘤

脂肪肉瘤较为常见，占全部软组织肉瘤的10%～25%，多发生于50～60岁的男性。组织学上，脂肪肉瘤可分为5类，即分化良好型、黏液变型、圆细胞型、多形型、未分化型，其中分化良好型最为常见（占脂肪肉瘤的50%）。分化良好型脂肪肉瘤转移倾向不明显，但易局部复发。

超声表现　分化良好型脂肪肉瘤多表现为较大的、边界清楚的、分叶状肿块，常难以与脂肪瘤相鉴别（图2-2-49，图2-2-50）。如发现肿块内部分隔较厚或呈多结节状或多球状，多普勒超声显示肿块内部血流信号较丰富，则应高度怀疑脂肪肉瘤。黏液变型脂肪肉瘤表现为边界清楚的多结节状肿块，内部回声较低，后方回声可见增强，有时易被误认为囊肿（图2-2-51，图2-2-52）。圆细胞型、多形型、未分化型脂肪肉瘤表现为局部浸润性生长的肿块，具有较高的转移倾向，无明显特征性表现，与其他软组织恶性肿瘤较难鉴别。

超声检查还可用于脂肪肉瘤术后的随访（图2-2-53）。

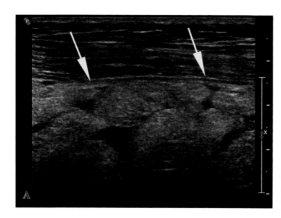
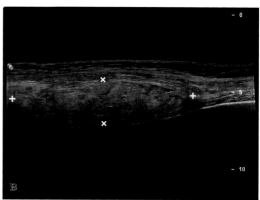

图2-2-49　左侧大腿股四头肌内脂肪肉瘤术后复发
A.团块呈偏高回声，内侧呈多个结节相互融合状（箭头）；B.超声宽景成像显示肿瘤大小约为12cm×2.9cm，边界清楚（标尺）

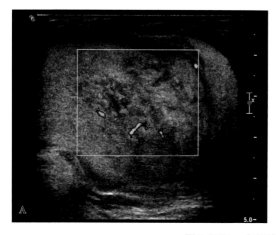
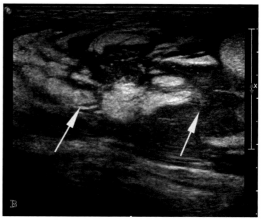

图2-2-50　左侧腹股沟区脂肪肉瘤
A.超声可见较大偏高回声团块，PDI显示团块部分区域内可见较丰富血流信号；B.团块边界不清，呈低回声及偏高回声杂乱区域（箭头）

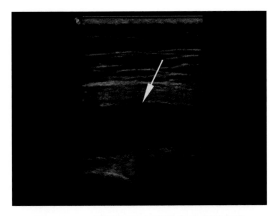

图2-2-51 臀部肌层内脂肪肉瘤术后复发

呈低回声团块（箭头）

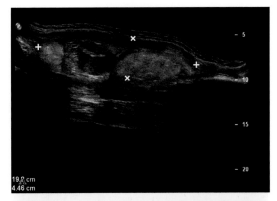

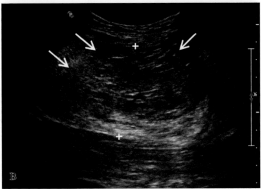

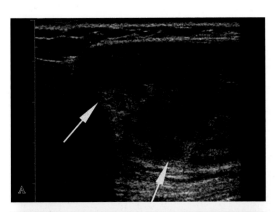

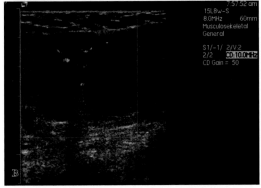

图2-2-52 大腿黏液变型脂肪肉瘤

A.肿块呈不均质低回声（箭头）；B.彩色多普勒血流成像显示其内可见丰富血流信号

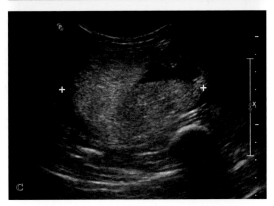

图2-2-53 大腿前部肌层内脂肪肉瘤复发

A.宽景成像显示大腿前部肌层内较大实性团块（标尺），回声不均；B.显示肿块局部回声较低（箭头）；C.显示肿块局部呈高回声（标尺）

（三）血管瘤

血管瘤是软组织中最常见的良性肿瘤，是以血管内皮细胞增殖为特征，由大量新生血管构成的、性质不一的一组肿瘤，可以发生在任何部位，多见于皮肤和皮下组织，也可发生于肌内。本病可分为毛细血管瘤、海绵状血管瘤、蔓状血管瘤，其中以海绵状血管瘤和毛细血管瘤最多见。海绵状血管瘤多数为单发病变，生长缓慢；蔓状血管瘤可视为多发性小动静脉瘘，血管内血流速度较快，常伴有血栓形成及机化、钙化。血管瘤虽属良性肿瘤，但手术切除后易复发。

1.临床表现 肌内血管瘤多见于青年及成年人，生长缓慢，病灶随年龄增长逐步增大，多在20～30岁出现症状，可发生于全身各部位的骨骼肌，多见于四肢（约占45%），尤以下肢发病率高。外伤、感染、青春期激素变化、妊娠等可加重其发展，引发临床症状。

肌内血管瘤常以局部肿块为主要表现。临床上可在四肢或躯干等部位触摸到肿块，边界欠清，质地较软，囊性感，无痛或伴有酸胀、疼痛，疼痛在运动后可加重，表面皮肤颜色正常或有青紫色改变，肿块的大小可随肌肉的收缩、松弛或体位变化而改变。病变广泛侵犯肌肉者可致肌肉挛缩，造成相应的运动功能障碍。

2.超声表现 于肌肉组织内可见呈蜂窝样结构或呈粗大紊乱管状的低回声包块，检查时用探头加压，包块可被压缩，内部管道变细，低回声或无回声区的范围变小（图2-2-54），于部分管腔内可见实性血栓或呈强回声后伴声影的静脉石（图2-2-55）。海绵状血管瘤彩色多普勒超声显示瘤内可见以静脉为主的血流信号，探头加压或放松后可见血流色彩发生变化；脉冲多普勒超声显示其内主要为静脉血流频谱。蔓状血管瘤彩色多普勒超声于瘤体内可见丰富的搏动性血流信号，颜色明亮，有细小

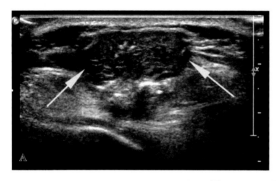
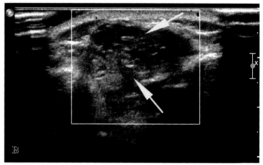

图2-2-54 肩后部血管瘤
A.肩后部肌层内可见低回声包块（箭头），内可见多个微小无回声腔隙；B.探头加压后其内可见少许静脉血流信号（箭头）

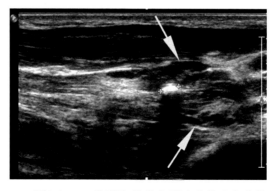

图2-2-55 前臂海绵状血管瘤（箭头）内静脉石呈强回声，后方伴声影

动静脉瘘部位的血流呈五彩镶嵌状；脉冲多普勒超声可探及动脉血流频谱，动静脉瘘部位可探及高速湍流样血流频谱（图2-2-56）。瘤体近端的静脉内可见随心动周期变化的、流速较快的静脉血流频谱，而瘤体近段动脉呈低阻血流频谱。

　　少数血管瘤超声显示肿块内部血管腔隙较

小或不明显，此时诊断较为困难（图2-2-57）。血管脂肪瘤由于瘤内含有脂肪组织，超声显示肿块回声偏高（图2-2-58和图2-2-59）。

　　3.鉴别诊断　　本病应与血管畸形、囊状淋巴管瘤、淋巴结结核等相鉴别。血管畸形可分为高流量型和低流量型。高流量型血管畸形由于动静脉异常吻合，超声可探及高速动脉血流

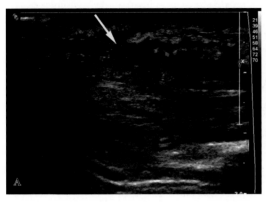
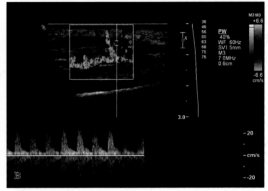

图2-2-56　前臂蔓状血管瘤
A.肿块呈低回声（箭头）；B.彩色多普勒超声与脉冲多普勒超声于肿块内部可见丰富动脉血流信号

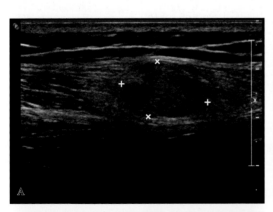
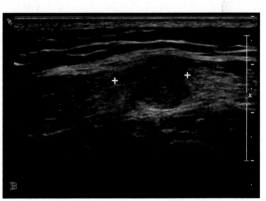
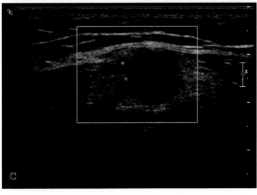

图2-2-57　大腿前部肌层内血管瘤
A.纵切面显示大腿前部浅肌层内低回声结节（标尺），形态欠规则；B.横切面显示大腿前部浅肌层内实性低回声结节（标尺）；C.PDI显示结节内可见较丰富血流信号

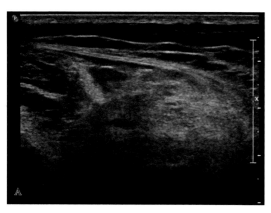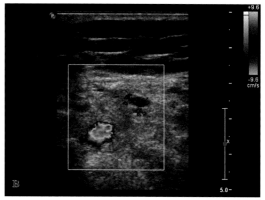

图2-2-58 小腿后部肌层内血管脂肪瘤（肿块大小约为15cm×15cm×3cm）

A.小腿后部肌内可见偏高回声团块，边界不清；B.团块内可见散在管状回声，探头加压后其内可见静脉血流信号

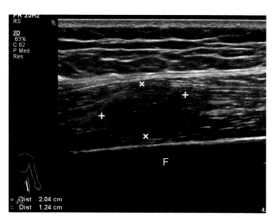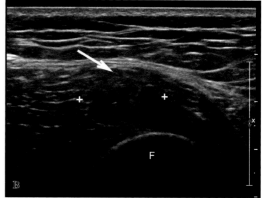

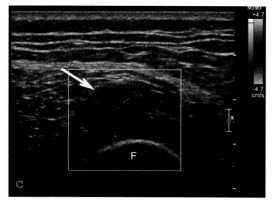

图2-2-59 大腿外上段肌间血管脂肪瘤

A.纵切面显示大腿外上段肌层内低回声结节（标尺）；B.横切面显示该结节（箭头与标尺之间）；C.CDFI显示其内可见少许血流信号。F：股骨

信号（图2-2-60）。囊状淋巴管瘤内无明显血流信号，探头加压后包块无缩小。淋巴结结核早期可呈实性低回声病变，疾病进展期包块中心部可见液化。

（四）弹力纤维瘤

弹力纤维瘤是一种比较少见的发生于软组织的良性类肿瘤病变，并非真性肿瘤，而是增生性瘤样病变，多为反复创伤或摩擦造成弹力纤维组织增生退变所致。

1.临床表现 好发于50岁以上老年人，以女性多见，多为单发，10%～30%为双侧，典型的发病部位是背部肩胛下角区的前方，第6～8肋水平，在前锯肌、背阔肌和菱形肌的深层，与

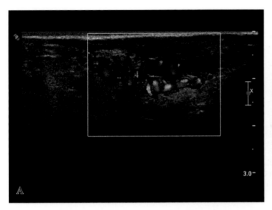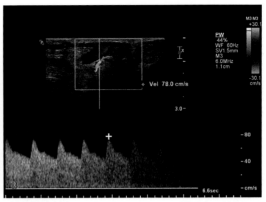

图2-2-60　足背血管畸形

A.足背可见多条管状回声,彩色多普勒血流成像(CDFI)显示其内可见丰富血流信号;B.脉冲多普勒(PW)超声显示部分血流为高速低阻动脉血流信号

胸壁紧密粘连。另外一个相对多见的部位是尺骨鹰嘴下方几厘米处。其他少见部位包括颈部、大腿、肘部、坐骨结节等。在肩胛下角区域可触及无痛性软组织肿块,肿块在肩关节处于前屈和内收位置时可更加明显。部分患者于外展或内收肩关节时可感觉到肩胛区的弹响。

2.超声表现　于背部肌层内可见实性团块,内部具有特征性表现,呈条形低回声与高回声交替的多层状结构(图2-2-61～图2-2-63),高回声为弹力纤维组织,低回声为脂肪组织,条带状结构的多少与组织的增生程度有关。由于弹力纤维瘤属于机体的慢性、反应性假肿瘤样病变,少有血管侵袭,因此彩色多普勒超声检查其内血流信号不明显。

超声检查前应注意患者的体位。患者可取坐位,背部朝向检查者,双侧上臂上抬向前并用力内收,这样可使位于肩胛骨深方的肿块突出,从而有助于超声的检查。

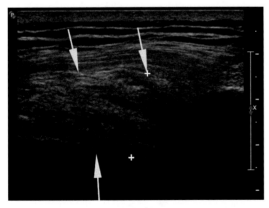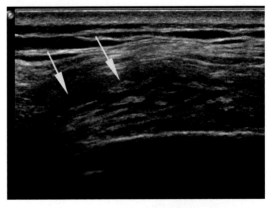

图2-2-61　肩胛下角处弹力纤维瘤
呈多层状结构(箭头)

图2-2-62　肩胛下角处弹力纤维瘤
纵切面显示多层状结构(箭头)

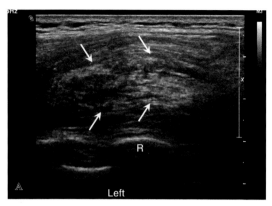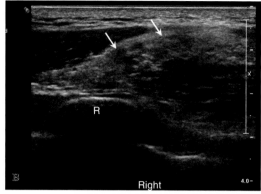

图2-2-63　双侧背部弹力纤维瘤

A.于左侧肩胛下角处显示肌层内偏高回声团块（箭头），略呈层状结构；B.于右侧肩胛下角处显示肌层内偏高回声团块（箭头）。R：肋骨

九、其他典型病例

（一）腱鞘巨细胞瘤（图2-2-64）

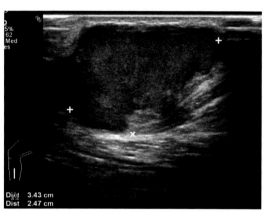

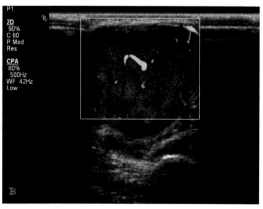

图2-2-64　小腿肌间腱鞘巨细胞瘤

A.纵切面显示小腿中段腓骨长肌与腓肠肌外侧头之间实性低回声包块，形态欠规则（标尺）；B.PDI显示包块内可见较丰富血流信号

（二）食管癌肌内转移（图2-2-65）

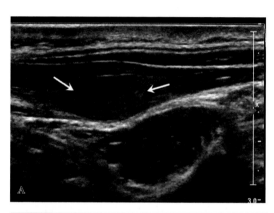

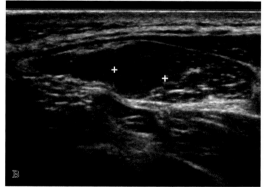

图2-2-65　食管癌颈椎旁肌肉内转移

A.纵切面显示颈椎旁肌层内低回声结节（箭头）；B.横切面显示结节呈低回声（标尺）

（三）增生性肌炎（图2-2-66）

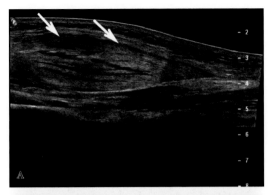

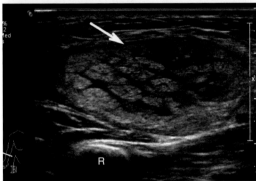

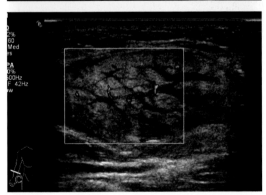

图2-2-66　前臂外侧中上段肌层增生性肌炎（患者，男，60岁）

A.长轴切面显示前臂外侧肌层增厚，回声增高（箭头）；B.横切面显示肌层回声增高（箭头），其间散在低回声区；C.PDI显示病变内血流信号增多。R：桡骨

（四）肌内血管外皮细胞瘤（图2-2-67）

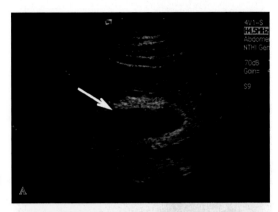

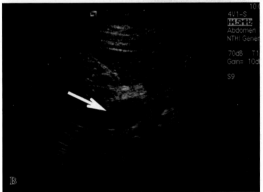

图2-2-67　左侧腰大肌内血管外皮细胞瘤

A.纵切面显示腰大肌内低回声结节（箭头），大小为6.2cm×2.5cm；B.横切面显示结节呈低回声（箭头）

（五）肌内转移性腺癌（图2-2-68）

（六）平滑肌瘤（图2-2-69）

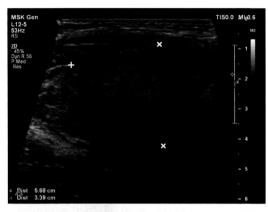

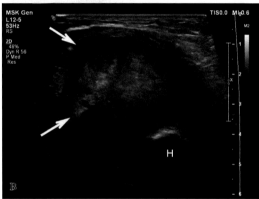

图2-2-68 上臂肌内转移性腺癌

A.纵切面显示左侧上臂肌层内低回声包块（标尺）；B.横切面显示肌层内包块（箭头）。H：肱骨。活检病理为中低分化腺癌组织浸润

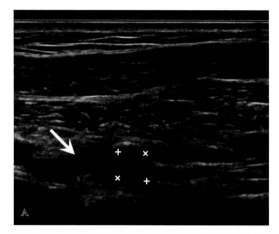

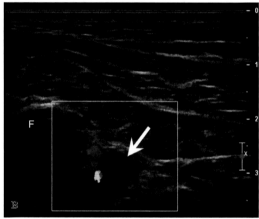

图2-2-69 小腿上段腓动脉旁平滑肌瘤（患者局部疼痛数年，严重影响生活）

A.纵切面显示腓动静脉旁低回声结节（标尺）；B.横切面显示腓动静脉旁低回声结节（箭头），局部压痛显著。腓动静脉血流通畅。手术切除病理为平滑肌瘤

第3章

韧带超声诊断

第一节　正常韧带结构与超声检查

一、韧带结构

　　韧带是可弯曲、纤维样的致密结缔组织，它附着于骨骼的可活动部分，跨过关节附着于另一骨骼。韧带外膜是一层富含血管的衬膜，覆盖在韧带上，并与韧带附着点的骨膜相融合。韧带外膜下是分层次平行排列的韧带纤维束，纤维束之间极难分开。在微观水平上，韧带由成纤维细胞及其基质组成。成纤维细胞与韧带总体积比较，所占比例极少，负责合成基质。在生化成分上，韧带由2/3的水和1/3的固体物质组成，其固体成分主要为胶原纤维和弹力纤维。

二、韧带功能

　　韧带的主要功能为控制关节活动范围，防止关节过伸或过屈，保持关节稳定，即被动稳定关节和在拉力负荷下帮助维持关节在正常范围内活动。在一定拉力范围内，韧带的波纹状结构和黏弹性特点允许其表现相对依从性；持续增加拉力，当达到其线劲度后，韧带不再变形；超过线劲度，韧带将发生断裂。

三、韧带超声检查

　　韧带由致密的排列规则的纤维样结缔组织组成，其与肌腱结构不同之处为韧带内相互交织的纤维较多，因而使其组织结构和超声表现不如肌腱规则。除膝胫侧副韧带外，身体其余部位的韧带超声均显示为连接相邻骨之间的均匀的带状偏高回声，厚2～3mm（图3-1-1～图3-1-3）。而膝胫侧副韧带内部有3层结构，浅层为致密结缔组织带，连于股骨内上髁与胫骨上段之间；深层为股骨-半月板韧带和半月板-胫骨韧带；浅层与深层之间为一层疏松结缔组织。超声显示浅层和深层均为偏高回声，而两层之间为带

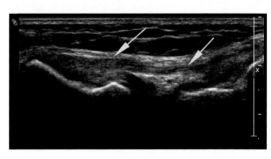

图3-1-1　膝腓侧副韧带显示为条形偏高回声（箭头）

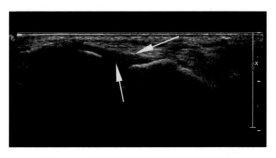

图3-1-2　超声显示距腓前韧带（箭头）

状低回声区（图3-1-4）。有些学者认为此低回声区内可存在滑囊。外伤后，如滑囊出现炎症，则超声可显示滑囊扩张，其内出现积液回声。

同肌腱一样，韧带可以出现各向异性伪像，即当声束不垂直韧带时，韧带可显示低回声。

由于韧带松弛时可呈弯曲或波浪状，因此，韧带超声检查时要使所检查韧带处于拉紧状态，以利于韧带微小病变的显示。

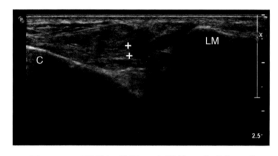

图3-1-3 跟腓韧带显示为带状回声（标尺）

其浅侧为腓骨长肌腱、腓骨短肌腱；LM：外踝；C：跟骨

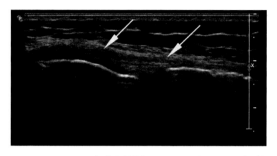

图3-1-4 膝内侧纵切面显示膝胫侧副韧带（箭头）

第二节 韧带常见病变超声诊断

四肢关节的韧带损伤较为常见。损伤后快速、正确的诊断对需要手术治疗的韧带损伤具有重要的意义。诊断与手术修复越早，韧带的结构与功能恢复就会越快。但韧带损伤程度不严重时，多采用夹板或石膏固定5～6周。韧带撕裂后的修复较慢，部分撕裂修复常需要2个月，完全撕裂需要6个月。

一、踝关节外侧韧带损伤

踝关节（又称距小腿关节）外侧韧带损伤是一种常见的外伤，由骤然的内翻或旋转暴力所致。根据暴力的大小，可造成踝外侧韧带不完全损伤或完全损伤。早期正确诊断和处理具有重要的意义。如在早期未获正确处理，则可导致踝关节外侧松弛，严重影响踝关节的稳定性，给站立、行走、下蹲等动作带来一定影响，日后易反复发生踝关节外侧韧带损伤，甚至造成创伤性骨关节病。

（一）临床表现

踝关节外侧韧带损伤临床上可分为急性损伤和陈旧性损伤。

1.急性损伤 损伤后踝关节外侧骤然疼痛，尤以走路或活动关节时最明显。由于出血和组织液外渗，踝关节前外侧和足背部肿胀。Ⅰ度和Ⅱ度损伤最显著的肿胀和疼痛区大都局限在外踝前下方。足内收或踝关节内翻时，踝外侧疼痛可加重。X线检查无阳性所见。Ⅲ度损伤时局部肿胀、疼痛较严重，内翻踝关节时不仅疼痛加剧，且关节不稳，距骨有异常活动，严重者于外踝与距骨外侧可触到沟状凹陷。

2.陈旧性损伤 大多数因首次外侧韧带断裂时未获得适当的治疗，所以撕脱的韧带、关节囊未获得良好的愈合。患者感觉踝关节酸胀不适，走路时感到踝关节不稳，经常发生足突然内翻扭伤，可造成踝关节反复的复发性脱位。另外，患者还可能出现某些并发症如踝关节内外侧间隙的骨与软组织撞击、腓骨肌腱炎、反复内翻引起腓骨长短肌撕裂，严重的可导致创伤性关节炎。

（二）X线检查

所有踝关节损伤均应常规拍摄正侧位片，观察有无骨折和关节间隙改变及异位骨化发生。

对无骨折又不能排除韧带断裂的病例，应进一步行内翻加压摄片。方法为在局部麻醉下将踝关节加压，使其跖屈内翻，踝关节正位X线片如果距骨体关节面与胫骨关节外侧间隙增宽＞15°，表示外侧副韧带断裂。一般倾斜角越大，损伤的韧带范围也越大。

二、膝胫侧副韧带损伤

膝关节是人体负重和运动的主要关节，由于解剖和功能特点，膝关节是运动中最易损伤的关节，其中膝关节胫侧副韧带损伤是膝关节常见的运动创伤之一。

1.膝胫侧副韧带不完全断裂　受伤时膝部内侧常突然出现剧痛，但又立即减轻，裹扎绷带粘膏固定后能继续运动，但随后疼痛逐渐加重，且于韧带受伤处有压痛感，膝关节保持在屈曲位置，被动伸直有抵抗感。

2.膝胫侧副韧带完全断裂　膝关节内侧显著肿胀，皮下淤血、青紫，有明显压痛，关节活动受限，在副韧带损伤处可触及裂隙。在膝关节轻度屈曲位下，轻轻用力外展小腿，可感觉膝关节内侧间隙加大，关节面相互分离。

三、韧带损伤超声表现

对于急性韧带损伤，单纯的韧带拉伤或部分损伤可表现为韧带局部或弥漫性回声减低、不均匀（图3-2-1～图3-2-4）；韧带周围的软组织可水肿增厚而呈低回声。韧带完全断裂后，局部韧带结构消失，可见积液回声，韧带两断端可回缩增厚。跟腓韧带损伤后，由于其紧邻腓骨肌腱，超声可显示腓骨肌腱腱鞘内的积液。如韧带撕裂发生在韧带附着处，则可发生撕脱骨折，韧带断端可见强回声骨折片。当诊断不明确时，动态超声检查即让患者关节活动以使韧带紧张时进行超声检查，可有助于明确诊断。韧带断裂时可见关节间隙增大，关节不稳（图3-2-5）。

慢性韧带部分撕裂患者，韧带可见增厚，多数韧带内可见钙化形成（图3-2-6）；韧带撕脱者，可见韧带附着处骨质不规则改变。少数病例，韧带撕脱后，由于残余韧带组织被机体吸收，可导致韧带结构消失（图3-2-7和图3-2-8）

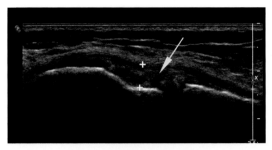

图3-2-1　膝胫侧副韧带拉伤
超声显示右膝胫侧副韧带深层增厚，回声欠均匀（箭头）；内侧半月板略向外突出，表面毛糙

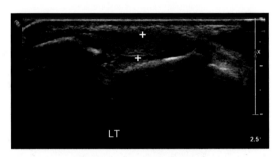

图3-2-2　距腓前韧带拉伤
超声显示韧带增厚，回声减低（标尺）

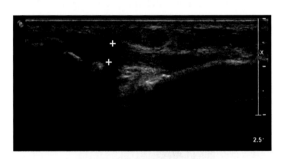

图3-2-3　跟腓韧带拉伤
超声显示韧带增厚，回声减低（标尺）

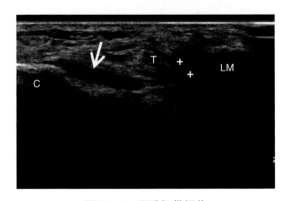

图3-2-4　跟腓韧带损伤
超声显示韧带增厚，厚薄不均（箭头与标尺）。C：跟骨；LM：外踝；T：腓骨长肌腱与腓骨短肌腱

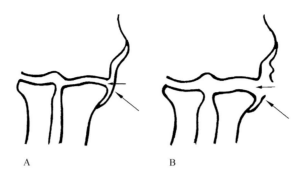

图3-2-5 肘关节冠状面显示肘尺侧副韧带撕裂

A.显示正常肘尺侧副韧带（长箭头）和肱尺关节间隙（短箭头）；B.当肘尺侧副韧带断裂后（长箭头），肘抗阻力外翻时，肱尺关节间隙可增宽（短箭头）

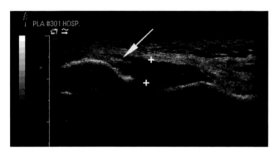

图3-2-6 踝部扭伤后1个月

超声显示距腓前韧带增厚，回声减低，上段可见强回声钙化斑

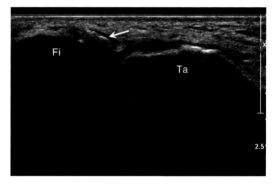

图3-2-8 距腓前韧带结构消失

超声显示距腓前韧带结构消失，局部可见钙化灶（箭头）。Fi：腓骨远端；Ta：距骨

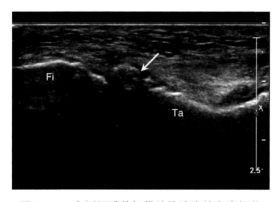

图3-2-7 右侧距腓前韧带结构消失伴多发钙化

超声显示距腓前韧带结构显示不清，局部可见钙化灶（箭头）。Fi：腓骨远端；Ta：距骨

如韧带损伤后未及时处理，则少数病例表现为韧带两断端可持续不连，如Stener病变，为内收肌腱膜嵌顿在拇指尺侧副韧带两断端之间；而多数病例可表现为两断端之间大量纤维肉芽组织形成和黏液变性，此类型常发生于韧带部分撕裂的患者，患者可表现为局部疼痛和触痛。超声显示为韧带内可见局限性低回声区，探头加压其形态无明显改变。

第4章

软骨超声诊断

第一节　正常关节结构与超声检查

一、关节定义

关节广义的定义是指骨与骨之间的连接，包括直接连接与间接连接。狭义的定义仅指骨与骨的间接连接。骨与骨的直接连接可分为纤维连接、软骨连接和骨性连接。间接连接（规范名词为滑膜关节，简称关节）是指相对骨面间相互分离，仅借其周围的结缔组织相互连接，这是骨连接的最高形式。

二、滑膜关节结构

滑膜关节包括关节面、关节囊和关节腔。

（一）关节面

每一个关节至少包括2个关节面，凸者称为关节头，凹者称为关节窝。关节面表面覆盖着一层关节软骨，其由透明软骨构成，表面光滑，深部与软骨下骨相连。关节软骨厚度为1～2mm，但不同年龄、不同关节或同一关节不同部位的软骨厚度可不相同。关节软骨具有弹性，能够承受负荷，吸收震荡，减轻运动时的震荡和冲击，并能降低关节面间的摩擦力。关节软骨可将其承受的负荷传至软骨下骨，而软骨下骨将部分负荷通过干骺端骨质传至骨皮质。关节软骨不含血管、淋巴管和神经，其营养是通过关节腔内的滑液和关节滑膜层血管渗透获得。

（二）关节囊

关节囊是由纤维结缔组织构成的囊，附着于关节面周缘的骨面，并与骨膜融合连续，密闭关节腔（图4-1-1）。关节囊分内、外2层，外层为纤维层，由致密结缔组织构成，富含血管、神经、淋巴管。纤维层的表面，有些部位增厚成韧带，以加强连结；内层为滑膜层，由平滑光亮、薄而柔润的疏松结缔组织膜构成，贴于纤维层的内面，其边缘附着于关节软骨的周缘，包被关节内除关节软骨、关节唇和关节盘以外的所有结构（图4-1-2）。滑膜也覆盖关节内的"裸区"，即从关节软骨的周缘至纤维囊附着处。

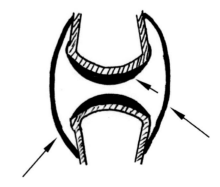

图4-1-1　关节腔软骨（短箭头）和关节囊（长箭头）

关节囊为一纤维结缔组织构成的囊，附着在关节面周围

在此处，骨表面仅有滑膜覆盖而无关节软骨，因而滑膜炎时此区的骨质易受到破坏。滑膜常向关节腔内突起形成滑膜皱襞或绒毛。滑膜分为 2 层，即内膜和内膜下层，内膜由 2 ～ 3 层相互重叠的滑膜细胞组成。内膜下层由脂肪、纤维组织和疏松结缔组织组成。滑液是透明的蛋清样液体，润滑性强，是关节软骨、半月板等进行物质交换的媒介。

关节囊在不同的关节、同一关节的不同部位厚度不同。例如，盂肱关节的关节囊较薄而松弛，以允许关节做较大范围的运动；而髋关节囊前部较厚，以利于髋关节保持在竖直的位置。有的关节囊局部可出现中断，关节内滑膜可从此处疝出至周围软组织内形成滑膜隐窝（滑膜囊）（图 4-1-3）。滑膜隐窝的作用：①有助于关节周围的肌腱与关节之间的活动；②当关节腔内由于积液而压力增高时，积液可流至这些滑膜隐窝处，从而起到缓解关节腔压力的作用。

关节囊上的韧带有增强关节囊的作用。韧带可位于关节囊外（如膝腓侧副韧带），或与关节囊紧密相连（如肩关节的盂肱韧带、踝关节的距腓前韧带、膝关节的胫侧副韧带），韧带还可位于关节囊内（如膝关节的前交叉韧带、后交叉韧带，为关节囊内、滑膜外结构）（图 4-1-4 ）。

（三）关节腔

关节腔是由关节软骨和关节滑膜层共同组成的密闭的腔，在正常情况下含有少量滑液。关节腔为负压，对维持关节的稳定性有一定作用。

有的关节腔内还有一些纤维软骨（如膝关节的半月板），其作用为使 2 个关节面更加匹配和稳定，并有缓冲压力、防止关节软骨损伤的作用。

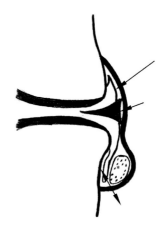

图 4-1-2 滑膜、纤维软骨和脂肪垫

滑膜（长箭头）覆盖关节腔内除关节软骨、纤维软骨（短箭头）和脂肪垫（＊）以外的区域；在关节软骨最外围的边界与关节囊之间，滑膜直接覆盖在骨上，此区称为"裸区"（双箭头）

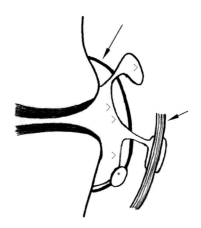

图 4-1-3 滑膜囊

部分关节囊滑膜层（＞）可从纤维层（长箭头）局部缺损处疝入周围软组织内；疝出的滑膜可形成滑膜囊肿，也可与关节外的肌腱（短箭头）腱鞘相通，籽骨为小的骨块（＊），可与关节表面相关节，也可不形成关节

一些关节内还有脂肪垫，其位于关节囊的滑膜层与纤维层之间，有缓冲压力和有助于关节活动的作用。

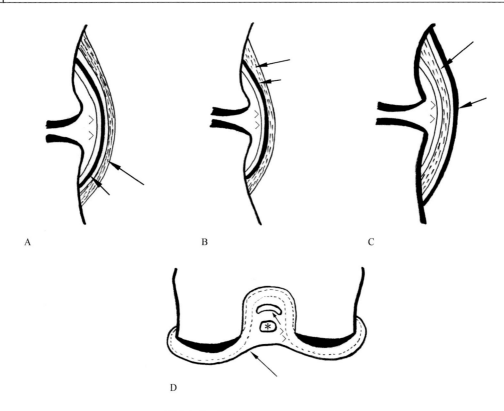

图 4-1-4 关节囊纤维层与韧带的关系

A.韧带（长箭头）位于关节囊纤维层（短箭头）的外面，如膝腓侧副韧带；＞为关节囊滑膜层。B.韧带（长箭头）位于关节囊纤维层（短箭头）的外面，两层相融合，如肩关节的盂肱韧带、踝关节的距腓前韧带和膝关节的胫侧副韧带；＞为关节囊滑膜层。C.韧带（长箭头）位于关节囊纤维层（短箭头）与滑膜层（＞）之间（如膝关节前交叉韧带、后交叉韧带）。D.膝关节横切面显示前交叉韧带（短箭头）和后交叉韧带（＊）位于膝关节腔内、滑膜（＞）外的脂肪组织内，长箭头显示为膝关节后部关节囊纤维层

第二节　正常软骨结构与超声检查

一、正常软骨结构

（一）软骨

软骨由软骨组织及其周围的软骨膜构成。软骨组织由软骨基质和软骨细胞构成。基质中含量最多的是水，占软骨体积的65%～80%。除水外，软骨基质的主要成分为胶原和蛋白多糖。根据软骨基质内所含纤维的不同，可将软骨分为透明软骨、纤维软骨和弹性软骨3种。透明软骨分布较广，成年人的肋软骨、关节软骨、鼻软骨等为透明软骨；纤维软骨分布于椎间盘、关节盘、耻骨联合及某些肌腱和韧带附着于骨的部位；弹性软骨具有较强的弹性，分布于耳郭、外耳道、会厌等处。

（二）关节盘

关节盘是位于两关节面之间的纤维软骨板，其周缘附着于关节囊内面，将关节腔分为2部分。其中膝关节内的关节盘呈半月形，称为半月板。

（三）关节唇

关节唇是附着在关节窝周缘的环状纤维软

骨，见于肩关节的关节盂和髋关节的髋臼等处。关节唇加深了关节窝，增加了关节面的面积，使两关节面间更加吻合，同时增加了关节的稳固性（图4-2-1）。

二、软骨超声检查

（一）透明软骨

关节软骨为透明软骨，超声显示为覆盖关节面的条形无回声带，其深面为软骨下骨，呈平滑的线状强回声，后方伴声影，浅层为边界清晰的、光滑锐利的细线状高回声，为软骨与其浅侧软组织之间的界面回声（图4-2-2～图4-2-4）。

正常关节软骨内部回声均匀，其回声强度与仪器的增益有关。增益低时其为无回声；增益增高时，软骨的回声可增高。因此，检查软骨时，应在不同增益强度下检查软骨回声的均匀性。四肢各部位软骨的厚度不同，透明软骨可自近侧指骨头的0.1mm至膝关节股骨内外侧髁处2.8mm。超声检查时应使声束垂直于所要检查的软骨，以便清晰地显示软骨的浅侧及深侧界面回声。

婴幼儿髋关节的部分组织由于尚未骨化，超声易于显示。髋关节的透明软骨可见于以下部位：①股骨头、近端股骨颈和股骨大转子（图4-2-5）；②髋臼软骨顶；③髋臼"Y"形软骨。上述软骨在超声上均呈低回声。

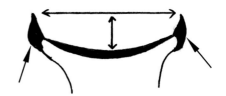

图4-2-1　盂唇（箭头）可增加关节腔的深度和宽度

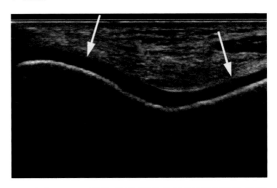

图4-2-2　膝关节股骨滑车软骨呈平滑带状低回声（箭头）

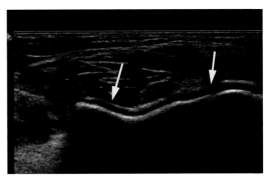

图4-2-3　正常肱骨小头及肱骨滑车处软骨，呈带状低回声（箭头）

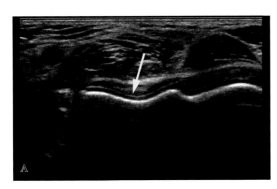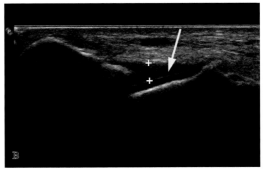

图4-2-4　关节软骨界面回声
A.肘关节前部横切面检查，由于肘关节腔内少量积液而清晰显示软骨浅层界面（箭头）；B.踝关节前内侧纵切面，由于关节腔内有少量积液（标尺之间），因此可清晰显示关节软骨的浅侧界面，呈细线状高回声（箭头）

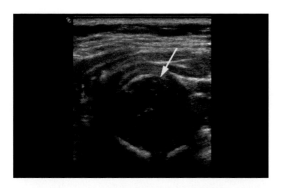

图4-2-5 婴幼儿股骨头的透明软骨
超声显示为低回声（箭头），内见散在点状高回声

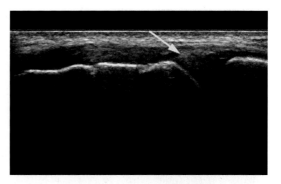

图4-2-6 膝关节内侧半月板
超声显示为三角形偏高回声（箭头）

（二）纤维软骨

纤维软骨由于其内纤维成分较多，在超声上呈偏高回声，如膝关节的半月板、肩关节的盂唇等。膝内侧半月板位于股骨与胫骨之间，超声检查时膝关节轻度外翻，可使关节间隙打开，从而能更好地显示内侧半月板。正常半月板呈偏高回声，纵切面上呈三角形，三角形的尖部朝向关节内，底部紧邻呈线状偏高回声的关节囊（图4-2-6）。检查肩关节后盂唇时，探头可横切放置在肩后部，首先显示冈下肌腱，然后探头向外略移动显示盂肱关节后部，可见后盂唇位于关节盂与肱骨头之间，超声上呈三角形的偏高回声（图4-2-7）。

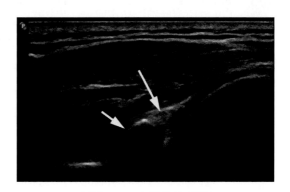

图4-2-7 肩关节后盂唇
超声显示为三角形偏高回声结构（长箭头），位于肱骨头与关节盂（短箭头）之间

第三节 软骨常见病变超声诊断

一、骨性关节炎软骨病变

关节软骨病变为骨性关节炎最主要的病理改变。早期可见关节软骨纤维化，表现为细胞外基质浅层裂开，软骨外观呈丝绒状，以后关节软骨变性、破坏，软骨下骨硬化，关节边缘和软骨下骨反应性增生、骨赘形成。

超声表现 病变早期可见软骨内部回声弥漫性增高，软骨表面毛糙、不平滑，可能与软骨的纤维化或裂隙形成有关（图4-3-1）。随着病情的发展，可见软骨表面小的缺损，严重者软骨明显变薄或缺失，软骨下骨也失去平滑的边界而呈不规则改变（图4-3-2）。由于软骨多呈弧形弯曲，超声检查时，应注意使声束尽量垂直于所检查区域的软骨；因为软骨病变可为局部或弥漫性病变，所以检查要全面。例如，骨性关节炎时，掌骨头的尺侧较桡侧更易发生软骨变薄或缺失。

二、焦磷酸钙沉积症

焦磷酸钙沉积症是由二水焦磷酸钙（calcium pyrophosphate dihydrate，CPPD）晶体在关节软骨、滑膜及肌腱、韧带等组织沉积所引发的一种疾病，好发于老年人，为仅次于痛风的常见晶体

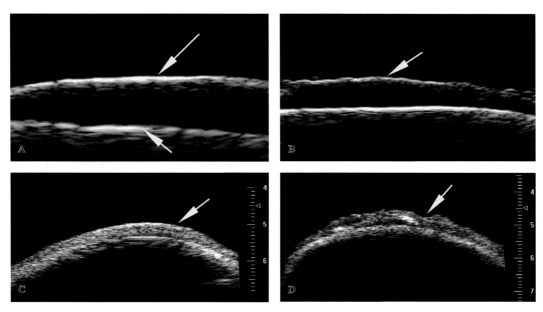

图4-3-1 超声生物显微镜（探头频率为55MHz）显示兔膝关节骨性关节炎软骨病变

A.正常膝关节软骨，呈条形低回声区，其浅侧边界（长箭头）及深侧边界（短箭头）清晰、平滑；B.骨性关节炎早期病变，关节软骨表面不平滑（箭头）；C.骨性关节炎早期病变，关节软骨回声弥漫性增高（箭头）；D.骨性关节炎进展期病变，关节软骨回声弥漫性增高，软骨表面不平滑并可见小的缺损（箭头）

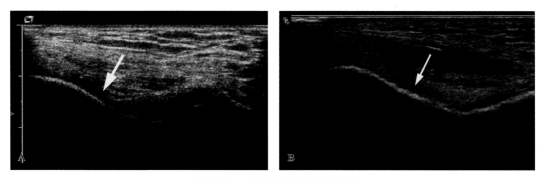

图4-3-2 骨性关节炎软骨病变

A.探头于髌骨上方横切显示股骨滑车软骨局部明显变薄（箭头）；B.超声显示股骨滑车软骨显著变薄（箭头）

性关节炎，可分为原发性和继发性（如继发于类风湿关节炎、脊柱关节病及其他关节炎）。原发性焦磷酸钙沉积症可累及所有关节，但以膝关节、肩关节和掌指关节较为多见，常见钙盐沉积部位为膝关节半月板、腕关节软骨板、髋关节盂唇、耻骨联合和椎间盘等。急性发作期滑膜呈中度炎性改变，早期以中性粒细胞浸润为主，后期则以单核细胞伴成纤维细胞浸润为主。

（一）临床表现

本病发病年龄多在40岁以上，无明显性别差异，可表现为急性、亚急性和慢性关节炎症状，也可无症状而仅有软骨钙质沉积。

1.假性痛风 约有1/4患者表现为假性痛风症状。急性发作表现为一个或多个关节突然发作性疼痛，伴有局部红、肿、热、痛，与痛风相似但症状较轻。其好发于大关节，以膝关节最多见，约为受累关节的50%，其次为踝关节、肩关节、肘关节及腕关节，四肢小关节也可受累。

2.假性类风湿关节炎 表现为对称性多关节炎，与类风湿关节炎相似，但好发于较大的关节，如腕、肘、肩及膝等关节，也可侵犯小关节，表现为关节晨僵、滑膜增厚、关节屈曲挛缩、红细胞沉降率增快等。

3.假性骨性关节炎 较为常见，表现为进行性慢性关节炎，膝关节最常受累，其次为腕、掌指、肩、肘及踝等关节。

（二）X线表现

典型表现为受累关节的透明软骨出现与软骨下骨平行，但又与后者并不相连的粗线状高密度影；纤维软骨内、肌腱内显示为点状、短线状高密度影。

（三）滑膜液检查

滑膜液检查对诊断本病极为重要，急性期关节腔积液为渗出性，外观浑浊，有大量白细胞，在吞噬细胞内有呈斜方形、菱形或杆状，长1～20μm的焦磷酸盐结晶，偏光显微镜检查呈弱阳性双折射。在慢性期关节腔积液，焦磷酸钙结晶则主要位于细胞外。

（四）超声表现

CPPD沉积在关节软骨，表现为关节软骨内出现与软骨下骨平行的，但又与软骨下骨并不相连的粗线状强回声；沉积在纤维软骨，表现为多个点状强回声聚集成团（图4-3-3，图4-3-4）；沉积在关节囊内或滑囊内时，表现为结节状强回声。CPPD在跟腱内的沉积表现为肌腱内部的一条或多条纤细线状的强回声钙化，少数为较粗的条状钙化，后方无明显声影；钙化灶常平行于跟腱内部的纤维走行，与跟腱附着处的跟骨并不相连。CPPD在足底筋膜内的沉积多表现为单一的纤细线状强回声钙化，位于筋膜近跟骨附着处的浅层，与跟骨并不相连。

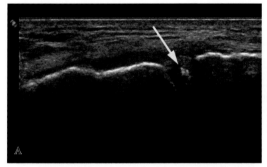
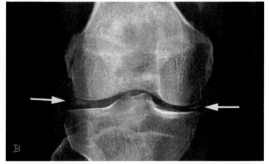

图4-3-3 膝关节CPPD沉积
A.超声于内侧半月板内可见钙盐沉积（箭头）；B.X线显示膝半月板内可见钙质沉着（箭头）

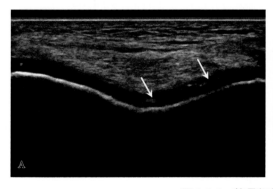
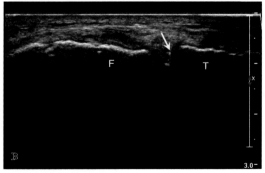

图4-3-4 软骨钙化症（男，82岁）
A.股骨滑车处关节软骨内可见多点状或线状钙化（箭头）；B.膝内侧半月板可见多发点状钙化（箭头）。F：股骨；T：胫骨

第5章

滑囊超声诊断

第一节　正常滑囊结构与超声检查

一、滑囊结构

滑囊属于滑液囊，为结缔组织的扁囊，少数与关节相通，多数独立存在，作用为有利于肌肉骨骼之间的运动，其多位于肢体活动范围较大的区域。滑囊大小不等，从几毫米到几厘米。滑囊壁分为2层。外层为薄而致密的纤维结缔组织；内层为滑膜内皮细胞，有分泌滑液的功能。正常情况下，滑囊中仅含有一薄层的黏液，起润滑作用。因此，滑囊是一个潜在腔隙，只有在病理情况下才成为一个充有液体的囊性结构。

二、滑囊分类

（一）按部位分类

滑囊按部位可分为皮下滑囊和深部滑囊。

1. 皮下滑囊　位于皮下，位置表浅。常见的皮下滑囊如下。

（1）肘部：尺骨鹰嘴滑囊。

（2）髋部：大转子皮下囊（又称大转子皮下滑囊）。

（3）膝部：髌前滑囊、髌下皮下囊（又称髌下皮下滑囊）、胫骨粗隆皮下囊。

（4）踝部：跟腱皮下滑囊。

（5）足部：第1跖骨滑囊。

2. 深部滑囊　位于肌腱与骨之间、肌腱与肌腱之间等，常见的深部滑囊如下。

（1）肩部：肩峰下囊（又称肩峰下滑囊）、肩胛下肌囊。

（2）髋部：闭孔内肌滑囊、髂腰肌滑囊、转子深囊。

（3）膝部：髂胫束滑囊、膝腓侧副韧带滑囊、内胫副韧带滑囊、鹅足囊、髌下深囊、腓肠肌内侧头腱下囊与半膜肌囊等。

（4）足部：跟骨后滑囊。

（二）按是否与关节腔相通分类

滑囊按是否与关节腔相通分为交通性滑囊和非交通性滑囊。多数滑囊为非交通性滑囊，少数为交通性滑囊。常见的交通性滑囊为腓肠肌内侧头与半膜肌腱之间滑囊（在成年人约50%与膝关节腔相通）、髂腰肌滑囊（在成年人约20%与髋关节腔前部相通）、肩峰下囊或三角肌下囊（在成年人约13%与盂肱关节相通）。

（三）按病因分类

滑囊按病因可分为原发性和继发性。原发性滑囊是指出生时就存在的滑囊，如髌前滑囊、尺骨鹰嘴滑囊、大转子滑囊等；而继发性滑囊是指在出生后，由于局部反复摩擦而出现的囊状结构，为结缔组织退行性变所致，一般囊壁无上皮细胞覆盖，如跗滑囊、小趾滑囊等。

三、滑囊超声检查

正常滑囊壁非常薄，超声难以分辨，因此，

超声显示的呈线状高回声的滑囊壁为滑囊内液体与滑囊周围组织的界面回声。滑囊内液体呈低回声，一般不超过2mm。充分了解滑囊的解剖部位是超声诊断的前提，否则当滑囊出现病变时易将其诊断为软组织肿瘤。

由于皮下滑囊位置非常表浅，因此超声检查时，探头一定要轻放，不要加压，且局部可涂一层较厚的耦合剂，以利于滑囊清晰地显示。

第二节　非交通性滑囊病变超声诊断

滑囊常见的病变为滑囊炎。滑囊炎按病因可分为创伤性滑囊炎、化脓性滑囊炎、结核性滑囊炎、类风湿性滑囊炎、痛风性滑囊炎、化学性滑囊炎等。其按发病急缓可分为急性和慢性2类。临床上以慢性多见。急性期，囊内积液增加，滑囊膨大，积液也可为血性。慢性滑囊炎表现为囊壁水肿、肥厚或纤维化，滑膜增生呈绒毛状。

一、急性创伤性滑囊炎

滑囊在直接撞击或邻近组织的反复摩擦下，可发生炎性病变，此类病变称为急性创伤性滑囊炎或摩擦（劳损）性滑囊炎。发生病变的滑囊多位于关节的外形不规则骨的附近或活动强度较大的肌腱附近。其在上肢多见于肩峰下-三角肌下囊和鹰嘴滑囊，在髋部多见于大转子滑囊，在膝部多见于髌前滑囊、髌下深囊。

超声表现　滑囊增大，囊内积液增加，多呈无回声，后方回声增强。囊内壁一般无明显增厚。

二、慢性创伤性滑囊炎

当损伤因素持续存在时，急性创伤性滑囊炎可转变为慢性创伤性滑囊炎。

超声表现　滑囊增大，内可见多少不等的积液，积液透声差，可见沉积物或纤维带回声；囊内壁可见不规则增厚，可达数毫米；部分囊内可见滑膜增生，呈低回声，PDI可见血流信号（图5-2-1～图5-2-8）。囊内或周围组织有时还可见钙化。

三、出血性滑囊炎

在外力撞击下或附近骨折、肌腱断裂时，

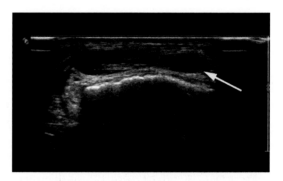

图5-2-1　内踝皮下囊积液（箭头）
超声显示囊性包块，内可见纤维带状回声

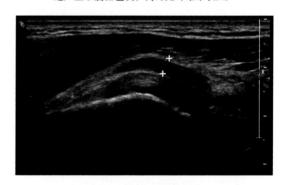

图5-2-2　三角肌下囊炎
超声显示三角肌下囊增大（标尺），内透声差

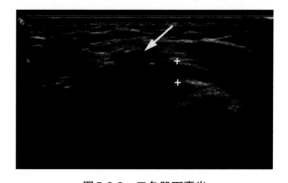

图5-2-3　三角肌下囊炎
三角肌下囊增大（标尺），内透声差，位于肩峰下（箭头）与冈上肌腱之间

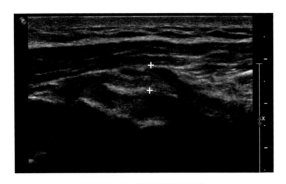

图 5-2-4　三角肌下囊炎

三角肌下囊增大（标尺），内透声差

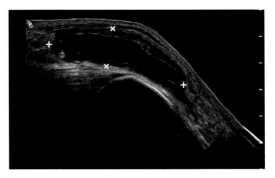

图 5-2-5　髌前皮下囊积液（标尺）

超声可见囊内壁不规则增厚

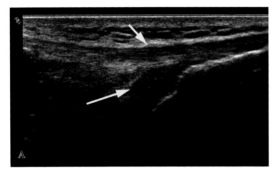

图 5-2-6　髌下深囊滑囊炎

A.髌腱纵切面显示髌腱下段（短箭头）后方滑囊增大，呈低回声（长箭头）；B.PDI 于滑囊低回声区内可见血流信号

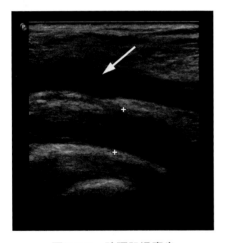

图 5-2-7　髂腰肌滑囊炎

股骨头前方可见囊性包块（标尺），囊壁较厚，囊内见少量积液，其浅侧为股动脉（箭头）

血液可进入滑囊内导致出血性滑囊炎。由于血液对囊壁的刺激，滑囊可发生炎性反应。血液在滑囊内的吸收过程中，可导致滑囊壁粘连。

超声表现　早期可见滑囊显著扩张，囊内血液可呈高回声，有时可见凝血块形成，呈不规则的团块状回声，可在囊内移动，此时囊壁一般无增厚。数月后，可见囊壁增厚，部分粘连。

四、化学性滑囊炎

化学性滑囊炎是机体代谢障碍产生的晶体物质沉积在滑囊内所致的炎性改变，常见类型有痛风患者中尿酸盐沉积所致的滑囊炎、羟基磷灰石钙盐沉积所致的滑囊炎等。

（一）超声表现

滑囊扩张，囊内积液呈无回声或低回声，囊内可见点状强回声。滑囊壁可见不同程度增厚，囊壁及其周围组织多可见丰富血流信号。超声引导下对囊内积液进行穿刺抽液后行偏振光显微镜检查可对囊内晶体物质做出明确诊断。

（二）鉴别诊断

晶体所致的强回声应与其他强回声相鉴别。

1.产气性病菌所致的气体强回声 气体强回声往往边界不清，可随体位改变而移动。

2.局部注射皮质类固醇激素所致的药物晶体 患者既往有皮质类固醇激素注射史。

3.附近骨折后形成的碎片 多呈斑块状强回声，后方可见清晰声影。

五、类风湿性与化脓性滑囊炎

此两类滑囊炎与慢性创伤性滑囊炎超声表现无明显差异，因此病因学诊断依赖于对囊内积液的穿刺抽吸检查（图5-2-9）。

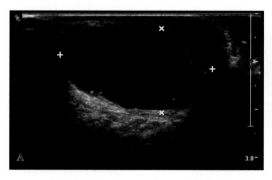
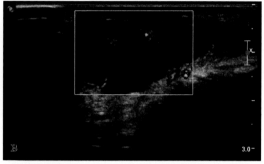

图5-2-8 尺骨鹰嘴皮下滑囊炎

A.尺骨鹰嘴处皮下滑囊增大（标尺），可见数条不规则分隔；B.PDI于囊内分隔内可见较丰富血流信号

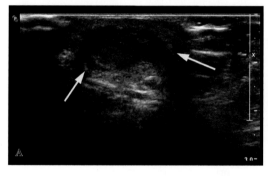
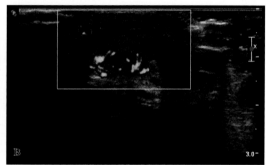

图5-2-9 类风湿性第1跖趾关节内侧滑囊炎

A.超声显示为囊性包块（箭头），囊壁较厚，内部透声差；B.PDI显示周边区域可见丰富血流信号

第三节 交通性滑囊病变超声诊断

交通性滑囊并非在出生时就存在，而是在人体生长发育过程中由非交通性滑囊形成与关节腔相通的通道而逐渐形成，如腓肠肌-半膜肌囊在10岁以下的儿童很少与膝关节腔相通，但在50%的成年人则与膝关节腔相通；髂腰肌滑囊在20%的成年人则与髋关节相通；三角肌下囊与盂肱关节相通的通道则一般为肩袖撕裂处。超声检查时如发现滑囊与关节囊之间的狭窄通道，则可明确诊断为交通性滑囊积液。

交通性滑囊与其附近关节之间可能存在着瓣膜机制而导致关节内积液不断进入滑囊内，滑囊不断增大，因此滑囊内压力高于关节腔内压力。

交通性滑囊积液中最常见的为Baker囊肿，其为腓肠肌内侧头与半膜肌腱之间滑囊扩张形成的囊肿，在临床上较为常见，详见第12章。

第*6*章

周围神经超声检查

第一节　周围神经正常结构与超声检查

一、周围神经结构

周围神经的基本组成单位为神经纤维，许多神经纤维集合成神经束，若干神经束组成神经干。神经干内的神经纤维并不是始终沿着一个神经束走行，而是不断地从一个神经束到另一个神经束，在束间互相穿插移行，呈丛状反复交织，使神经束的大小、数目和位置不断发生变化。

神经纤维由神经元的突起和在其周围特有的鞘膜组成。轴突的鞘膜发生来源于外胚层，主要是神经膜细胞鞘，即施万细胞鞘。较大的周围神经轴突，在施万细胞鞘的内侧还有髓鞘，细小的周围神经轴突则无髓鞘。

周围神经干内除神经纤维外，尚有大量的间质组织。间质组织包括胶原纤维、弹力纤维、脂肪组织、血管和淋巴管等，这些间质组织大量分布在神经束之间，少量分布于神经束内。

周围神经有3层由结缔组织构成的支持性鞘膜，其分别为神经内膜、神经束膜和神经外膜。神经内膜是围绕神经膜细胞（施万细胞）外的一层薄膜，由少量结缔组织纤维和极少的扁平的结缔组织细胞所组成。若干神经纤维组成神经束，外面包有神经束膜。神经束膜的厚度差别较大，与神经束的直径大小成正比。神经外膜是周围神经最外层的疏松结缔组织，由纵行的胶原纤维束组成，其内有营养血管和淋巴管。

周围神经的终末部分到达各种组织或器官内，形成各种各样的神经终器。神经终器按其生理功能可分为效应器（运动神经末梢）和感受器（感觉神经末梢）。

二、周围神经超声检查

检查周围神经时，应注意利用神经附近的一些血管、骨骼等结构进行定位，因多数周围神经与血管相伴行或走行于骨纤维管内。

横切面扫查可用于神经的追踪探查，而纵切面扫查则不利于神经的追踪探查，因纵切面扫查时神经束的回声有时难以与周围的肌腱、肌肉相区别。彩色多普勒超声有助于将低回声的神经束与其周围的小血管相鉴别。因此，超声检查时，可首先在横切面显示神经，然后顺神经走行从上向下追踪探查，发现神经异常增粗、变细或结构缺失时，再在纵切面仔细检查，以全面了解神经损伤的范围、程度、与周围组织的位置关系等。由于神经的各向异性伪像明显少于肌腱，因此扫查过程中不用过于注意声束的方向。

正常周围神经纵切面超声显示为束状的结构，内部可见多条平行排列的低回声带，并以线状高回声相间隔。低回声带为神经束，在神经内纵行排列，线状高回声为神经束之间的神经束膜（图6-1-1，图6-1-2）。横切面上周围神

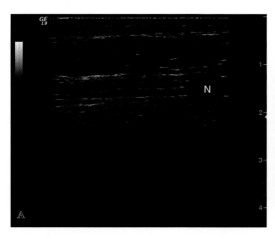
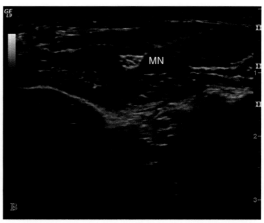

图6-1-1 前臂正中神经

A.纵切面显示前臂正中神经（N）呈束状结构，内可见多条低回声带；B.横切面显示前臂正中神经呈网状（MN），神经束膜和神经外膜呈高回声

经呈网状结构，其中低回声的神经束呈圆形，神经干周围被高回声的神经外膜所包绕。与肌腱比较，周围神经回声偏低，两者易于鉴别。

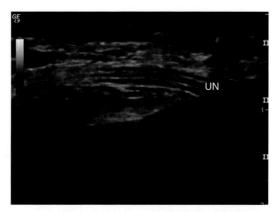

图6-1-2 纵切面显示肘管处尺神经呈束状结构（UN）

第二节 桡神经超声检查及常见病变

一、桡神经应用解剖与超声检查

（一）桡神经应用解剖

桡神经起自臂丛的后束（$C_5 \sim C_8$），支配上肢的伸肌。后束分出腋神经后，其余部分作为桡神经继续下行于上臂，开始于腋动脉的后侧下降，之后，桡神经与肱深动脉伴行，斜向外下方，行于肱三头肌长头与内侧头之间，转而行于肱三头肌外侧头与内侧头的附着点之间，并向深部进入肱骨后面的桡神经沟，在肱骨肌管（由肱骨、肱三头肌内侧头和外侧头所构成）内，绕肱骨呈螺旋形走行于骨表面，达肱骨外侧缘。然后桡神经突然穿出外侧肌间隔，进入臂前间隔和肱肌外侧部的前面，之后进入肱肌与肱桡肌之间的肘前外侧沟，在此有肱深动脉的分支——桡侧副动脉与神经伴行。桡神经继续在肱肌表面下降，随后离开肱肌，穿过肘关节囊，达旋后肌，在此部位桡神经分为2个终支，即桡神经深支（骨间背神经）和桡神经浅支。

桡神经深支在旋后肌的肱骨、尺骨起点间进入旋后肌两层纤维之间，绕桡骨上1/4部的外侧面于前臂后面穿出旋后肌，达前臂浅伸肌的深面。在前臂背面，桡神经深支位于骨间背动脉尺侧，并同动脉伴行，最后达腕背侧发出许多终支支配腕背侧皮肤和腕关节。

桡神经浅支分出后在肱桡肌深面下行，在前臂中下1/3交界处，神经在肱桡肌肌腱深面转向后面达前臂背面；在前臂上1/3处桡动脉从尺侧接近桡神经浅支，在前臂中1/3部两者关系密切；在中下1/3交界处桡神经浅支走向桡动脉的桡侧和远侧，与桡动脉渐渐分离。

（二）桡神经超声检查

超声检查桡神经时可以应用一些血管和骨性结构作为解剖学标志，如上臂中段桡神经走行在桡神经沟内，与肱骨关系密切，并与肱深动静脉伴行；桡神经深支与骨间背动静脉伴行；桡神经浅支在前臂中段与桡动静脉伴行。

超声检查桡神经时，患者可取侧卧位，检查侧朝上。探头横切放在上臂中段后外侧，首先显示肱骨横切面，呈弧形强回声，于肱骨浅侧寻找桡神经横切面结构。正常桡神经呈圆形或椭圆形低回声结构，其旁可见肱深动静脉（图6-2-1）。应用彩色多普勒超声可以将桡神经与其旁的血管相鉴别。向前臂追踪探查可显示桡神经深支和浅支（图6-2-2～图6-2-5）

二、桡神经损伤

在上肢各神经损伤中，桡神经损伤最常见。

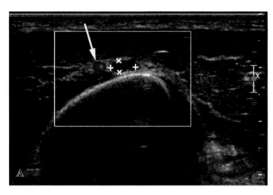 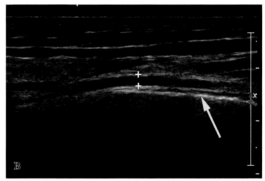

图6-2-1　桡神经

A.横切面显示上臂中段处桡神经（标尺），其深部为肱骨，呈弧形强回声；其旁边为肱深动脉（箭头）。B.纵切面显示桡神经沟处桡神经（标尺），其深部紧邻肱骨（箭头）

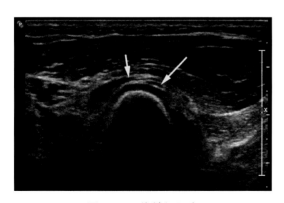 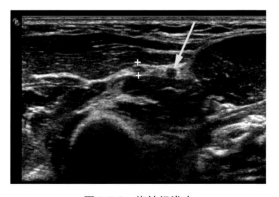

图6-2-2　桡神经深支

横切面显示桡神经深支（长箭头），位于旋后肌深层与浅层（短箭头）之间，旋后肌深方为桡骨

图6-2-3　桡神经浅支

横切面显示前臂上段桡神经浅支（标尺），其旁可见桡动脉（箭头）

（一）临床表现

桡神经损伤的临床症状取决于病变的位置，损伤部位越高，累及的伸肌数目越多。近段、中段桡神经损伤的特征性临床表现为垂腕，即患者不能背伸掌腕关节。某些部位的损伤还可导致感觉障碍，特别是第1掌骨、第2掌骨背侧间隙仅为桡神经浅支所支配。

1.近段桡神经损伤

（1）腋窝处桡神经慢性卡压：患者有垂腕和肱三头肌功能障碍。

（2）桡神经沟处外伤所致的桡神经损伤：常与肱骨干骨折有关。桡神经位于桡神经沟内与肱骨紧密相贴，且其穿过外侧肌间隔而位置较为固定，使其在解剖学上较易受到挤压。患者有垂腕、前臂背外侧感觉障碍，但无肱三头

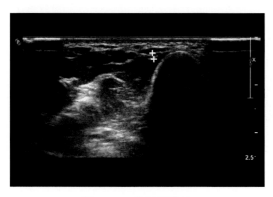

图6-2-4　桡神经浅支

横切面显示位于近腕部的桡神经浅支（标尺），呈细小的低回声结构

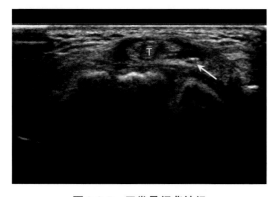

图6-2-5　正常骨间背神经

超声于腕部指伸肌腱深方可见骨间背神经，呈细小类圆形结构（箭头）。T：指伸肌腱

肌功能障碍，这是由于支配肱三头肌的桡神经分支在桡神经主干进入桡神经沟之前已经分出。

（3）桡神经沟处桡神经卡压：常为睡眠时长时间压迫、全身麻醉时患者不恰当的体位而导致桡神经被卡压在神经沟处的肱骨干上，或桡神经被肱骨干骨折后形成的骨痂所卡压。

2.中段桡神经病变　常见原因为桡神经在经过外侧肌间隔处或桡管时受到慢性卡压，临床表现为垂腕伴感觉障碍。

3.远段桡神经损伤

（1）桡神经深支在进入旋后肌管处被旋后肌浅层腱弓卡压。临床表现为旋后肌综合征，即伸拇、伸指障碍或完全丧失，但无垂腕和感觉障碍，这是由于桡神经深支在进入旋后肌管之前已发出感觉浅支及支配旋后肌、肱桡肌、桡侧腕长伸肌和桡侧腕短伸肌的肌支。

（2）桡骨骨折或脱位所致的桡神经深支损伤：在前臂上段桡神经深支走行于旋后肌深浅2层纤维之间，并绕桡骨上1/4部的外侧面于前臂后面穿出旋后肌，因此桡骨上端骨折可导致桡神经深支的损伤。患者出现伸拇功能障碍、伸指功能障碍，无垂腕和感觉障碍。

（二）超声表现

桡神经完全断离时，超声显示桡神经连续性中断，局部未见明确神经结构，有时可见断端神经瘤形成（图6-2-6）。桡神经被周围异常组织卡压者，可见神经局部变细，其周围可见

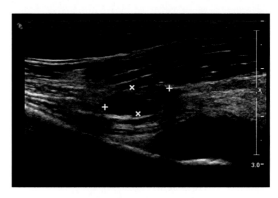

图6-2-6　肘关节镜术后，桡神经深支完全断离，近端神经瘤（标尺）形成

异常回声，如肱骨内固定物、瘢痕组织、骨痂等病变（图6-2-7～图6-2-10），而其近端神经可见弥漫性增粗、回声降低。桡神经局部损伤者，超声可见局部回声异常（图6-2-11）。桡神经及其分支也可被周围囊性或实性占位性病变卡压而受损（图6-2-12，图6-2-13）。

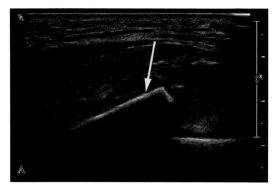
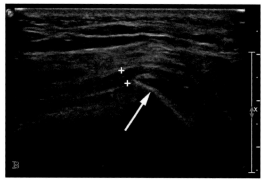

图6-2-7　桡神经被骨折断端卡压

A.超声显示肱骨连续性中断，其近侧骨折断端向前移位（箭头）；B.纵切面显示桡神经增粗（标尺），其深部被骨折断端（箭头）卡压

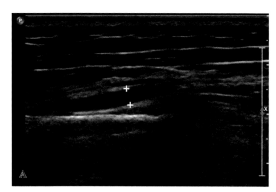
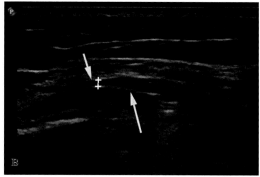

图6-2-8　肱骨骨折内固定术后桡神经损伤

A.纵切面显示上臂桡神经主干（标尺）水肿增粗；B.上臂中下段桡神经被骨内固定物（长箭头）卡压，局部变细（短箭头）

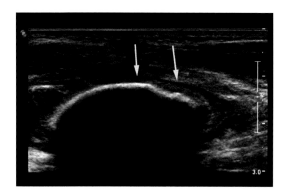

图6-2-9　前臂钢板挤压伤后2个月伸指功能障碍

超声显示桡神经深支被周围瘢痕卡压变细（箭头）

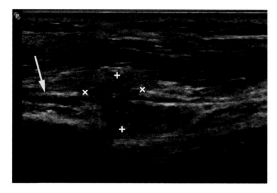

图6-2-10　肘部外伤后桡神经深支局部被低回声瘢痕组织（标尺）卡压，近端桡神经（箭头）增粗

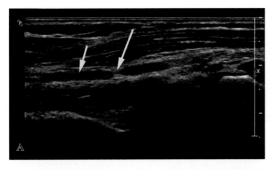
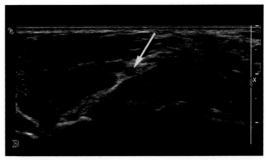

图6-2-11　肘关节针灸治疗后伸指障碍

A.超声显示桡神经深支局部结构显示不清，回声增高（长箭头），其两侧神经增粗（短箭头）；B.横切面显示病变远侧桡神经深支增粗（箭头）

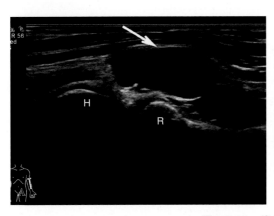
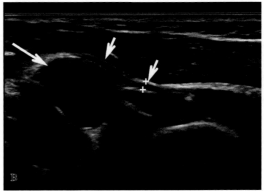

图6-2-12　桡神经深支卡压

A.纵切面显示肘前部囊性结节（箭头）；B.另一切面显示桡神经深支位于囊肿（长箭头）浅侧，其远段稍增粗（短箭头）。H：肱骨远端；R：桡骨近端

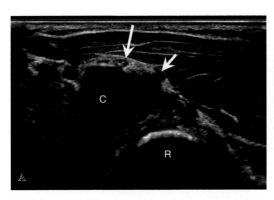
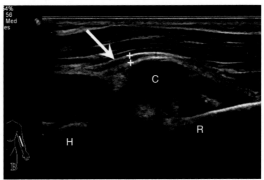

图6-2-13　肘前部桡神经浅支卡压，患者有前臂外侧麻痛症状

A.横切面显示肘前部腱鞘囊肿（C）位于桡神经浅支（长箭头）和深支（短箭头）的深方；B.纵切面显示桡神经浅支（标尺）被囊肿（C）向浅侧顶起，近侧神经稍增粗（箭头）。R：桡骨近端；H：肱骨远端

（三）其他典型病变

　　桡神经沙漏样狭窄病变（图6-2-14～图6-2-16）是一种临床上少见的周围神经疾病。其临床特征如下：①多为中青年患者；②无明显的外伤情况下出现患肢疼痛症状，数天后出现桡神经麻痹现象；③病变的桡神经存在一处或多处狭窄，且狭窄处无外在压迫因素存在，均为自发性发病。该病的病因目前尚不清楚，可能与前臂反复的屈伸或旋前、旋后所导致的

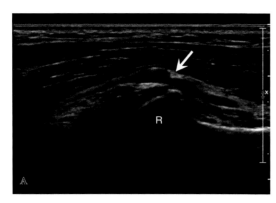 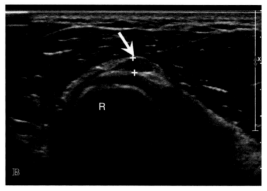

图6-2-14 桡神经深支沙漏样狭窄

患者，男，41岁。A.纵切面显示桡神经深支局部狭窄（箭头），其两侧神经明显增粗；B.横切面显示桡神经深支狭窄近侧明显增粗（箭头）。R：桡骨头

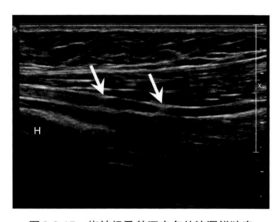

神经纤维扭转或血管炎有关。该病于超声上表现为桡神经或其分支一处或多处缩窄，狭窄处神经干变细，但外膜连续性存在，狭窄处两端可增粗、回声降低，狭窄明显时狭窄处回声可见增高。术中检查常发现桡神经主干或其深支一处或多处沙漏样缩窄，而神经周围未发现明显外压性病变。神经缩窄处的病理检查常发现神经外膜或束膜血管炎症明显，伴血管管腔狭窄。狭窄处神经轴突被纤维组织所替代，而狭窄近侧神经轴突明显增粗。

图6-2-15 桡神经及其深支多处沙漏样狭窄

患者，女，40岁，先有上臂疼痛，后出现垂腕。超声显示上臂下段桡神经两处狭窄病变（箭头），狭窄处回声增高。H：肱骨

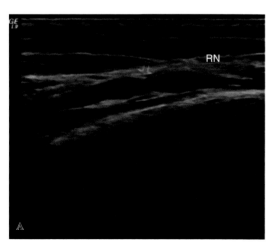 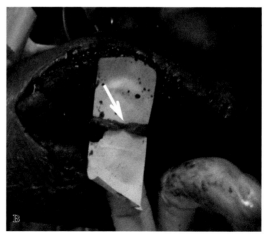

图6-2-16 桡神经沙漏样狭窄

A.上臂中下段桡神经局部神经变细（箭头），其两端回声增粗；B.术中探查桡神经病变处变细（箭头），两端增粗

第三节　正中神经超声检查及常见病变

一、正中神经应用解剖

正中神经起源于臂丛内侧束、外侧束，发自 $C_{5\sim8}$ 及 T_1 神经根。外侧束分为正中神经外侧头与肌皮神经，内侧束分为正中神经内侧头与尺神经。正中神经内外侧头在腋动脉的前方、腋部胸小肌的外侧缘汇合成正中神经主干。之后，正中神经在腋动脉的外侧沿内侧肌间隔下行，行至臂中部时，越过肱动脉的前方内移至动脉的内侧、肱肌的前面继续下行，经肱二头肌腱膜的深面到达肘窝，在尺动脉近端的前方跨过，然后进入旋前圆肌肱头、尺头之间（旋前圆肌管），继续下行于指浅屈肌与指深屈肌之间，浅出后于掌长肌与桡侧腕屈肌腱之间，经腕横韧带深面、屈肌腱的浅面到达手掌（腕管），分成终末支。正中神经在整个行径中，于旋前圆肌管、前骨间神经发出处及腕管处易受到卡压。

二、腕管综合征

腕管综合征（carpal tunnel syndrome，CTS）是周围神经卡压中最常见的一种。任何原因引起的腕管内压力增高，使正中神经受压，产生神经功能障碍，即称为腕管综合征。

（一）腕管解剖

腕管是由腕横韧带及腕骨形成的一个骨性纤维性鞘管，长 2～2.5cm，宽约2.5cm，其顶部为腕横韧带。腕横韧带宽 3～4cm，近侧自舟骨粗隆附着在豌豆骨（近端腕管），远侧自大多角骨结节附着在钩骨（远侧腕管）（图6-3-1，图6-3-2）。腕横韧带在桡侧分为2层，其内容纳桡侧腕屈肌腱。腕管的底是由腕骨形成的无弹性弓状结构及腕骨外韧带、腕骨间韧带。腕管内容物包括指浅屈肌腱（4根）、指深屈肌腱（4根）、拇长屈肌腱（1根）9根肌腱及其滑膜和正中神经。

正中神经位于腕横韧带下方、第2指屈肌腱和第3指屈肌腱的浅侧、拇长屈肌腱的内侧。在手掌，正中神经发出感觉支支配第1指、第2指、第3指和第4指的桡侧半，并发出桡侧的运动支支配鱼际肌。

（二）腕管综合征常见病因

腕管综合征的病因可分为局部因素和全身性因素。

1.常见局部因素

（1）腕管容积变小：腕骨变异、腕横韧带增厚、肢端肥大症。

（2）腕管内容物增多：前臂或腕部骨折、腕骨脱位或半脱位、创伤性关节炎（骨赘形

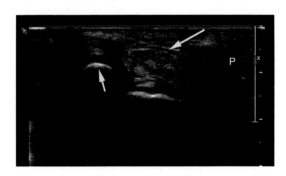

图6-3-1　近侧腕管

腕横韧带（长箭头）近侧自舟骨粗隆（短箭头）附着在豌豆骨（P）

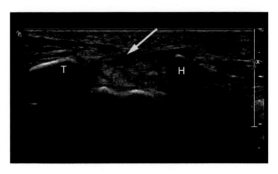

图6-3-2　远侧腕管

腕横韧带（长箭头）远侧自大多角骨结节（T）附着在钩骨（H）

成）、肌肉变异（指浅屈肌肌腹过低或蚓状肌肌腹过高而进入腕管）、局部软组织肿块（神经瘤、脂肪瘤、腱鞘囊肿等）、正中动脉损伤或栓塞、滑膜增生、局部血肿形成（出血性疾病、抗凝治疗）。

（3）姿势因素：屈腕尺偏固定时间过长、睡姿影响（夜间手腕部长时间屈曲位固定）。

（4）活动因素：从事反复的屈腕、伸腕活动者。

2.全身性因素 本病女性多见，女性是男性的4倍以上，且好发于绝经前后期或妊娠期，可能是由于雌激素缺乏，失去了抑制垂体激素的作用，从而刺激了结缔组织的生长，导致腱膜或腕横韧带增厚，使腕管狭窄，内压增高而压迫正中神经。其他因素包括感染、非感染性炎症等。

（三）临床表现

典型症状：中年女性，40～60岁好发，开始为感觉障碍，主要为桡侧3个半手指麻木、疼痛，夜间加重，夜间发病或症状加重为其一大特点。长时间的腕部过伸或过屈均可引发症状。病变严重者可出现运动障碍，主要为拇指无力或动作不灵活等。病程较长的病例，常有大鱼际肌萎缩，其中以拇短展肌和拇对掌肌最为明显，而鱼际部感觉无影响（正中神经的掌皮支未受累）。

（四）超声表现

正常腕管处正中神经横切面呈椭圆形，位于腕横韧带的深部、第2指屈肌腱或第3指屈肌腱的浅侧和拇长屈肌腱的内侧。纵切面显示正中神经向远端走行过程中逐渐变细（图6-3-3）。腕管综合征时超声可见远侧腕管内的正中神经受压变扁，近侧腕管内的正中神经增粗，局部腕横韧带向掌侧隆起（图6-3-4～图6-3-6），有时可见正中神经受压处腕横韧带明显增

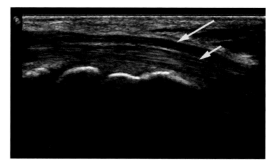

图6-3-3 正中神经

纵切面显示腕管内正中神经（长箭），其深部为指屈肌腱（短箭）

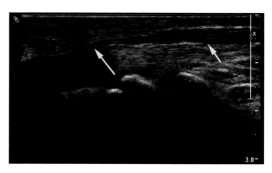

图6-3-4 腕管综合征

正中神经在腕管内变细（长箭），其近端神经增粗（短箭）

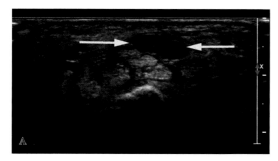
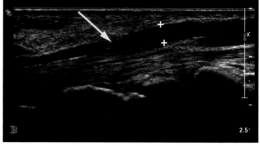

图6-3-5 腕管综合征

A.横切面显示腕管内正中神经（箭头）管径增粗；B.纵切面显示正中神经在远侧腕管局部受压凹陷（箭头），其近端神经增粗（标尺）

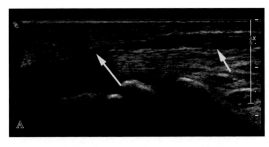
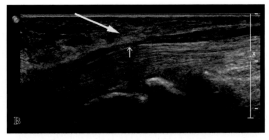

图6-3-6　双侧腕管综合征

A.右侧正中神经在腕管处较大范围受压变扁（长箭头），其近端神经增粗（短箭头）；B.同一患者左侧腕管内正中神经局部变扁（短箭头），其浅侧腕横韧带增厚、回声增高（长箭头）

厚。少数病例也可表现为腕管远侧正中神经显著增粗或近侧、远侧正中神经均增粗（图6-3-7，图6-3-8）。定量指标可测量正中神经在近侧腕管的横截面积，多数研究认为如横截面积＞10mm^{2}可提示腕管综合征。

超声可发现多种引起腕管综合征的外部原因，包括先天性异常或获得性病变。先天性异常包括腕管处异常肌腹及正中动脉、正中神经双支畸形（图6-3-9）；后天性因素包括屈肌腱腱鞘炎（图6-3-10）、腱鞘囊肿、脂肪瘤、血管瘤或淀粉沉积等。

超声诊断腕管综合征时，应注意对前臂及上臂的正中神经进行检查，以除外其他引起正中神经增粗的病变（图6-3-11）。

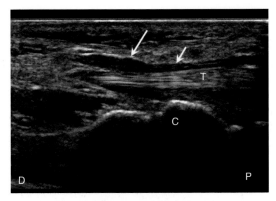

图6-3-7　腕管综合征

纵切面显示腕管远侧正中神经增粗，回声降低（长箭头），腕管内正中神经受压变细（短箭头）。T：指屈肌腱；C：腕骨；D：肢体远侧；P：肢体近侧

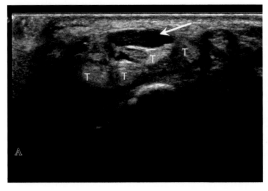
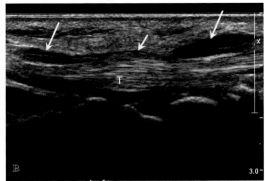

图6-3-8　腕管综合征

A.短轴切面显示正中神经增粗，回声降低（箭头）；B.纵切面显示腕管内正中神经变细（短箭头），其两侧神经增粗（长箭头），以近侧神经显著。T：指屈肌腱

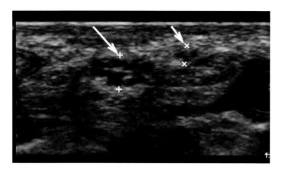

图6-3-9 正中神经呈双支

腕管处横切面显示正中神经呈双支（长箭头与短箭头）

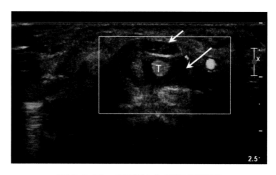

图6-3-10 腕管综合征伴腱鞘炎

腕管处横切面显示正中神经稍增粗（短箭头），其深方指屈肌腱腱鞘增厚、回声降低（长箭头）

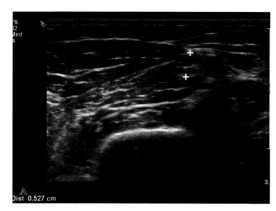

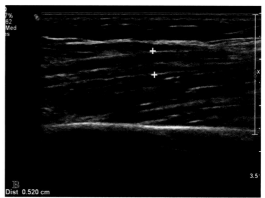

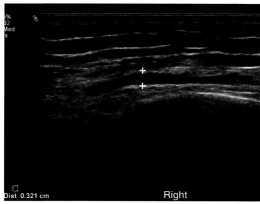

图6-3-11 多发性运动感觉性周围神经病

患者，男，51岁。A.右侧上臂横切面显示正中神经增粗（标尺），内回声降低；B.纵切面显示右侧上臂正中神经增粗（标尺），回声降低；C.上臂桡神经沟处纵切面显示右侧桡神经弥漫增粗（标尺）

第四节 尺神经超声检查及常见病变

一、尺神经应用解剖

尺神经纤维起源于C_8和T_1神经根。臂丛内侧束在发出正中神经的内侧头和臂内侧皮神经、前臂内侧皮神经后即延续为尺神经。在肱骨内上髁上方8cm水平，尺神经穿过Struthers弓（为一条筋膜带，起自肱三头肌的内侧头，止于内侧肌间隔，存在于70%的正常人群中），然后尺神经下行至尺神经沟，其浅面有尺侧腕屈肌的纤维膜形成肘管。尺神经出肘管至前臂时，先经尺侧腕屈肌肱骨头和尺骨头之间，后经指深屈肌浅面、尺侧腕屈肌深面下行至腕部。在前臂尺神经与尺动、静脉相伴行。在腕部于豌豆骨桡侧，尺神经位于腕横韧带浅侧，并在此分为深支和浅支。

二、尺神经超声检查

超声检查尺神经时要检查其全程。在肘管处检查尺神经时可首先进行横切面检查，因尺神经纵切面检查时易与肱三头肌、尺侧腕屈肌的肌肉组织相混淆。肘管处尺神经较其在上臂或前臂回声偏低，是其在此处走行弯曲而出现各向异性伪像所致。尺神经横切面显示为椭圆形的低回声结构，边界清楚，紧邻肱骨内上髁的后方（图6-4-1）。尺神经纵切面显示为束状的低回声结构，粗细均匀（图6-4-2）。肱骨内上髁处的尺神经横截面积略大于上臂远端处和前臂近端处尺神经的面积，为正常现象。肘管支持带由于由较薄的筋膜组织，因此正常情况下

超声较难显示。横切面追踪尺神经向远端探查，可见尺神经走行于尺侧腕屈肌肱骨头和尺骨头之间，继而由背侧转至尺侧，走行于尺侧腕屈肌和指深屈肌之间（图6-4-3）。在前臂中下段，可见尺神经与尺动、静脉相伴行。应用彩色多普勒超声显示尺动、静脉的血流信号，有助于对尺神经迅速定位（图6-4-4）。在腕部，尺神经进入腕尺管内，继而分为深支与浅支（图6-4-5）。

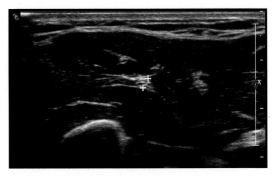

图6-4-3 前臂上段尺神经横切面（标尺）
尺神经位于尺侧腕屈肌和指深屈肌之间

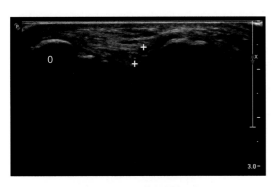

图6-4-1 尺神经横切面
显示肘管处尺神经（标尺）呈网状回声。O：尺骨鹰嘴

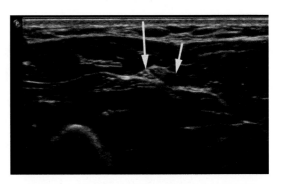

图6-4-4 前臂中段尺神经横切面（长箭头）
其旁为尺动脉（短箭头）

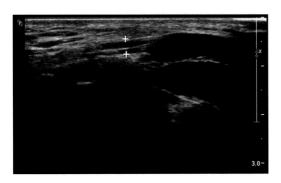

图6-4-2 尺神经纵切面
显示肘管处尺神经（标尺）呈束状回声

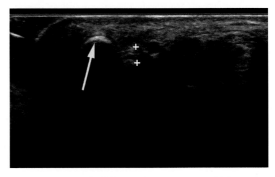

图6-4-5 腕尺管处尺神经（标尺）横切面
其旁为豌豆骨（箭头）

三、肘管综合征

肘管综合征是指尺神经在肘管这一特殊解剖部位受种种因素的压迫，产生以尺神经麻痹为主的症状和体征。

（一）肘管应用解剖

在肘内侧，尺神经于肱骨内上髁尺神经沟内（即肘管）向下走行。肘管为一骨纤维管道，位于尺骨鹰嘴和肱骨内上髁之间，其上有肘管支持带（也称Osborne筋膜）覆盖。肘管底部为尺侧副韧带的后束。在肘管远侧约1cm处，尺神经经过由尺侧腕屈肌的尺骨头和肱骨头形成的一个狭窄裂隙，其上覆有弓状韧带（为Osborne筋膜向远侧延伸而成）。在肘部，尺神经位置表浅，位于皮下，紧邻肱骨内上髁尖部的后方。在肘部伸屈过程中，由于肘管支持带起始部的不对称性，肘管的形态和容积可发生变化。肘部屈曲时，由于支持带张力增加和尺侧副韧带的膨出，肘管内压力可增大约6倍，尺神经可变扁和拉长，横截面积可减小，最大可减小55%，这些因素可导致尺神经易受外源性压迫。

（二）常见病因

肘管综合征常见原因包括肘管底部的尺侧副韧带增厚、异常肘肌、关节内游离体、腱鞘囊肿、骨骼的异常（如肘外翻、骨折所致的畸形、异位骨化灶、骨性关节炎伴肘内侧骨赘形成）等，肱三头肌内侧头向前移位、尺侧腕屈肌两头之间纤维带形成也可导致尺神经卡压。

（三）临床表现

肘管综合征主要表现为肘内侧疼痛、手掌尺侧及尺侧一个半手指感觉异常及手内在肌肌无力。严重者可出现爪形手，即骨间肌和小鱼际肌萎缩及第4指、第5指半屈畸形，且小指处于外展位，内收不能。

（四）超声表现

超声可显示尺神经局部受压变细，其近端神经增粗，内部神经纤维束结构显示不清（图6-4-6，图6-4-7）。肘管支持带有时可见增厚。在肱骨内上髁水平横切可对尺神经横截面积进行定量测量，尺神经横截面积＞7.5mm^{2}可提示肘管综合征。超声检查可显示引起尺神经卡压的一些病因，如先天性或获得性导致肘管内容物增加的病变（占位性病变、骨质增生、滑膜炎等），或导致肘管容积减小的病变（图6-4-8～图6-4-12）。伴有尺神经半脱位者，可进行

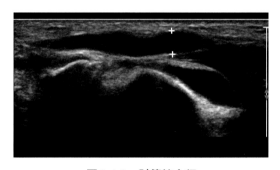

图6-4-6 肘管综合征

纵切面显示肘管处尺神经呈梭形增粗（标尺），内部呈低回声

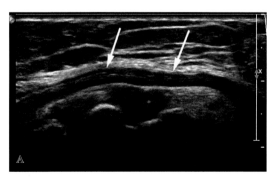
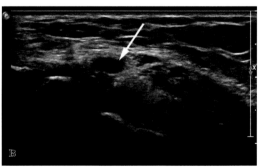

图6-4-7 肘管综合征

A.纵切面显示肘管内尺神经明显增粗（箭头）；B.横切面显示尺神经（箭头）横截面积增加

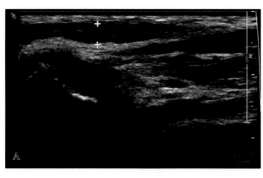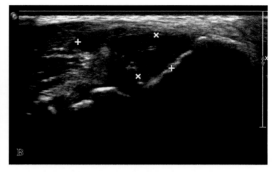

图6-4-8 肘管综合征

A.纵切面显示肘管处尺神经增粗（标尺），管径粗细不均；B.尺神经旁可见滑膜增生伴积液（标尺）

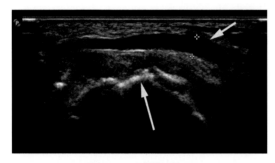

动态超声检查，即探头横切放置在肱骨内上髁与尺骨鹰嘴之间，让患者做屈肘动作，实时扫查可见尺神经向前移位至肱骨内上髁前方（图6-4-13）。

四、腕尺管综合征

腕尺管综合征是指尺神经在腕尺管卡压而引起手的运动和感觉功能障碍、内在肌萎缩的综合征。

图6-4-9 肘管综合征

纵切面显示肘管内尺神经增粗（短箭头），内部神经纤维束结构显示不清，肘管底部骨质增生、不平（长箭头）

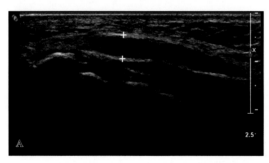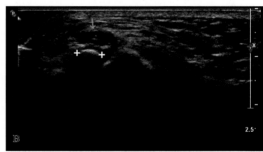

图6-4-10 肘管综合征

A.纵切面显示肘管处尺神经增粗（标尺）；B.横切面显示尺神经（箭头）深部被骨赘（标尺）顶起

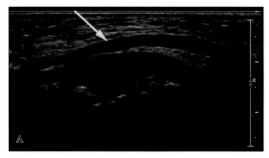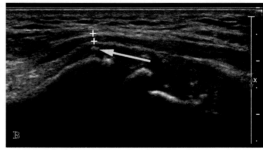

图6-4-11 尺骨鹰嘴骨折6个月后尺神经损伤

A.纵切面显示肘管内侧尺神经增粗，回声降低（箭头）；B.纵切面显示肘管下方尺神经被骨碎片（箭头）向前顶起，局部变细（标尺）

（一）腕尺管应用解剖

腕尺管又称Guyon管，是由腕骨和韧带、肌腱、腱弓构成的骨纤维鞘管，其内容纳尺神经和尺动、静脉，其尺侧为豌豆骨，桡侧为钩骨钩，顶部为腕掌侧韧带，底部为腕横韧带。在腕尺管的远端尺神经分为浅侧的感觉支和深部的运动支。浅侧感觉支继续伴尺动脉前行，而运动支则向深部走行。运动支支配小鱼际肌，在手掌部发出分支支配手部的内在肌。

（二）常见病因

凡能引起腕尺管内各种结构体积增大或使腕尺管容积减小的病变，都可压迫尺神经，从

而发生腕尺管综合征。常见有腱鞘囊肿、血管瘤、脂肪瘤、腕掌侧韧带增厚、变异的肌肉或动脉、豌豆骨或钩骨骨折或脱位压迫尺神经等。

（三）临床表现

尺神经在腕尺管处的病变较为少见，其临床症状与病变的部位及其所累及的是尺神经主干还是分支有关。累及主干时，临床可出现手部运动和感觉障碍，表现为尺侧一个半手指麻痛、感觉减退或消失，小鱼际肌萎缩，环指、小指屈曲，不能完全伸直，病程长者可出现爪形手；累及深支时，只有手内在肌运动功能障碍，而无感觉异常；累及浅支时，患者只有感觉障碍，主要是手掌尺侧及尺侧一个半手指的皮肤感觉障碍。

（四）超声表现

正常豌豆骨水平的尺神经位于尺动脉的尺侧，横切面呈一小的圆形筛网状结构（图6-4-14）。向远侧其2个分支超声也可显示，感觉支继续位于尺动脉的旁边，而运动支则向深部走行，邻近钩骨的内侧面（图6-4-15）。

超声检查可发现腕尺管内的占位性病变，如起自三角-豌豆关节的腱鞘囊肿、异常肌肉、尺动脉假性动脉瘤、骨赘等（图6-4-16）。

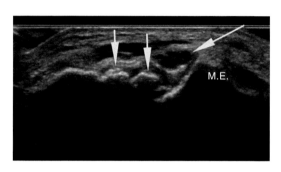

图6-4-12　肘管综合征

患者既往有肘关节脱位史，横切面超声显示肘管内尺神经增粗（长箭头），肘管底部不平，可见强回声钙化灶（短箭头）。M.E.：肱骨内上髁

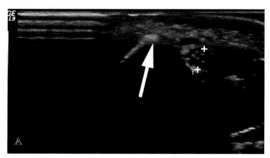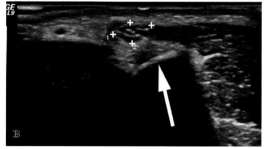

图6-4-13　尺神经间断脱位

A.横切面显示尺神经（标尺）位于肱骨内上髁（箭头）后方；B.屈肘后尺神经（标尺）移至肱骨内上髁（箭头）前方

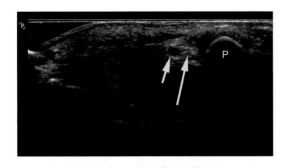

图6-4-14　腕尺管处尺神经

横切面显示腕尺管内尺神经（长箭头），其旁为尺动脉（短箭头）。P：豌豆骨

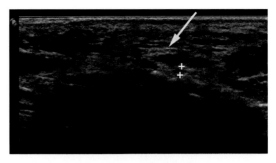

图6-4-15　尺神经的分支

尺神经分为深支和浅支，浅支（长箭头）与尺动脉伴行，深支（标尺）向深部走行

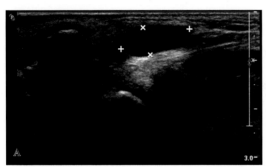
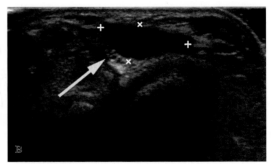

图6-4-16　腕尺管综合征

A.纵切面显示腕尺管处腱鞘囊肿（标尺）；B.横切面显示尺神经（箭头）被囊肿（标尺）挤压

第五节　坐骨神经及其分支超声检查与常见病变

一、坐骨神经及其分支应用解剖

坐骨神经为全身最大的神经，由独立的腓总神经和胫神经组成，其中腓总神经的纤维来自L_4、L_5神经根及S_1、S_2骶神经的后股；胫神经的纤维来自L_4、L_5神经根及S_1、S_2、S_3骶神经的前股。此两部分合并包于一个结缔组织鞘内，成为坐骨神经。坐骨神经通常在大腿的中下部分为两大终支，即腓总神经和胫神经。坐骨神经按其走行可分为骨盆部、臀部、大腿部。超声显示骨盆部的坐骨神经较为困难，但可显示臀部和大腿部的坐骨神经。

腓总神经自坐骨神经分出后，在腘窝斜行向下，沿股二头肌内侧缘斜向外下穿过腘窝，达股二头肌腱和腓肠肌外侧头之间，然后绕腓骨颈外侧向前，穿腓骨长肌起始部，分为腓浅神经和腓深神经2支，2支均含运动支和感觉支。腓浅神经走行于腓骨长肌、腓骨短肌之间，运动支支配小腿外侧筋膜室内的腓骨长肌和腓骨短肌，感觉支于小腿中下1/3处穿出筋膜，支配小腿外侧、足背和趾背皮肤。腓深神经走行于胫骨前肌与姆长伸肌之间，其肌支支配小腿胫前肌群（胫骨前肌、姆长伸肌、趾长伸肌和趾短伸肌）。

胫神经在腘窝正中线下行，在小腿比目鱼肌深面伴胫后动脉、胫后静脉下行，经踝管后方分为足底内侧神经、足底外侧神经和跟内侧感觉支，进入足底。

二、坐骨神经及其分支超声检查

超声检查时，借助某些解剖学标志如骨骼、血管、肌腱等结构有利于对坐骨神经及其分支的迅速定位，如在坐骨结节和股骨大转子之间偏内侧寻找坐骨神经；在腓骨头内侧寻找腓总神经；在腘静脉浅侧寻找胫神经等。

（一）坐骨神经超声定位

方法之一为首先在腘窝部位找到腘静脉，腘静脉浅侧为胫神经，其内部可见多条平行排列的呈条状低回声的神经纤维束，间以数条线状高回声。然后沿胫神经向上追踪探查，在腘窝上角处可见胫神经与腓总神经汇合为坐骨神经（图6-5-1～图6-5-3）。另一方法为首先在坐

骨结节和股骨大转子之间偏内侧寻找坐骨神经，正常坐骨神经显示为较为致密的神经纤维束结构，找到后即可向内上追踪直至坐骨神经入坐骨大孔处。

（二）胫神经超声定位

除在腘窝腘静脉浅侧寻找胫神经外，还可在内踝处趾长屈肌腱后方、胫后动静脉周围寻找胫神经，然后分别向上、向下追踪探查胫神经（图6-5-4，图6-5-5）。

（三）腓总神经超声定位

超声检查腓总神经时，股二头肌腱和腓骨

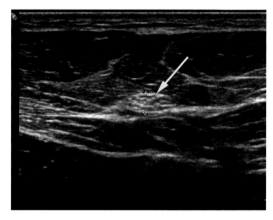

图6-5-3　坐骨神经

横切面显示大腿后部中段坐骨神经，呈网状结构（箭头）

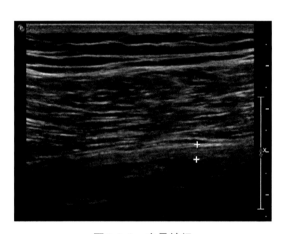

图6-5-1　坐骨神经

纵切面显示臀部坐骨神经（标尺）位于臀大肌深部

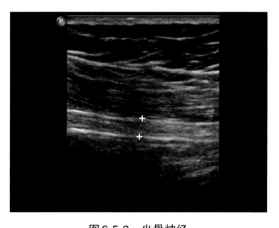

图6-5-2　坐骨神经

纵切面显示大腿后部坐骨神经（标尺），位于肌间

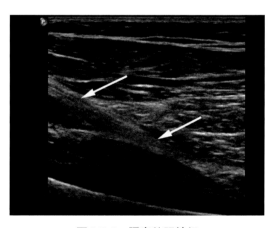

图6-5-4　腘窝处胫神经

纵切面显示胫神经（箭头）自腘窝浅层向小腿肌层深部走行

头可作为解剖学标志。可首先横切在腓骨头内上方寻找腓总神经，腓总神经显示为略为扁平的椭圆形网状结构，沿神经短轴向上探查，可见腓总神经位于腘窝腓肠肌外侧头与股二头肌腱之间，向上汇入坐骨神经主干，向下追踪探查可见其绕腓骨颈向前下走行，分为腓深神经和腓浅神经（图6-5-6～图6-5-8）。腓深神经在小腿肌前群深面，伴胫前动脉下降，彩色多普勒超声于腓深神经旁可见搏动的动脉血流信号。

三、腓总神经卡压性病变

腓总神经卡压性病变是指腓总神经在腓骨颈部受压而引起的一系列症状，是下肢较常见的一种周围神经卡压症，这与腓总神经的特殊解剖有关。腓总神经在进入腓管之前，紧贴于腘窝外侧沟内，其外侧为股二头肌腱，前内侧为腓肠肌外侧头，后方为致密的腘窝筋膜及髂胫束的移行部。继而腓总神经在腓骨颈下进入腓管，即腓骨

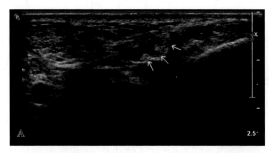
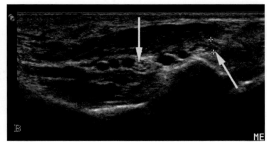

图6-5-5　踝管处胫神经

A.踝管处胫神经分为3支（箭头）；B.踝管下方可见胫神经的2支分支，即足底内侧神经和足底外侧神经（箭头），其旁小圆形结构分别为足底内外侧动静脉

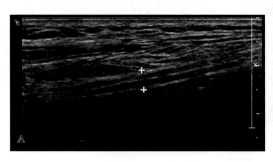
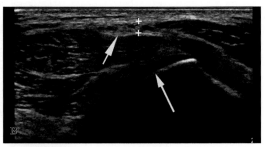

图6-5-6　腓总神经

A.纵切面显示腘窝处的腓总神经（标尺）；B.横切面显示腓骨头（长箭头）内上方的腓总神经（短箭头）

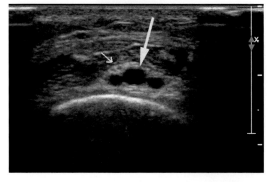
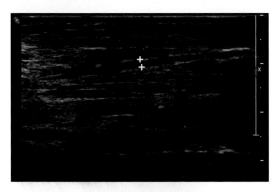

图6-5-7　正常小腿中部腓深神经（短箭头）

呈细小网状回声，其旁可见胫前动静脉（长箭头）

图6-5-8　小腿中下段腓浅神经（标尺）

可见神经从肌肉深部向皮下穿行

长肌纤维与腓骨颈所形成的骨纤维鞘管。在腓管内，腓总神经与腓骨颈的骨膜紧贴，长度约为27mm。所以腓总神经在进入腓管之前及在腓管内的区域，位置表浅，与周围组织相对固定，易受到损伤，从而出现踝下垂、伸趾障碍、足背外侧及小腿外侧皮肤感觉障碍等症状。

（一）常见病因

常见病因有外伤、体位不当、石膏或小夹板使用不当、局部占位性病变（如胫腓关节腱鞘囊肿、腓骨上端的肿瘤、腓肠肌外侧头籽骨、股二头肌腱腱鞘囊肿、外侧半月板囊肿等）。导致腓总神经受压的腱鞘囊肿常起自上胫腓关节，囊肿可在肌肉内或神经内，其内均为黏液，囊壁为一层纤维组织，无滑膜细胞。其中肌肉内囊肿可扩展至小腿前外侧筋膜间室内而压迫腓总神经或其分支，而神经内囊肿可位于腓总神经关节支内，然后向头侧扩展进入腓总神经内直至坐骨神经。腓总神经分出腓深神经和腓浅神经后，腓深神经分出一个关节支，其绕腓骨支配上胫腓关节，甚至股胫关节，此关节支在腓总神经腱鞘囊肿的形成中可能起着关键作用。上胫腓关节的囊肿可通过一类似单向瓣膜的管道破入关节支神经内，继而进入腓深神经，再进入腓总神经，甚至进入坐骨神经（图6-5-9）。

（二）临床表现

腓总神经损伤可导致足下垂和跨阈步态，小腿前外侧和足背感觉异常。慢性卡压者一般起病缓慢，患者常以小腿酸乏无力、前外侧感觉麻木或足下垂等原因而就诊。检查可见胫前肌、趾长伸肌、踇长伸肌、腓骨长肌肌力减弱，小腿外侧及足背皮肤感觉减退。有时局部可扪及肿块，腓骨颈部Tinel征呈阳性（即在神经损伤部位叩诊，肢体远端有麻刺感）。症状严重，出现足下垂者，行走时需高抬膝关节、髋关节，足向上甩，呈跨阈步态。

（三）超声表现

超声可见腓总神经受压处神经局部变细，其近端神经增粗，回声减低。卡压神经旁可见囊肿、骨折片等异常回声（图6-5-10～图6-5-12），如腓总神经被囊肿卡压，于受压处神经旁可见囊肿回声。肌肉内囊肿超声显示为一梨形的可压缩的无回声团块，近端较尖，与上胫腓关节关系密切，下端呈圆形突入肌肉内，较大囊肿内可见分隔。神经内囊肿一般体积较小，超声显示为神经内部管形的无回声结构及周围受压的神经纤维束回声。

腓总神经受压后，其所支配肌肉可发生继

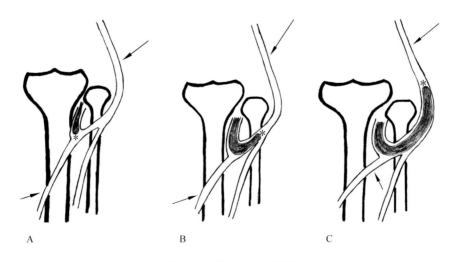

图6-5-9 腓总神经内囊肿

A.上胫腓关节腱鞘囊肿（＊）首先进入腓深神经（短箭头）的关节支内；B.囊肿（＊）继而进入腓深神经（短箭头）内；C.最后囊肿进入腓总神经主干（长箭头）

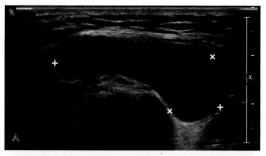

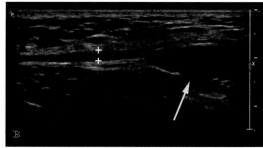

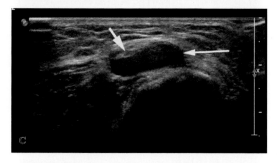

图6-5-10　腓总神经被囊肿卡压

A.横切面显示腓骨头处囊肿（标尺），大小约为3.6cm×1.5cm；B.纵切面显示腓总神经下段（标尺）被囊肿（箭头）向前顶起；C.横切面显示腓总神经（短箭头）及其深部囊肿（长箭头）

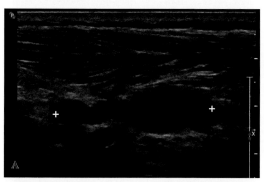

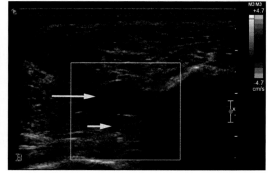

图6-5-11　腓骨头前下方囊肿卡压腓深神经

患者踇趾背伸无力。A.超声显示腓骨头前下方囊肿（标尺），形态不规则；B.横切面显示囊肿（长箭头）位于胫前动脉（短箭头）旁；C.囊肿（长箭头）紧邻腓深神经，神经近端稍增粗（短箭头）

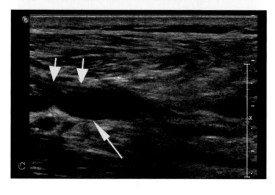

发性改变，表现为肌肉组织回声增高、体积缩小（图6-5-13）。

四、腓浅神经卡压综合征

腓浅神经在腓骨长肌、腓骨短肌间下行并发出分支支配此二肌，最后在深筋膜中斜行约1cm，在小腿的下1/3处穿出深筋膜，到达皮下（图6-5-14），并分为足背外侧皮神经和中间皮神经。腓浅神经支配小腿外侧肌群，其终支为感觉支，支配足背、趾背及小腿外侧皮肤。腓浅神经多在腓骨下段受压，即在其走行于深筋膜或出深筋膜时受到压迫。腓浅神经损伤原因多为外伤或局部纤维组织增生、粘连而压迫腓浅神经。

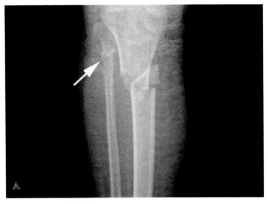

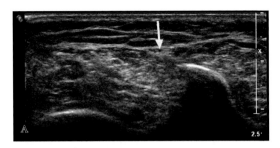

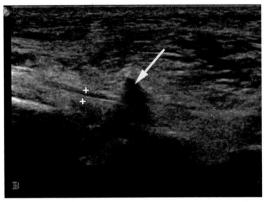

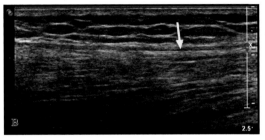

图6-5-14　正常腓浅神经

A.横切面显示位于小腿下段外侧的腓浅神经（箭头），位置较表浅；B.纵切面显示腓浅神经（箭头）

图6-5-12　外伤后腓深神经被骨折片卡压挫伤

A.X线片显示腓骨骨折（箭头）；B.超声显示腓深神经稍增粗（标尺），其远段被骨折片（箭头）卡压

压，受压处神经变细，其近端神经增粗，回声减低，有时于卡压神经旁可见纤维粘连带或瘢痕组织等异常回声。

五、踝管综合征

踝管综合征是指踝管内胫神经及其分支因卡压而产生的局部和足底放射性疼痛、麻木的神经综合征。踝管可分为近侧和远侧2部分，近侧踝管综合征指胫神经在内踝后方的卡压，远侧踝管综合征是指胫神经分支的卡压，包括足底内侧神经、足底外侧神经、跟内侧感觉支。

（一）踝管解剖

踝管又称跗管，位于内踝后方、后踝前方，为一骨纤维性管道。踝管底部包括胫骨内踝后部、距骨内侧面、载距突和跟骨内侧面，浅侧覆盖屈肌支持带。屈肌支持带向深面发出了3个纤维隔，将踝管分成4个管道。踝管内通过的结构由前向后依次为胫骨后肌腱、趾长屈肌腱、胫后动静脉、胫神经和踇长屈肌腱。踝管容量相对固定，壁硬，伸缩性小，在正常情况下踝管被肌腱和神经、血管填满，因此，任何占位性病变造成踝管容量减少和内容物体积增大，均可造成胫神经受压，从而产生足底疼痛

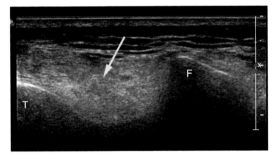

图6-5-13　腓总神经损伤后胫前肌群萎缩

横切面显示胫前肌群体积缩小，回声增高（箭头）。T：胫骨；F：腓骨

（一）临床表现

外踝上10～11cm处局限性疼痛，向大腿及足背放射；跛行，局部触痛明显，并向下放射；无肌肉软弱或瘫痪。足跖屈内翻时，疼痛可加剧。

（二）超声表现

于小腿外侧下段超声可见腓浅神经局部受

及麻木症状。与腕管结构有所不同，踝管中的结构由隔膜分隔开，因此较小的空间改变也容易引发神经病变。

（二）常见病因

较常见的病因为踝部外伤，如踝关节扭伤、踝关节骨折、跟骨或距骨骨折等，从而引起韧带破裂、肿胀及继发纤维化。踝管内腱鞘囊肿、滑膜炎、瘢痕组织、距骨内侧结节的外生骨疣、屈肌支持带增厚变紧、距跟联合、静脉曲张、局部副肌的压迫等也是常见原因。

内踝常见的副肌为副趾长屈肌，其起点变异较大，可起自胫骨、腓骨、深筋膜、肌间横膈、趾长屈肌、姆长屈肌、比目鱼肌、腓骨短肌等部位，远侧止于趾长屈肌腱向远侧4个足趾分出分支处或足底方肌。副趾长屈肌常以一较大的肌腹组织出现在踝管内，其肌肉-肌腱移行处多位于踝管下缘。在踝管内，副趾长屈肌可位于血管神经束的深部，也可位于浅侧。而在后一情况时，副趾长屈肌易压迫血管神经束，除可导致踝管综合征外，由于受副趾长屈肌的反复摩擦，姆长屈肌腱可劳损而发生腱鞘炎，导致患者伸、屈姆趾受限。

（三）临床表现

踝管综合征起病较为缓慢，多见于单侧。开始时，患者可有足底和足内踝麻木、疼痛，尤以夜间及负重或运动后加重，休息后可有所缓解。随着病情的发展，症状可加重，疼痛呈持续性，休息或睡眠时仍有疼痛，部分患者有夜间痛醒史。查体可见足跖侧痛觉、温觉及触觉减退，有时可触及肿块，边界不清，局部Tinel征阳性。晚期可见足底内侧神经和（或）足底外侧神经支配的肌肉萎缩。

（四）超声表现

超声可显示踝管内胫神经的走行及其分支。胫神经紧邻胫后动静脉，寻找胫神经困难时，可首先应用彩色多普勒显示胫后动静脉，然后在其旁寻找胫神经。若踝管内有占位性病变，超声可显示病变的大小、形态及其与胫神经的

位置关系。受压处可见胫神经变细，其近端神经可增粗、回声减低（图6-5-15～图6-5-20）。

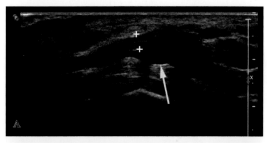

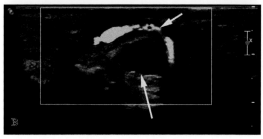

图6-5-15　踝管综合征

局部Tinel征阳性。A.纵切面显示胫神经（标尺）被腱鞘囊肿（箭头）向浅侧挤压移位；B.胫后动脉（短箭头）也被囊肿（长箭头）向前挤压移位

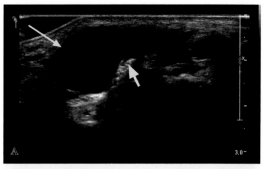

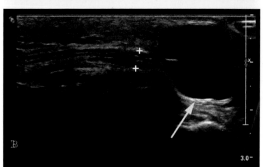

图6-5-16　踝管综合征

A.横切面显示胫神经受压变细（短箭头），其前方为腱鞘囊肿（长箭头）；B.纵切面显示囊肿（长箭头）近侧可见胫神经增粗（标尺）

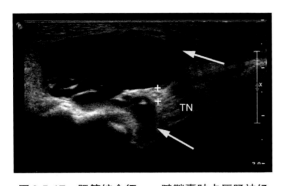

图6-5-17　踝管综合征——腱鞘囊肿卡压胫神经

横切面显示胫神经（标尺）被囊肿（箭头）包裹、局部变细。TN：胫神经

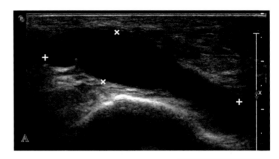

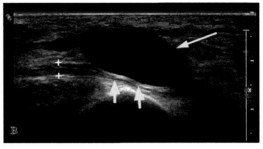

图6-5-18　踝管综合征

A.内踝胫血管周围可见一囊性包块（标尺）；B.纵切面显示胫神经被囊肿（长箭头）挤压，局部明显变细（短箭头），近端神经稍增粗（标尺）

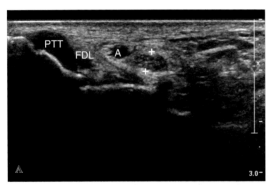

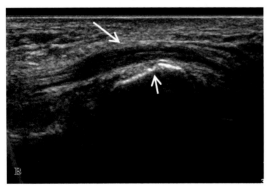

图6-5-19　踝管综合征

A.横切面显示踝管内胫神经增粗，回声减低（标尺），其旁可见胫后动脉（A）；B.纵切面显示胫神经局部增粗，回声减低（长箭头），其后方可见异常骨质突出（短箭头）。PTT：胫骨后肌腱；FDL：趾长屈肌腱

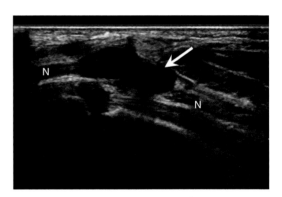

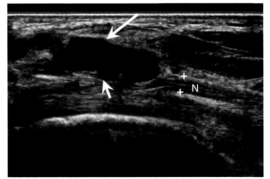

图6-5-20　踝管综合征：腱鞘囊肿卡压胫神经内侧支，患者自述足底内侧麻痛

A.纵切面显示踝管内腱鞘囊肿（箭头），其两侧神经增粗、回声减低（N）；B.另一切面显示囊肿（长箭头）深方胫神经内侧支受压变扁（短箭头），囊肿远侧神经（N）增粗

六、Morton神经瘤

Morton神经瘤又称足底趾神经卡压综合征，为趾足底总神经受到刺激或压迫等多种因素，产生一系列病理变化而引发疼痛等症状的一组症候群。

（一）跖骨间隙局部解剖

足底内侧神经和足底外侧神经在跖骨底部附近分为4支趾足底总神经，趾足底总神经发出运动支（支配足底肌肉）和皮支至足趾。趾足底总神经在前足约走行在相邻跖骨间，于跖骨头水平从跖骨间横韧带下方通过，之后神经分叉形成趾内侧支、外侧支，即趾足底固有神经。

Morton神经瘤的形成被认为是趾足底总神经在跖骨间横韧带下反复磨损，后继发神经变性和神经周围纤维化所致。大部分人的第3趾足底总神经是由足底内侧神经与足底外侧神经共同组成，支配第3趾蹼。这种解剖特点使这支趾足底总神经为神经分叉所固定，即前方在第3趾蹼处分成第3趾腓侧固有神经和第4趾胫侧固有神经，后方是足底内侧神经、足底外侧神经的连接部，因而Morton神经瘤更多见于第3跖骨间隙。

（二）发病原因

临床常见病因有女性穿尖头高跟鞋及男性穿鞋不合适、姆外翻、外伤（如跖骨颈骨折）、跖趾关节脱位、跖骨间滑囊炎、跖趾关节囊肿等。穿高跟鞋时，鞋跟增高，前足负重增加；穿窄鞋时，前足两侧的压力增加。这些因素均使跖骨间隙变窄并使间隙内压力增高，从而加重了趾足底总神经的受压程度。同时，穿高跟鞋使跖趾关节长时间背屈，趾足底总神经受到牵拉而绷紧、上移，也加重了位于其上方的跖骨间横韧带对神经的卡压。

（三）临床表现

Morton神经瘤多发于中老年女性，常为单侧发病。病变在4个足趾间隙均有发生，但更多发生于第3跖骨间隙、第4跖骨间隙。早期患者主诉跖骨头区域轻微疼痛或不适，以后疼痛逐渐加剧，可放射至趾尖。疼痛与所穿的鞋关系密切。穿高跟尖头皮鞋时，疼痛可加重，改穿平底、宽头鞋时疼痛可有所缓解。活动时症状也可加重，脱鞋休息或抬腿按摩足部可缓解。跖骨头之间按压可激发疼痛。

（四）超声表现

超声检查时，探头可放置在足背或足底进行检查。从足背检查时，检查者可用手指从足底跖骨头间隙向足背加压。相反，从足底检查时，手指可从足背跖骨间隙向足底加压，以利于病变的显示。由于正常趾足底总神经较细，直径约为2mm，超声显示较为困难。检查时可首先用彩色多普勒超声显示跖足底动静脉，然后再寻找血管旁的趾足底总神经。

Morton神经瘤（图6-5-21～图6-5-23）位于跖骨头或跖骨头稍近侧。超声显示其为梭形

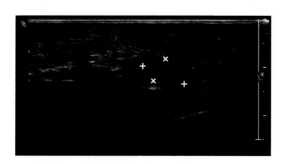

图6-5-21　Morton神经瘤
纵切面于第3跖骨头间隙可见低回声结节（标尺）

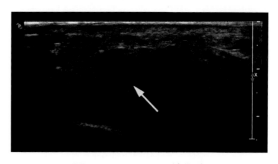

图6-5-22　Morton神经瘤
纵切面于第3跖骨头间隙可见低回声结节（箭头）

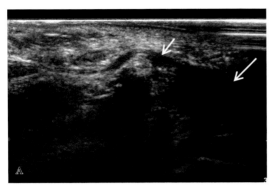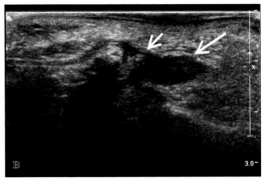

图6-5-23　Morton神经瘤

A.显示第2～3跖骨头间隙低回声结节（长箭头），其近侧可见趾足底总神经（短箭头）；B.显示第3～4跖骨头间隙低回声结节（长箭头），其近侧可见趾足底总神经（短箭头）

或椭圆形的结节，沿跖骨长轴走行。除结节外，超声有时可显示神经瘤近侧或远侧的趾足底总神经，其管径较正常稍增粗而较易显示。探头按压神经瘤时，如患者出现较剧烈疼痛，则更支持诊断。有些病例可见神经瘤背侧的囊性积液区即跖骨间滑囊积液，滑囊可被压缩，而神经瘤不被压缩。

第六节　股神经卡压综合征

股神经卡压综合征是股神经受压引起的一系列临床综合征，如处理不及时，可引起不易恢复的股四头肌麻痹。

一、解剖与病理

股神经由腰丛发出后，在腰大肌与髂肌之间下行，并随同髂腰肌经肌间隙入股，在股前方分为数支至耻骨肌、缝匠肌、股四头肌及股前区皮肤，其终支为隐神经。髂腰肌被髂腰筋膜所包绕。在腹股沟部，其后侧及外侧为髂骨，内侧为髂耻弓，前方为腹股沟韧带，筋膜内还包有股神经及股外侧皮神经，是一个密闭的腔隙。在腹股沟韧带下方，髂腰肌筋膜增厚形成纤维弓，构成致密的鞘管。任何原因引起髂腰肌损伤，导致肌筋膜鞘管内水肿、出血，继而髂腰肌筋膜下张力增加，均可压迫其内的股神经和股外侧皮神经，导致神经嵌压。常见原因有外伤所致髂腰肌血肿、血友病患者或服用抗凝血药物患者轻微损伤而导致局部血肿或自发形成的血肿。其他引起股神经卡压的病因有术后瘢痕组织包裹、骨内固定物的卡压、肿瘤压迫等。

二、临床表现

股神经卡压综合征多为突然发病而逐渐加重。患者首先表现为患侧髂窝部疼痛，患髋不能伸直，呈外展、外旋位，强迫伸直时疼痛。数小时后患者可出现神经受损症状，表现为大腿前内侧至膝及小腿前内侧麻木，而后主诉伸膝无力，股四头肌逐渐无力而麻痹。患者常同时并发股外侧皮神经嵌压征，出现股外侧皮肤感觉障碍。查体在髂窝部可触及压痛的肿块，穿刺有时可抽出积血。

三、超声表现

股神经在髂腰筋膜内受压后，可发生水肿增粗，超声显示股神经在髂窝处弥漫性增粗，内部尚可见神经纤维束结构，但明显增粗

（图6-6-1，图6-6-2）。髂腰肌血肿引起者可见髂腰肌增厚，早期血肿呈高回声，以后血肿可呈不均质低回声或无回声。外伤后股神经受损者，可见股神经局部变细或结构显示不清，其周围可见瘢痕组织卡压或骨内固定物卡压等异常回声。

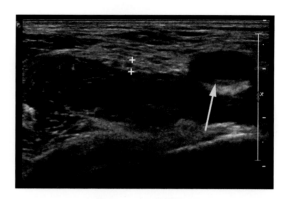

图6-6-1　正常股神经

横切面显示腹股沟区股神经（标尺）呈网状结构，位于股动脉（箭头）外侧

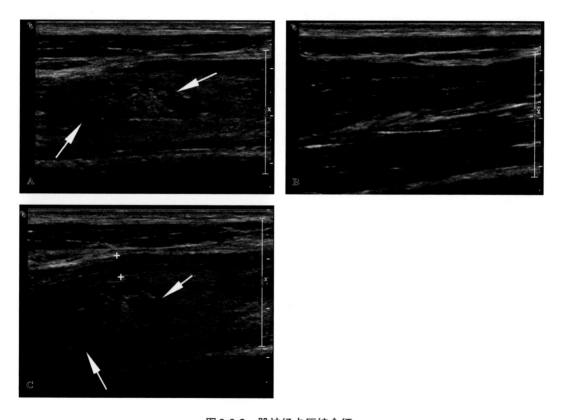

图6-6-2　股神经卡压综合征

A.超声显示髂肌弥漫性回声增高，并可见不均质的血肿回声（箭头）；B.健侧髂肌；C.腹股沟韧带上方股神经（标尺）受血肿（箭头）挤压，弥漫性水肿增粗

第七节 肩胛上神经卡压

肩胛上神经卡压较为少见,是肩胛上神经在肩胛切迹处受到压迫而产生的一系列临床症状,主要症状为慢性肩痛和无力。

一、肩胛上神经局部解剖

肩胛上神经起源于臂丛神经上干,其纤维来自C_5、C_6,是运动和感觉的混合神经。肩胛上神经从上干发出后沿斜方肌和肩胛舌骨肌深面外侧走行,通过肩胛上横韧带下方的肩胛上切迹进入冈上窝,而与其伴行的肩胛上动静脉则从该韧带的浅侧跨过。肩胛上神经发出肌支支配冈上肌及发出感觉支支配盂肱关节和肩锁关节。该神经在经过肩胛上切迹和肩胛上横韧带所组成的骨纤维孔时较为固定,上肢活动时,由于肩胛骨不断移位,切迹处神经可反复受到牵拉和摩擦,导致神经损伤、炎性肿胀和卡压。肩胛上神经继续下行,经过由冈盂切迹和肩胛下韧带形成的通道进入冈下窝,发出肌支支配冈下肌。

二、常见病因

肩胛上神经卡压的病因可为牵拉伤、韧带损伤、劳损或占位性病变,其中最常见的病因为盂唇旁囊肿,常与后盂唇的撕裂有关。盂唇撕裂后积液可流至肩胛上切迹和冈盂切迹。若肩胛上神经在肩胛上切迹处卡压,冈上肌和冈下肌均可发生失神经支配改变。如肩胛上神经在冈盂切迹处受到卡压,则仅冈下肌发生失神经支配改变。

三、临床表现

本病男性多于女性,优势手多见,常有直接或间接的肩部外伤史,患者可有颈肩部不适,呈酸胀钝痛,疼痛部位不明确。患者有夜间痛醒史,疼痛可沿肩臂放射至手部,也可向肩胛下部放射,疼痛和肩部主动活动有关,被动活动多不产生疼痛,颈部活动对疼痛无明显影响。患者可逐渐出现肩外展无力、上举受限。查体可见冈上肌、冈下肌萎缩;肩外展无力,特别是开始30°左右的肩外展肌力较健侧明显减弱;肩外旋肌力明显下降,甚至不能;冈上窝、冈下窝处有压痛;肩部相当于肩胛上切迹处压痛明显。

四、超声表现

超声检查时患者可取坐位,背朝检查者,检查侧手放在另一侧肩上,以使检查深度缩短。肩胛上切迹位置较深,检查时注意调节超声显示深度和聚焦范围。正常肩胛上神经超声显示困难,但对于个别较瘦的人有时可在肩胛上切迹和冈盂切迹处显示肩胛上神经,显示为紧邻切迹处的条形低回声结构(图6-7-1,图6-7-2)。应用彩色多普勒可显示肩胛上神经旁的肩胛上动静脉血流信号。

超声检查可发现一些导致肩胛上神经受压的占位性病变(图6-7-3,图6-7-4)。盂唇旁囊肿在超声上显示为圆形或椭圆形无回声病变,边界清楚,有时可发现盂唇旁囊肿与盂唇撕裂处相延续。超声检查还可显示肩胛上神经受损后肌肉失神经支配后改变。肩胛上神经在冈上切迹处卡压后,可见冈上肌和冈下肌肌肉体积变小,回声增高(图6-7-5)。肩胛上神经在冈盂切迹处受到卡压,则仅见冈下肌体积变小,回声增高,冈上肌则无异常改变。

五、鉴别诊断

需要与本病鉴别的病变为冈盂切迹处的静脉曲张。静脉曲张在超声上也显示为圆形或椭圆形的无回声病灶。由于这些曲张的静脉内血流速度较低,应用彩色多普勒超声有时也难以显示其内的血流信号,但静脉曲张随肩部的活动其位置、形态和大小均可发生改变。

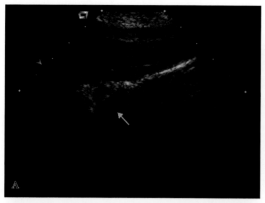

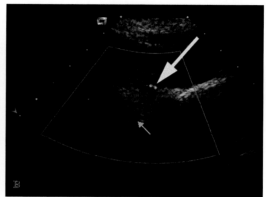

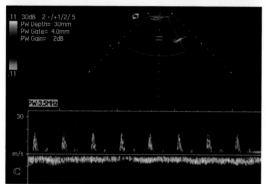

图6-7-1　肩胛上切迹及其内容物

A.探头放在冈上窝冠状切面显示肩胛上切迹，为一骨性凹陷，切迹内呈高回声，内为肩胛上神经及脂肪组织（箭头）；B.彩色多普勒超声显示肩胛上切迹（短箭头）浅侧的肩胛上动静脉血流（长箭头）；C.频谱多普勒超声显示肩胛上动静脉血流频谱

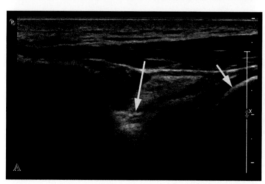

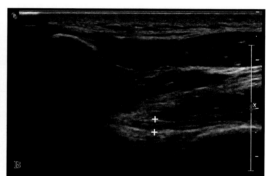

图6-7-2　冈盂切迹处肩胛上神经

A.横切面显示冈盂切迹处肩胛上神经（箭头），短箭头为肱骨头；B.纵切面显示冈盂切迹处肩胛上神经（标尺）

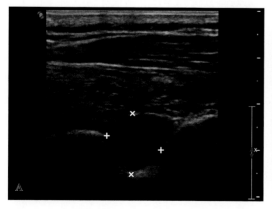

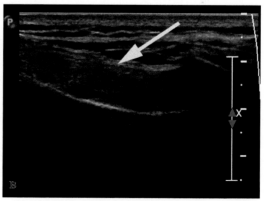

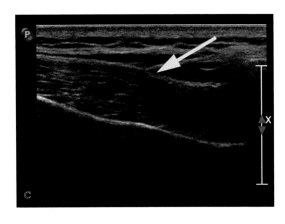

图6-7-3　冈盂切迹囊肿

A.灰阶超声显示冈盂切迹处囊肿（标尺），呈无回声；B.超声显示冈下肌变薄、回声增高、内部结构模糊（箭头）；C.健侧冈下肌（箭头）

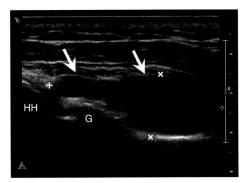 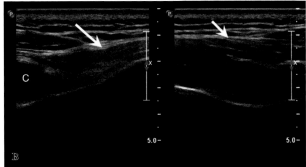

图6-7-4　后盂唇旁囊肿，肩胛上神经卡压

A.肩后部横切面显示盂唇旁囊肿（箭头），形态欠规则；B.囊肿卡压肩胛上神经导致患侧冈下肌明显萎缩变薄（长箭头）。短箭头所示为对照侧正常冈下肌。HH：肱骨头；G：关节盂

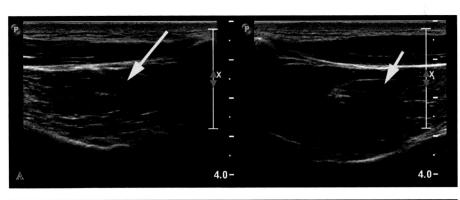

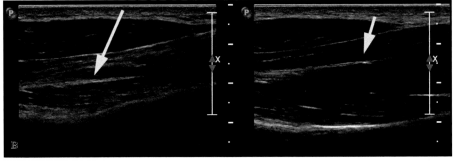

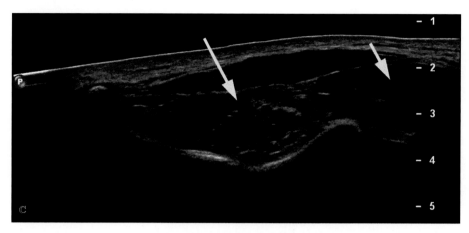

图6-7-5　肩胛上神经损伤

A.患侧冈上肌萎缩，回声增高（长箭头），冈上肌浅侧为斜方肌；短箭头所指为健侧冈上肌。B.患侧冈下肌萎缩，体积缩小、回声增高（长箭头）；短箭头所指为健侧冈下肌；C.超声宽景成像显示冈下肌萎缩（长箭头）、小圆肌未受累（短箭头）

第八节　臂丛神经超声检查及常见病变

一、臂丛神经应用解剖

臂丛神经由$C_5 \sim C_8$神经前支及T_1神经前支所组成，C_5和C_6组成上干，C_7独立形成中干，C_8和T_1组成下干。每干平均长度为1cm，分为前后股，每股平均长度约为1cm。由上干和中干前股组成外侧束，下干前股组成内侧束，3个干的后股组成后侧束，束的长度平均为3cm。锁骨以上为神经根段和神经干段，其分界点为斜角肌的外缘，各股均位于锁骨平面，各束在喙突平面分成上肢的主要神经。外侧束分为肌皮神经与正中神经的外侧根，后束分为桡神经与腋神经，内侧束分为尺神经与正中神经内侧根。正中神经内外侧2个根分别走行在腋动脉内侧、外侧$2 \sim 3$cm后，在腋动脉前方组成正中神经主干。

二、臂丛神经超声检查

臂丛神经的超声检查可分为神经根部、肌间沟区、锁骨上区、锁骨下区和腋窝区五个部分检查。

1.神经根部　臂丛神经根包括C_5、C_6、C_7、C_8和T_1神经，但T_1神经根部由于位置较深而不作为常规超声检查内容。各神经根的定位可根据颈椎横突的形态和椎动脉入颈椎横突孔的位置来进行综合判断，即C_5、C_6颈椎的横突均有前结节和后结节，超声上显示为前、后两个呈结节状的强回声结构，后方伴声影，神经根自前后结节之间的沟内向外下走行；而C_7颈椎无前结节，仅有后结节。根据此特征可确定为C_7和相应的C_7神经根，其他神经根可依次向上、向下而确定。另外，椎动脉从锁骨下动脉发出后，多数情况下首先穿过C_6横突孔向上走行，少数情况下可从更高位的颈椎横突水平进入横突孔。因此，也可根据椎动脉入颈椎横突孔的位置进行判断。检查时，探头可首先横切放置在一侧颈部，于颈椎前结节、后结节之间显示颈神经根结构（图6-8-1A～图6-8-1C），横切面检查神经后可进行纵切面检查（图6-8-2）。

2.肌间沟区　受检者取仰卧位，头偏向对侧，探头斜横切放在颈部外侧，约在锁骨中线上方2cm处，于前斜角肌、中斜角肌之间可见臂丛神经上干、中干、下干结构，其呈数个类圆形低回声结构，其浅侧为胸锁乳突肌的后缘

（图6-8-1D）。

3.锁骨上区　受检者取头中位或稍偏对侧，上臂外展20°～30°，首先寻找锁骨下动脉的横断面，在其外上方可清晰显示锁骨上区臂丛横断面（图6-8-1E），其深方可见第1肋骨强回声，后方伴声影。

4.锁骨下区　探头位于锁骨下，相当于喙突下2cm处，旁矢状切面显示腋动脉和腋静脉的横断面，血管周围可见臂丛神经的三个束。其中，外侧束位于腋动脉的外侧，内侧束位于腋动脉与腋静脉之间，后束位于腋动脉的深方（图6-8-3，图6-8-4）。

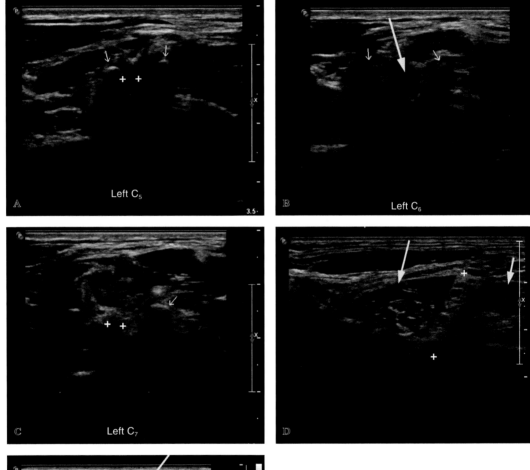

图6-8-1　臂丛神经横切面

A.横切面显示C₅颈椎横突前结节、后结节（箭头）及走行在其之间的C₅神经（标尺）；B.横切面显示C₆颈椎横突前结节、后结节（短箭头）及走行在其内的C₆神经（长箭头）；C.横切面显示C₇颈椎横突后结节（箭头）及其前方的C₇神经（标尺）；D.横切面显示位于前斜角肌（长箭头）与后斜角肌（短箭头）之间的臂丛神经（标尺）；E.横切面显示锁骨上臂丛神经（长箭头），其位于锁骨下动脉（短箭头）外侧。Left：左侧

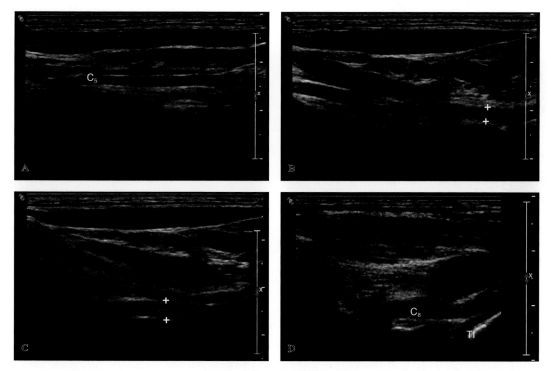

图6-8-2 臂丛神经纵切面

A.纵切面显示C_5神经，呈条形低回声；B.纵切面显示C_6神经（标尺）；C.纵切面显示臂丛C_7神经（标尺）；D.纵切面显示臂丛C_8和T_1神经

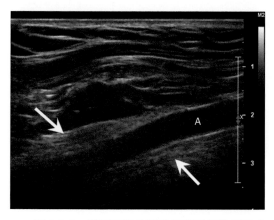

图6-8-3 锁骨下偏外侧纵切面显示锁骨下动脉（A）周围的神经束（箭头），呈束状偏高回声

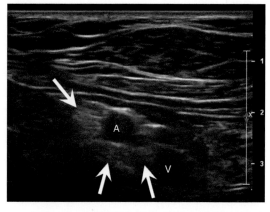

图6-8-4 锁骨下短轴切面显示锁骨下动脉（A）与锁骨下静脉（V）周围的臂丛神经外侧束、内侧束和后束（箭头）

5.腋窝区 上臂外展90°，探头置于腋窝，首先寻找腋动脉和腋静脉。正中神经位于腋动脉的外上方，尺神经位于腋动脉与腋静脉之间，桡神经位于腋动脉的后方。该处也可显示肌皮神经（图6-8-5）。

三、臂丛神经损伤

臂丛神经损伤后，正确地判断其病理类型对于治疗方法的选择及预后估计有重要意义。刘志雄等将臂丛神经损伤分为5类。

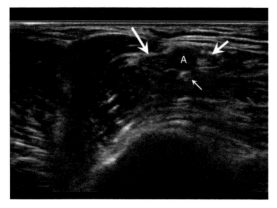

图6-8-5 腋窝处横切面显示腋动脉（A）周围可见正中神经（长箭头）、尺神经（短粗箭头）、桡神经（短细箭头）

（1）臂丛神经震荡伤：患者可出现整个上肢感觉与运动障碍，通常在3d后逐渐恢复，持续时间不超过3周。电生理检查各项数据均在正常范围内。

（2）臂丛神经传导功能失调：病程超过3周，一般在6个月至2年。电生理检查仅提示神经传导功能的轻度损害。手术探查神经外观完全正常，经鞘膜切开及电刺激后，术后感觉及运动功能迅速恢复。

（3）臂丛神经受压脱髓鞘损伤：由臂丛神经周围组织损伤所致，如锁骨或第1肋骨骨折后断端的压迫或增生骨痂的压迫，周围瘢痕组织或纤维束带的压迫等。神经受压处鞘膜增厚，远端神经变性。

（4）臂丛神经断裂伤：为椎孔外神经根至束部以下神经主干断裂，可分为部分断裂或完全断裂。

（5）臂丛神经根性撕脱伤：为颈神经根在脊髓部位的丝状结构断裂，又称为节前损伤。由于无法进行直接修补，须做神经移位术。

上述病理类型可在同一病例中同时存在。

臂丛神经病变的诊断目前主要根据病史、神经系统查体、电生理检查及影像学资料。影像学检查常用的为脊髓造影CT和MRI。脊髓造影CT主要用于诊断节前损伤。MRI对于臂丛神经损伤的诊断具有较高的准确性。超声检查由于分辨率高、操作方便、可任意切面扫查、可对神经进行追踪扫查等优势，可为臂丛神经损伤的诊断提供有价值的信息。

（一）损伤原因

臂丛神经损伤可由直接暴力所致，如压砸、切割、枪弹等，也可由间接暴力所致。间接暴力损伤有2种损伤机制。一种为对撞性损伤，如车祸、重物砸伤、胎儿难产时牵拉损伤等，常引起臂丛神经上干损伤，严重者可累及臂丛神经中干，甚至整个臂丛神经；另一种为肢体持续性牵拉伤，如患肢被皮带或运输带卷入，由于$C_{5\sim7}$神经根在椎孔处常被纤维组织及筋膜所固定，而C_8、T_1神经根缺乏这种加固，故可造成臂丛神经下干根性撕脱伤，严重者可导致中干或整个臂丛神经损伤。

（二）临床表现

臂丛神经损伤可分为上臂丛神经损伤（$C_{5\sim7}$）和下臂丛神经损伤（C_8、T_1）。上臂丛神经根受伤时，腋神经、肌皮神经、肩胛上神经或肩胛下神经及肩胛背神经发生麻痹，桡神经及正中神经部分麻痹。临床主要表现为肩关节不能外展和上举，肘关节不能屈曲而能伸，腕关节虽能屈伸但肌力减弱。上肢伸面感觉大部分缺失，手部及前臂内侧感觉完全正常。下臂丛神经根受伤时，尺神经、前臂及臂内侧皮神经、正中神经内侧根出现麻痹，正中神经外侧根及桡神经出现部分麻痹。临床主要表现为手的功能丧失或严重障碍，肩关节、肘关节、腕关节活动尚好，患者常出现Horner综合征。检查时可发现手内在肌全部萎缩，其中以骨间肌最为显著，手指不能屈伸或有严重障碍。前臂及手部尺侧皮肤感觉缺失，臂内侧皮肤感觉也可缺失。

（三）超声表现

1.臂丛神经节前损伤（根性撕脱伤） 臂丛神经节前损伤后，撕裂处远端神经可仍位于椎间孔处或回缩至锁骨上区。如远侧断端神经仍位于椎间孔处，超声可显示颈神经正常或水肿增粗；如远侧断端回缩，超声于相应颈椎横突处可见神经根结构缺失，锁骨上区可见神经远侧断端增粗（图6-8-6～图6-8-9）。部分病例于椎管旁可见由于脑脊液外漏形成的囊肿。

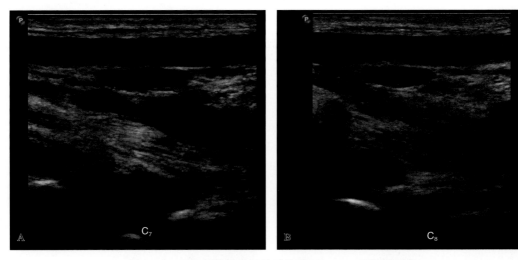

图6-8-6　外伤后锁骨骨折伴臂丛神经C₇、C₈根性撕脱伤

A.超声显示C₇神经根部神经缺失；B.超声显示C₈神经根部神经结构缺失

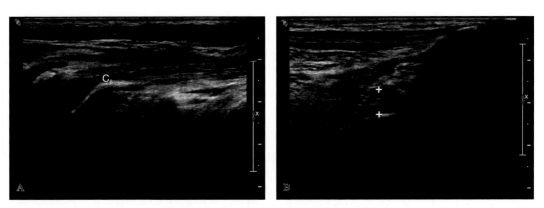

图6-8-7　外伤后臂丛神经根性撕脱伤

A.超声显示C₆横突处神经结构缺失；B.锁骨上方可见臂丛神经远侧断端（标尺）

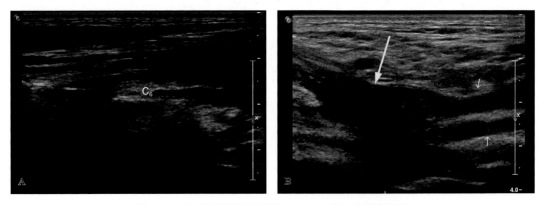

图6-8-8　外伤后锁骨骨折伴C₅～C₇神经根性撕脱伤

A.超声于C₆横突处未见C₆神经根结构；B.锁骨上区纵切面可见神经断端（短箭头），明显增粗，其周围可见积血（长箭头）

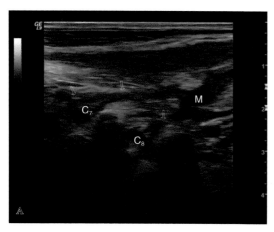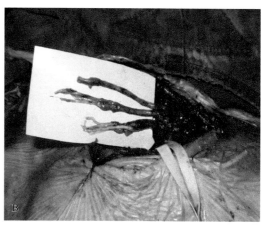

图6-8-9　臂丛神经根性撕脱

A.超声显示臂丛神经C₅ ~ C₈根性撕脱，局部结构不清（箭头）；B.术中探查显示臂丛神经根性撕脱断裂（箭头）

2.臂丛神经节后损伤

（1）完全断裂：神经连续性中断，可见神经的近侧或远侧断端，断端可肿胀增厚或回缩成波浪状或形成梭形低回声结节（图6-8-10，图6-8-11）。

（2）部分断裂：神经连续，但部分神经外膜和神经纤维束中断。

（3）神经被瘢痕或其他组织卡压：超声可见神经连续但弥漫性增粗，回声减低，卡压处神经变细或结构显示不清，神经周围可见低回声瘢痕组织或其他异常病变，神经近端可增粗（图6-8-12）。有时可仅见臂丛神经弥漫性增粗，内部结构不清（图6-8-13）

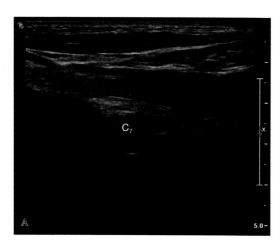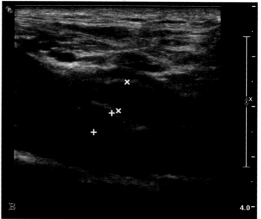

图6-8-10　臂丛神经C₇完全断裂

A.C₇神经上段断裂，可见近侧断端；B.锁骨上区可见神经远侧断端，断端增粗、扭曲（标尺）

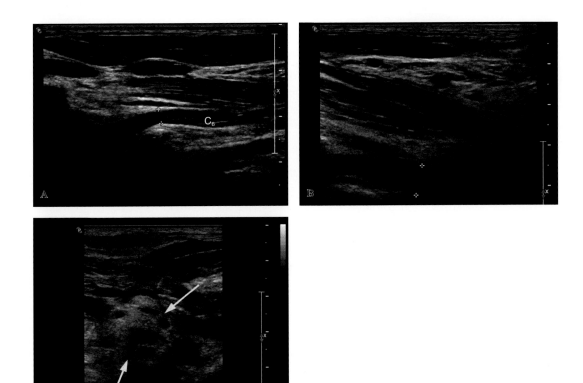

图6-8-11 外伤后锁骨骨折伴局部臂丛神经上干、中干、下干完全断裂

A.超声显示C_6神经中上段稍增粗；B.超声显示C_8增粗、近侧断端略回缩（标尺）；C.锁骨后方臂丛神经各支显示困难，于锁骨下区可见臂丛神经（箭头）各支增粗，神经束膜增厚、回声增高（箭头）

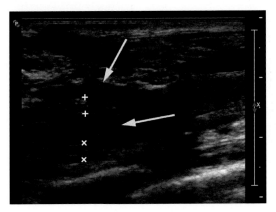

图6-8-12 超声显示锁骨上区臂丛神经（标尺）被周围低回声瘢痕组织（箭头）包裹

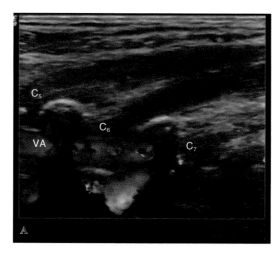

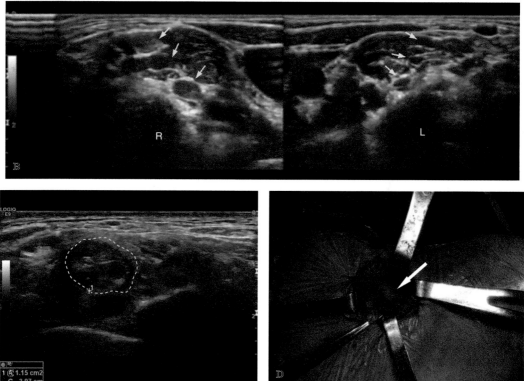

图6-8-13 臂丛神经损伤，神经弥漫性增粗

A.纵切面显示右侧 C_5、C_6 神经根弥漫性增粗；B.显示右侧（R）$C_5 \sim C_7$ 较对侧（L）明显增粗（箭头）；C.超声显示锁骨臂丛神经明显增粗（虚线所画圆圈处）；D.术中显示臂丛神经局部增粗（箭头）

（四）超声诊断臂丛神经损伤的应用价值

超声可对多数的臂丛神经节后损伤做出较明确诊断，如神经是否完全断裂、断端是否形成创伤性神经瘤、神经周围是否存在血肿或瘢痕组织。但超声诊断臂丛神经病变有其自身的局限性，如由于受骨骼遮挡，超声无法显示椎孔内臂丛神经的节前损伤，锁骨后方的病变受骨骼遮挡无法显示，T_1 神经根位置较深，超声显示困难，检查结果依赖于操作者的经验等。

臂丛神经损伤的诊断中，节前损伤或节后损伤的判断至关重要，可指导手术方式的选择。例如，节后损伤可依损伤的不同类型而选择神经减压术、神经缝合术或神经移植术，而节前损伤的唯一治疗方法为及早行神经移位术。对于节前损伤，MRI 和脊髓造影 CT 检查是重要的影像学手段。臂丛神经节前损伤的 MRI 直接征象是神经根信号消失，脊髓肿胀和出血是其损伤的早期征象，也是神经根中央性撕裂的可靠指征。超声检查由于受骨骼遮挡而不能对椎孔内的损伤做出直接诊断，但当臂丛神经节前损伤导致神经远段完全脱出椎孔时，可根据横突前后结节之间神经根结构的缺失而提示节前损伤的诊断。

四、急性臂丛神经炎

该病病因尚未明确，可能与病毒感染有一定的关系。任何年龄均可发病，但多见于 30～70 岁人群，男性发病明显多于女性（男女比例为 4 : 1），可单侧发病，也可双侧发病。

（一）临床表现

1. 患者往往无明显的颈或肩部外伤史。
2. 突发性严重的肩部疼痛，患者常主诉从熟睡中痛醒，几乎所有患者均因疼痛难忍在病后 24h 内就诊，常需大剂量麻醉镇痛药才能使疼痛减轻。疼痛可持续几小时甚至几周，然后逐渐消退，仅在疼痛区残留钝性疼痛或不适感。
3. 颈椎纵向叩击、屈曲、伸展及侧屈并牵拉上肢检查都不会加重疼痛。
4. 随着疼痛消退，或在发病的同时，患者出现患侧上肢的一组或多组肩胛带肌肉功能严重障碍，最易受影响的是臂丛上干支配的肌肉。肌肉发生运动功能丧失的先后顺序为三角肌、冈上肌、冈下肌、前锯肌和肱二头肌。
5. 感觉减退相对较轻。

（二）超声表现

超声检查于多数患者可见患侧臂丛神经一支或多支弥漫性增粗改变（图 6-8-14），臂丛神经周围软组织未见明显异常。当神经增粗不显著时，应进行双侧对比检查。少部分患者则无明显阳性发现。因此，超声诊断臂丛神经炎必须密切结合临床。

五、颈肋综合征

颈肋综合征是指颈肋存在使臂丛神经、锁骨下动静脉受压而引起上肢运动、感觉功能障碍或血液循环障碍的一组症状与体征，既往多归在胸廓出口综合征中报道。颈肋为先天性畸形，较少见，多在 C_7 的一侧或两侧，两侧者占 80%。颈肋按其形态可分为 4 类。

（1）小结节状，在 C_7 横突的外方突出。
（2）不完整颈肋，以纤维束与第 1 肋骨相连。
（3）完整颈肋，以关节面与第 1 肋骨相连。
（4）完整颈肋，以软骨与第 1 肋骨和胸骨相连。

（一）临床表现

颈肋患者多数无症状，只有 10% 的患者出现症状。双侧颈肋者往往只有一侧有症状。患者常主诉下颈部肿块，肿块固定、质硬如骨。早期可有尺神经受损的表现，如疼痛、麻木、感觉过敏、烧灼感、蚁行感、乏力、握力下降、手指动作不协调、精细动作失灵、持物易落、小鱼际肌萎缩，以后可出现臂丛下干支配区的运动和感觉功能障碍，即患者有尺神经、正中神经内侧根、前臂内侧皮神经支配区的运动和感觉功能障碍。颈部肿块叩击时 Tinel 征阳性（叩击时，患侧肢体远端有麻刺感）。

由于患者主要表现为尺神经支配区的运动和感觉功能障碍，因此易误诊为尺神经卡压，特别是肘管综合征。若同时有正中神经支配区的运动障碍和前臂内侧皮神经的感觉功能障碍，则应考虑臂丛下干受压。

（二）超声表现

超声于一侧或双侧锁骨上区可见与C_7颈椎相连的条形骨性强回声结构，即颈肋。部分患者可见颈肋与臂丛神经关系密切，臂丛神经的分支可被颈肋顶起（图6-8-15～图6-8-18）。探头局部加压可引起患肢远端的麻痛感。

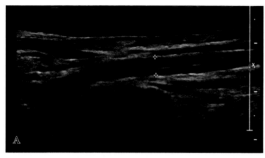

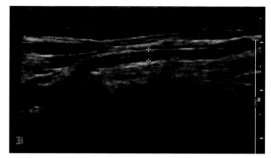

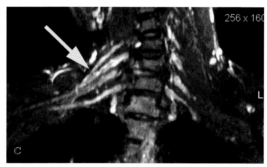

图6-8-14　右侧臂丛神经炎

A.纵切面显示右侧C_5神经（标尺）弥漫性增粗；B.纵切面显示左侧（正常侧）C_5神经；C.右侧MRI显示臂丛神经各支弥漫性增粗（箭头）

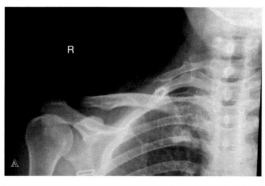

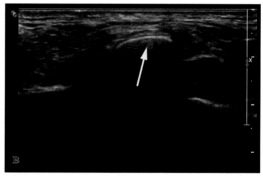

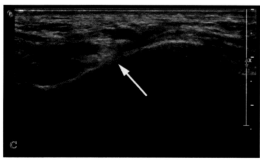

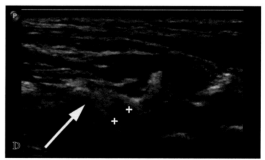

图6-8-15　颈肋综合征

A.X线片显示右侧颈肋；B.超声显示右侧锁骨上方颈肋横切面，呈强回声（箭头），后方伴声影；C.超声显示颈肋纵切面，呈强回声，后方伴声影（箭头）；D.超声显示臂丛神经C_7（标尺）被颈肋（箭头）卡压，神经较对侧增粗

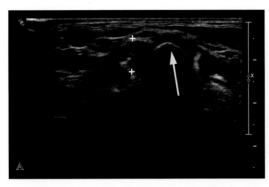
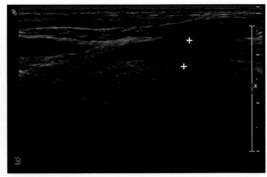

图6-8-16 颈肋综合征

A.超声显示臂丛神经C$_6$上段（标尺）明显增粗，其内侧可见异常骨性强回声（箭头），为颈肋横切面；B.超声显示C$_6$神经纵切面，管径明显增粗（标尺）

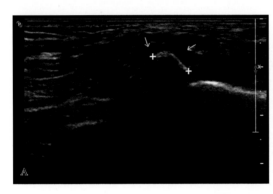
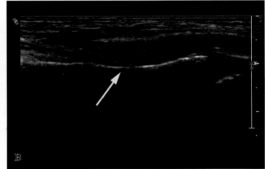

图6-8-17 颈肋综合征

A.横切面显示锁骨上窝骨性强回声（标尺），其浅侧可见臂丛神经（箭头）；B.纵切面见此强回声结构为较长的条形骨性结构（箭头），其近端与颈椎相连

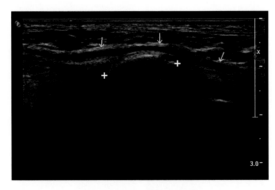

图6-8-18 颈肋综合征

斜纵切面显示臂丛神经C$_6$（箭头）被其深部颈肋（标尺）向浅侧顶起

第九节　周围神经损伤

一、周围神经损伤概论

（一）周围神经损伤分类

周围神经损伤分类目前临床上应用较广的为 Sunderland 五度分类法。

（1）第一度：神经损伤部位的传导功能可出现生理性阻断，但轴突无破裂，不出现 Waller 变性。神经功能可在数天至数周自发恢复。

（2）第二度：轴突出现断裂，损伤的轴突远段及近端的 1 个或多个神经节出现 Waller 变性，但神经内膜管完整，为神经再生提供了解剖途径，断裂的轴突可依次由近端向远端生长。神经功能通常恢复较好。

（3）第三度：轴突、髓鞘、神经内膜管及内在纤维均发生断裂，但神经外膜保持完整。由于神经在束内损伤，引起神经束内出血、水肿、血液循环障碍而纤维化，构成了神经再生的障碍。神经功能的恢复取决于神经束内的纤维化程度，虽然可自行恢复，但恢复常不完全。

（4）第四度：神经束及神经内膜断裂，部分神经束膜或外膜尚完整，因此神经干尚有连续性。由于神经的缺损，致密的纤维组织可充填缺损间隙，使神经再生受阻。神经功能往往不能自行恢复，须手术切除神经断端瘢痕组织行神经吻合或移植。

（5）第五度：神经干完全断裂，神经两断端回缩而出现间隙，常须手术治疗。

（二）周围神经损伤因素

损伤因素主要有牵拉伤、挫裂伤、切割伤、缺血性损伤、挤压伤等，其他还有火器伤、电击性损伤和放射性损伤等。

（三）周围神经损伤后病理变化

周围神经损伤后可发生以下变化。

1.周围神经变性

（1）Waller 变性：是指神经元的轴突与胞体发生离断后，其远端和近端部分的轴突及其所属的髓鞘逐渐发生断裂、崩解和细胞吞噬的改变过程。

（2）轴索变性：轴索原发的直接损伤或神经元代谢障碍等病变导致轴索的退行性变，均可出现轴索变性。

（3）节段性脱髓鞘：原发性节段性脱髓鞘是神经膜细胞（施万细胞）变性或髓鞘本身损伤导致的所属节段的髓鞘脱失，而轴索无明显损害。继发性节段性脱髓鞘是轴突萎缩引起的髓鞘破坏和重塑的过程，常在轴索变性的基础上发生。

（4）施万细胞变性：往往是各种损伤最早期的改变，可早于髓鞘和轴索的改变。

（5）髓鞘再形成：脱髓鞘病变开始时，即可见施万细胞核分裂，形成施万细胞再生条索，重新包绕轴索，产生新的髓鞘。

2.神经再生　周围神经外伤性切断或 Waller 变性时，如神经元功能正常，再生过程很快开始，轴索的近端肿大，长出多个纤细的轴索芽且向损伤远段生长，如能长入神经远端，则神经逐渐恢复正常结构；如未能与远端神经建立功能联系，轴索就会自行萎缩消失。如神经两断端相距过远，再生的神经纤维生长的方向发生紊乱，就会反复芽生分支，长出大量细丝状的神经轴突，与增生的施万细胞、结缔组织混杂在一起，形成创伤性神经瘤。其与 Morton 神经瘤的区别为其内为增生性病变，而 Morton 神经瘤为退行性病变。

对于慢性神经卡压伤者，神经受压后，神经内部间质内压力增高，导致神经水肿（可逆性），水肿主要位于结缔组织。长时间的受压，由于神经营养动脉血流的破坏可导致神经缺血性改变，继而发生不可逆的神经内纤维化，继而髓鞘和神经轴突变性。

二、周围神经损伤超声诊断

周围神经发生损伤后，如神经部分断裂或完全断裂，神经被周围瘢痕组织、钙化灶、机化的血肿、异常增生的骨质、骨内固定物等卡压后，神经功能恢复常较为困难，往往需要手术治疗。此时早期明确诊断、及时手术治疗有助于神经功能的尽快恢复。相反如神经损伤程度较轻，手术治疗会加重神经的损伤。因此，准确而全面地评估神经损伤的程度、类型等有助于临床治疗方案的确定。

临床怀疑周围神经损伤时，通过超声检查应注意观察以下内容。

（1）神经本身的病变：包括神经连续性、有无部分断裂或完全断裂、神经管径或内部回声有无异常。

（2）应仔细观察神经周围有无异常病变，如有无骨折断端、骨固定物、异物、异常增生的骨质、血肿或瘢痕组织等，以及这些异常病变与神经的关系。

周围神经损伤后，超声主要有以下表现。

（一）周围神经完全断裂

周围神经连续性中断，两断端增粗，回声减低（图6-9-1～图6-9-4），有时于近侧端或2

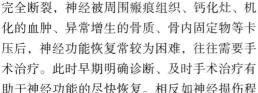

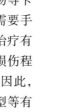

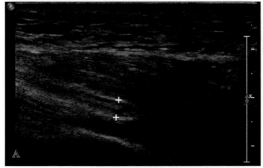

图6-9-1　前臂尺神经完全断裂

A.前臂尺神经连续性中断，近侧断端稍增粗（标尺）；B.前臂尺神经连续性中断，远侧断端增粗（箭头），外膜回声增高；C.术中显示尺神经完全断裂（两血管钳之间）

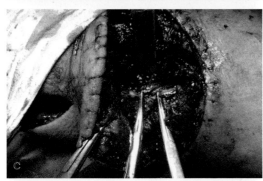

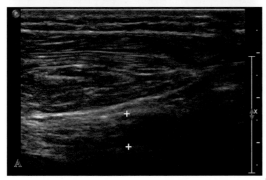

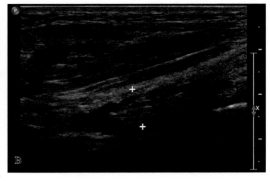

图6-9-2　刀割伤后坐骨神经完全断裂

A.纵切面显示大腿下段坐骨神经连续性中断，标尺显示为近侧断端；B.纵切面显示坐骨神经远侧断端（标尺）

个断端可见梭形或类圆形低回声结节（图6-9-5～图6-9-12），其为神经瘤形成。PDI可见结节内血流信号不丰富。周围神经完全断裂后，缺损区域可被瘢痕组织所代替，超声上其显示为条形低回声区域，内部无神经纤维束结构，边界欠规则，切勿将其当作水肿的神经（图6-9-13）。

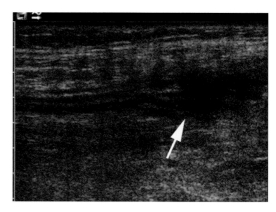

图6-9-3 腓总神经完全断裂
腘窝下段腓总神经连续性中断（箭头）

（二）周围神经部分断裂

周围神经尚延续，但部分神经纤维束断裂，局部可见低回声区，其为瘢痕组织或神经瘤形成（图6-9-14～图6-9-16）。

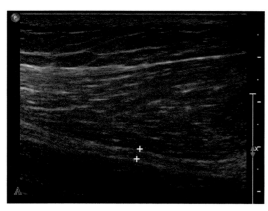

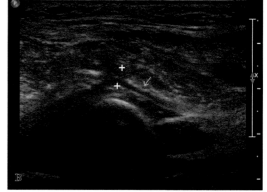

图6-9-4 肘部刀割伤后桡神经深支断裂
A.肘上方显示桡神经主干连续，但回声增高；B.于桡骨上段外侧可见桡神经深支增粗（短箭头），其远侧端神经结构消失，呈不规则低回声区（标尺）；手术证实桡神经深支完全断裂

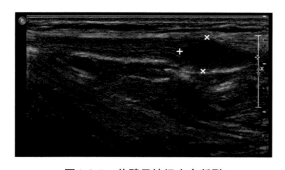

图6-9-5 前臂尺神经完全断裂
前臂尺神经断裂，近侧断端增粗，可见梭形低回声结节（标尺），其为神经瘤形成

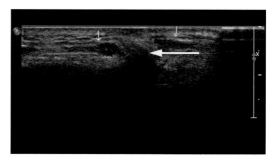

图6-9-6 前臂远段爆炸伤致尺神经背侧支完全断裂伴神经瘤形成
超声显示神经近侧断端神经瘤形成（左侧短箭头），两断端之间可见煤渣异物回声（长箭头），后方伴声影

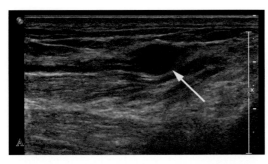
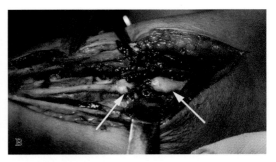

图6-9-7 尺神经神经瘤

A.前臂尺神经完全断裂，近侧断端神经瘤（箭头）形成；B.术中显示尺神经断裂，两侧断端均可见神经瘤（箭头）

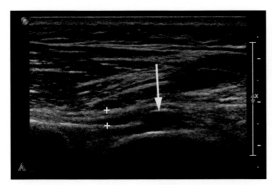
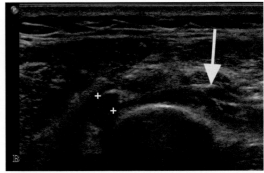

图6-9-8 前臂刀割伤致桡神经深支完全断裂

A.前臂上段纵切面显示桡神经深支近侧断端增粗（标尺），神经瘤形成（箭头）；B.斜纵切面同时显示桡神经深支近侧断端神经瘤（标尺）和增粗的远侧断端（箭头），两断端距离约2.2cm，其深部桡骨呈强回声

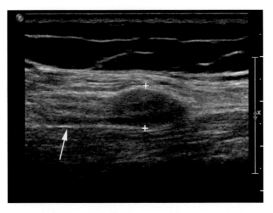
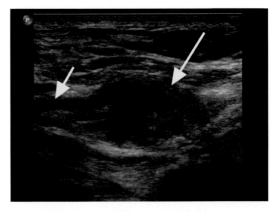

图6-9-9 下肢截肢后坐骨神经（箭头）残端神经瘤形成（标尺）

图6-9-10 上肢截肢术后锁骨区臂丛神经残端神经瘤形成（长箭头）

近侧端可见神经纤维束结构（短箭头）

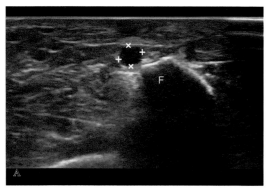
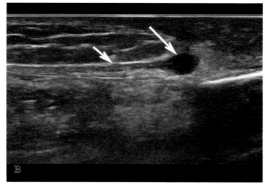

图6-9-11　腓浅神经残端神经瘤

患者为小腿肿瘤切除术，自觉足背麻木。A.横切面显示小腿下段腓骨（F）浅侧低回声结节（标尺）；B.纵切面显示该结节（长箭头）近侧与腓浅神经（短箭头）相延续

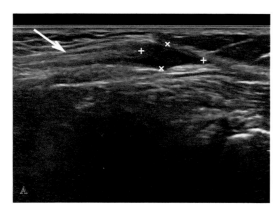
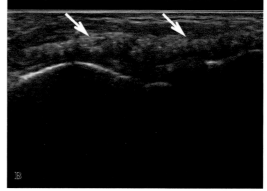

图6-9-12　小腿肉瘤术后腓总神经残端神经瘤

A.纵切面显示腘窝外侧腓总神经（箭头）断端神经瘤（标尺）；B.超声显示膝外侧人工韧带呈高回声结构（箭头）

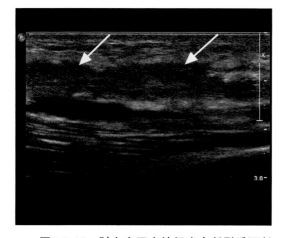
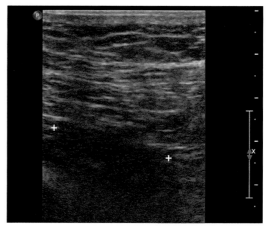

图6-9-13　肘上方正中神经完全断裂后两断端之间瘢痕组织形成

超声显示其呈条形低回声区（箭头），有时易误诊为增粗的神经

图6-9-14　坐骨结节上方坐骨神经大部分断裂

局部呈片状低回声（标尺），仅见少许神经结构

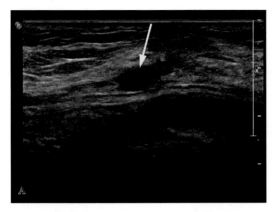
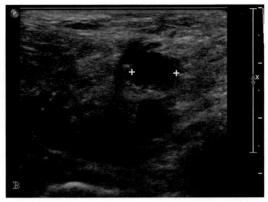

图6-9-15　胫神经部分断裂

A.腘窝处胫神经纵切面显示部分神经纤维束断裂，局部呈低回声（箭头）为神经瘤形成；B.横切面显示胫神经横切面约1/2面积的区域神经纤维束断裂（标尺）

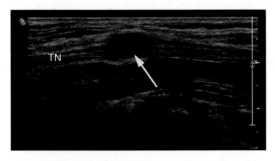

图6-9-16　胫神经部分断裂后局部神经瘤形成

呈椭圆形低回声结节（箭头）。TN：胫神经

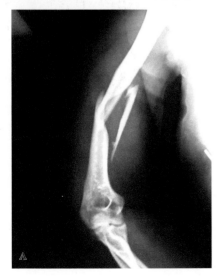

图6-9-17　外伤后桡神经被骨折端卡压

A.X线显示肱骨骨折；B.纵切面显示骨折端（箭头）将桡神经（标尺）向前顶起；C.横切面显示桡神经（标尺）深部紧邻骨折端（箭头）。RN：桡神经

（三）周围神经卡压

周围神经尚连续但局部神经正常结构消失，回声增高，或神经局部变细，其周围可见异常组织，如骨折片、周围瘢痕组织、血肿、骨质增生等（图6-9-17～图6-9-26）。

（四）周围神经水肿

周围神经连续性完整但弥漫性增粗，内部

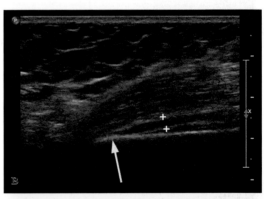
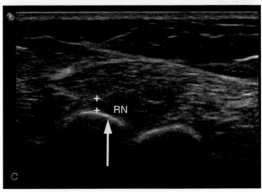

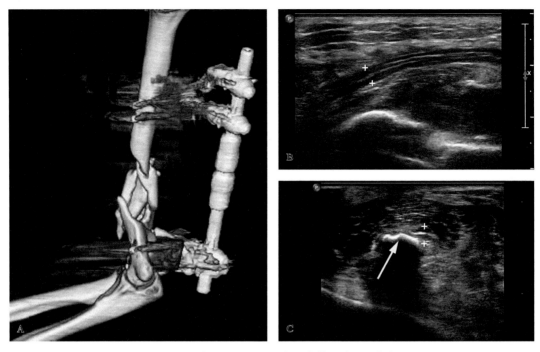

图 6-9-18 肱骨骨折外固定术后桡神经被骨折片卡压

A.CT 三维重建显示肱骨下段骨折；B.纵切面显示桡神经中上段弥漫性增粗改变（标尺）；C.横切面显示上臂下段桡神经（标尺）局部被骨折片（箭头）向前顶起

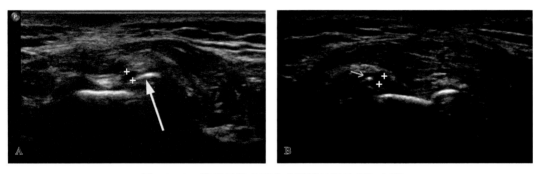

图 6-9-19 桡骨骨折内固定术后桡神经被螺钉卡压

A.横切面显示螺钉强回声（箭头）及其近侧桡神经（标尺）稍增粗；B.纵切面显示卡压处桡神经明显变细（箭头），其远侧桡神经稍增粗（标尺）

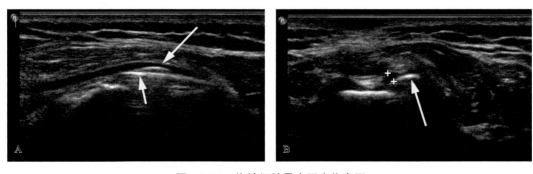

图 6-9-20 桡神经被骨内固定物卡压

A.纵切面显示桡神经被骨内固定物（短箭头）向前顶起，神经局部受压变细（长箭头）；B.横切面显示桡神经（标尺）深部紧邻骨内固定物（箭头）

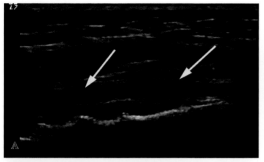

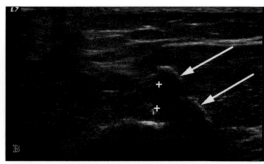

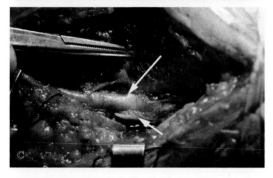

图6-9-21　桡神经被骨痂卡压

患者肱骨骨折内固定术后3个月，出现垂腕。A.纵切面显示上臂桡神经沟处桡神经（箭头）弥漫性增粗；B.横切面显示桡神经（标尺）被卡压在浅侧的骨痂（箭头）与深部的肱骨之间；C.术中显示桡神经（长箭头）被骨痂（短箭头）卡压（已凿除部分骨痂）

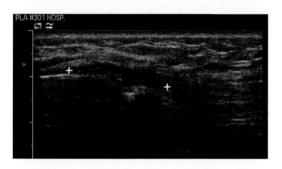

图6-9-22　肱骨骨折内固定术后桡神经损伤

超声显示桡神经（标尺）稍增粗，外膜结构显示不清，其深部肱骨骨皮质毛糙，不规则；术中见桡神经严重粘连，桡神经走行处骨质增生明显

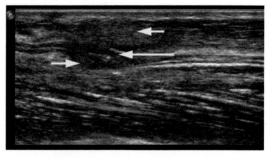

图6-9-24　尺神经断裂缝合术后

缝合处神经（长箭头）周围可见瘢痕组织（短箭头）包裹

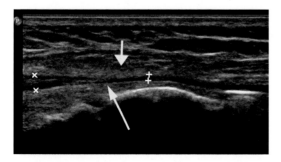

图6-9-23　肱骨骨折内固定术后，桡神经被周围瘢痕（短箭头）卡压，局部神经变细（长箭头），标尺分别为卡压处近侧与远侧的神经

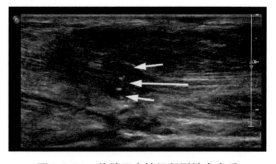

图6-9-25　前臂正中神经断裂缝合术后

神经缝合处（长箭头）周围可见瘢痕组织（短箭头）包裹

回声减低，其周围组织未见明显异常回声卡压，或局部可见积液（图6-9-27～图6-9-30）。

周围神经水肿、回声减低可能为神经轻微损伤，也可以为神经严重损伤后近端神经的继发改变。神经轻微损伤后，由于静脉淤血和水肿导致神经肿胀，超声显示神经增粗、内部回声减低，此类损伤经过非手术治疗后可逐渐恢复。但当周围神经被骨折端或瘢痕卡压后，其近端也会发生类似改变，而在卡压处，神经可受压变细，甚至与周围组织分界不清。此类损伤的非手术治疗效果不佳，常需要手术治疗。因此，当超声发现周围神经有水肿增粗的表现时，应对神经进行全程细致的扫查，判断有无局部卡压，神经周围有无异常病变，如骨质是否连续、有无骨折端或异常增生的骨痂、骨折后骨固定物的位置、软组织内有无血肿、瘢痕组织、血管有无异常（如外伤后动静脉瘘）等，这些神经周围的异常病变往往是周围神经损伤的致病因素，需要及时手术治疗。

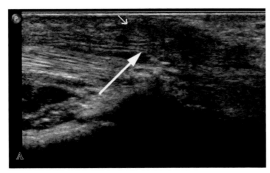
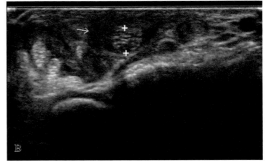

图6-9-26　腕部正中神经缝合术后神经功能恢复不良

A.纵切面显示正中神经（长箭头）周围被瘢痕（短箭头）包裹；B.横切面显示正中神经（标尺）周围被瘢痕组织（箭头）包裹

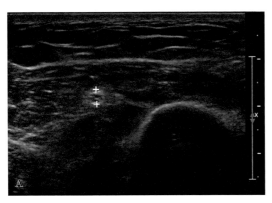
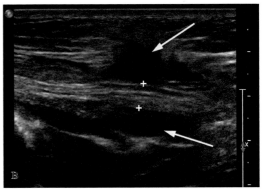

图6-9-27　上臂外伤后桡神经挫伤

A.横切面显示上臂上段桡神经（标尺）未见明显增粗，但神经外膜回声增高；B.上臂下段桡神经（标尺）连续性存在，但显著增粗，神经周围可见较大范围积血，呈无回声区（箭头）

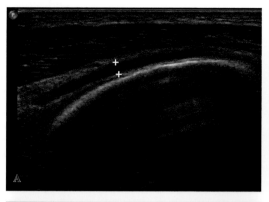
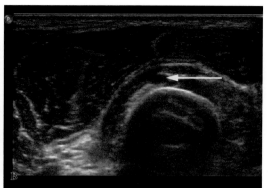
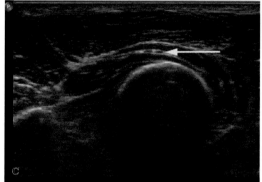

图6-9-28　上肢按摩致桡神经挤压伤

A.纵切面显示桡神经沟处桡神经（标尺）明显增粗，内部神经纤维束结构显示不清；B.横切面显示前臂上段桡神经深支（箭头）明显增粗；C.横切面显示健侧桡神经深支（箭头）呈数个细小点状回声

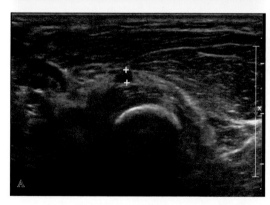
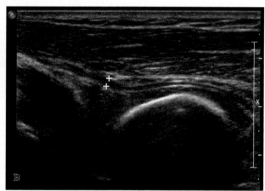

图6-9-29　肘部腱鞘囊肿手术致桡神经深支挫伤

A.横切面显示桡神经深支（标尺）明显增粗，其周围未见异常回声；B.纵切面显示桡神经深支（标尺）增粗

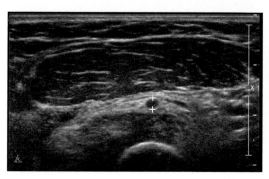
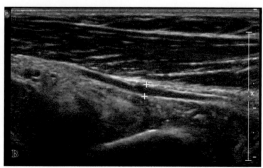

图6-9-30　桡骨小头内固定取出术致桡神经深支挫伤

A.横切面显示桡神经深支明显增粗（标尺）；B.纵切面显示桡神经深支（标尺）增粗

第十节　周围神经肿瘤

周围神经肿瘤可分为良性和恶性 2 类，良性肿瘤主要包括神经鞘瘤（schwannoma）和神经纤维瘤（neurofibroma）等，恶性肿瘤主要为恶性周围神经鞘瘤（malignant peripheral nerve sheath tumor）。

一、临床表现

（一）神经鞘瘤

神经鞘瘤主要累及四肢的主要神经干，四肢的屈侧比伸侧更多见，特别是肘关节、腕关节、膝关节周围。肿瘤一般呈偏心性生长，可将正常神经组织挤压到一侧，因而外科手术时可较容易将肿瘤与周围神经纤维分开。小的肿瘤呈圆形，大者可呈椭圆形、香肠状或不规则分叶状。神经鞘瘤一般无症状，较大时可压迫神经组织引起肢体疼痛或感觉异常。

（二）神经纤维瘤

神经纤维瘤可分为孤立性神经纤维瘤和神经纤维瘤病。

1.孤立性神经纤维瘤　较神经纤维瘤病多见，好发年龄为 20 ～ 30 岁，多见于躯干、四肢、头颈、纵隔和腹膜后等部位。发生于体表的一般无症状，位于体内且体积较大的肿瘤可出现压迫症状。该瘤生长缓慢，病程较长，少数病例术后可复发，有恶变倾向。

2.神经纤维瘤病　约50%的病例有家族史，为人类常见的常染色体显性遗传性疾病，可分为 NF-1 型和 NF-2 型。

（1）NF-1 型：较少见，主要表现如下。

1）皮肤色素斑，以定位于腋窝的咖啡色小斑最具诊断价值。

2）多发性皮肤结节，可为局限性、丛状和弥漫性神经纤维瘤。局限性神经纤维瘤通常位于真皮和皮下组织，也可见于深部组织，界线不清。丛状神经纤维瘤常侵犯神经干的大部分而使之变形、扭曲和纠结并伴有神经性或支持组织的增生。由于病变广泛，其可引起整个肢体明显肿胀，被覆皮肤松弛、增厚和色素沉着形成神经瘤样象皮肿。弥漫性神经纤维瘤者，肿瘤常越过神经束膜的限制进入周围组织。

3）周围神经有多发性神经纤维瘤性增粗。其他症状还可有智力迟钝、骨骼病变等。

（2）NF-2 型：远较 NF-1 少见，为双侧听神经瘤或单侧听神经瘤伴全身其他部位神经纤维瘤表现。

（三）周围神经纤维脂肪瘤

周围神经纤维脂肪瘤又称神经脂肪纤维错构瘤，出生时即有，可见于并指或巨指畸形的患者，常累及正中神经。显微镜下可见神经束呈不规则的丛状分布，神经束和神经纤维周围可见大量脂肪细胞及纤维组织浸润。由于肿瘤压迫，受压神经常萎缩或消失，并伴有功能障碍。

（四）神经鞘囊肿

神经鞘囊肿多位于腓骨头附近的腓深神经或腓总神经内，表现为受损神经的局限性肿胀、黏液变性和继发囊肿形成。该囊肿不是肿瘤，而是一种变性过程。神经鞘囊肿可能为近侧胫腓关节处腱鞘囊肿延伸至神经外膜与神经束之间或直接发生于神经鞘。临床主要表现为局部肿块和受累神经分布区的疼痛麻木，查体可发现局部肿块，质地柔软，按压肿块时可出现神经症状。

（五）创伤性神经瘤

创伤性神经瘤常在外伤后3 ～ 12个月形成肿物，以截肢端、慢性钝器伤或切割伤处多见。肿瘤多呈梭形膨大，特别在钝器伤而神经并未完全断离时更为明显。神经完全断离后因神经回缩可使肿瘤呈鼓槌状膨大。神经干一侧部分损伤时，肿瘤位于神经一侧，呈局限性膨大。肿瘤切面可呈黏液样、胶冻样或瘢痕样。临床表现为结节状肿物，伴触痛或疼痛，约10%的患者可发生不能忍受的疼痛。

（六）恶性神经鞘瘤

恶性神经鞘瘤占软组织恶性肿瘤的6%。肿瘤多位于深部组织，少数位于浅表部位。典型者肿瘤位于粗大神经干内，呈纺锤形或在神经干内形成偏心性肿物。肿瘤可沿神经外膜或神经周围蔓延。肿瘤生长迅速，起于神经干的常引起感觉和运动障碍，如放射性疼痛、肢体麻痹、支配肌肉的萎缩，还可浸润邻近的骨骼导致骨质破坏。

（七）其他组织肿瘤侵及周围神经

除周围神经原发恶性肿瘤外，周围神经也可被周围软组织恶性肿瘤侵及而使神经周围及内部出现肿瘤性病变。

二、超声表现

周围神经良性肿瘤超声表现为边界清楚、圆形或梭形的低回声结节或团块，其两端可见与神经相延续。神经鞘瘤和神经纤维瘤超声影像鉴别较为困难。但如发现肿瘤在周围神经内呈偏心性生长，常提示为神经鞘瘤；肿瘤内部回声不均匀、富血供和肿瘤内部的囊性改变也多见于神经鞘瘤（图6-10-1～图6-10-10）。而

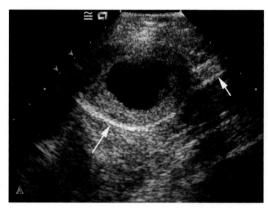
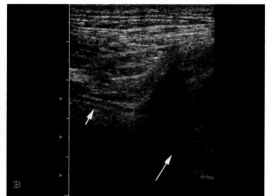

图6-10-1　臀部坐骨神经鞘瘤

A.超声显示臀部囊实性团块（长箭头），边界清楚，中心部为囊性，其远段可见坐骨神经（短箭头）；B.高频超声显示肿瘤（长箭头）及其近端的坐骨神经（短箭头）

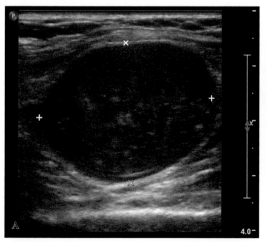
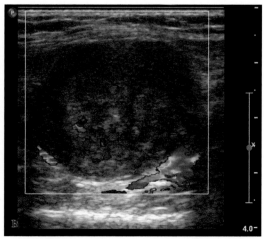

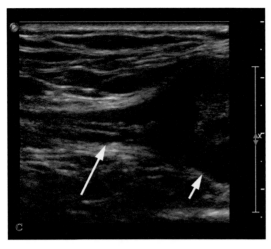

图6-10-2　腘窝处胫神经鞘瘤

A.灰阶超声显示腘窝处神经鞘瘤，呈实性低回声（标尺），边界清楚；B.彩色多普勒超声显示瘤内血流信号较丰富；C.纵切面显示肿瘤（短箭头）近端与胫神经（长箭头）相延续

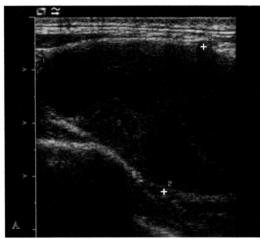

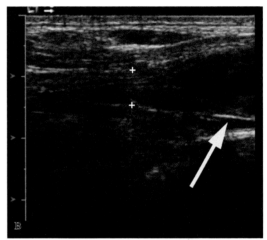

图6-10-3　臂丛神经鞘瘤伴囊性变

A.超声显示左侧锁骨上窝实性占位（标尺），边界清楚；B.肿瘤近端（箭头）可见与臂丛神经C$_7$（标尺）相延续

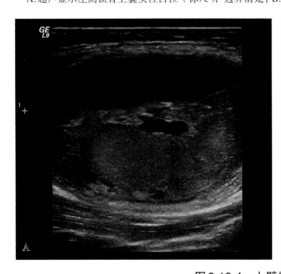

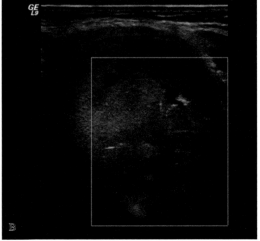

图6-10-4　上臂桡神经神经鞘瘤

A.超声显示肿块呈多房囊性包块，大小为5.2cm×3.8cm，部分囊壁较厚，囊内透声差；B.CDFI可见囊壁内散在血流信号

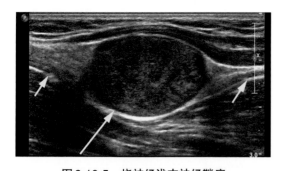

图6-10-5　桡神经浅支神经鞘瘤

纵切面于前臂可见实性结节（长箭头），边界清楚，其两端与桡神经浅支（短箭头）相延续

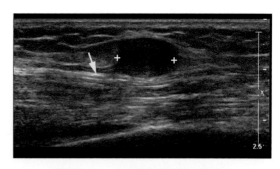

图6-10-6　小腿下段外侧神经鞘瘤

肿瘤位于腓浅神经（箭头），呈实性低回声（标尺）

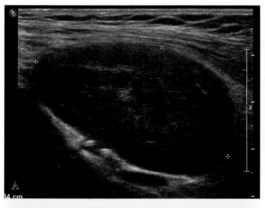

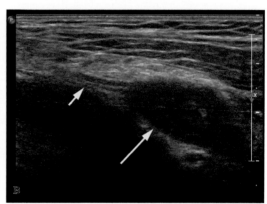

图6-10-7　股神经鞘瘤

A.纵切面显示腹股沟区实性团块（标尺），内部可见少许囊性区；B.纵切面显示团块（长箭头）上端可见与股神经（短箭头）相延续；C.横切面于团块（标尺）旁可见股神经结构（箭头）

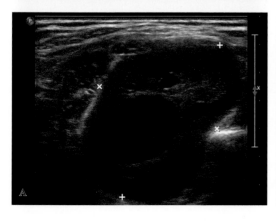

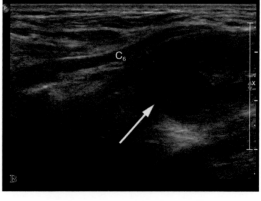

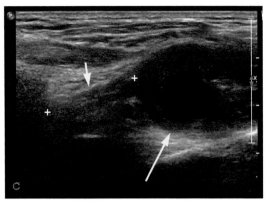

图6-10-8　左侧臂丛神经神经鞘瘤

A.左侧锁骨上较大囊实性包块（标尺），边界清楚；B.包块（箭头）位于左侧臂丛神经C₆的后方；C.包块（长箭头）与臂丛神经C₇（短箭头）关系密切；手术证实为来源于左侧臂丛神经C₇的神经鞘瘤

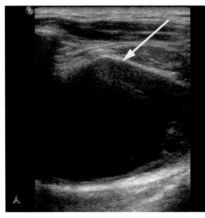

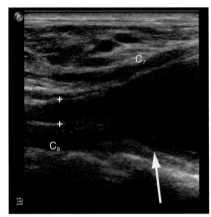

图6-10-9　臂丛神经鞘瘤

A.超声显示位于锁骨下区的肿块（箭头），中心大部分区域为囊性，周边可见实性低回声区域；B.肿块上端（长箭头）与C₈神经（标尺）相延续，并将C₇神经向前顶起

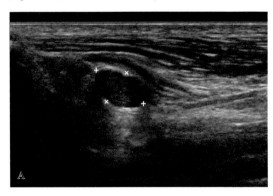

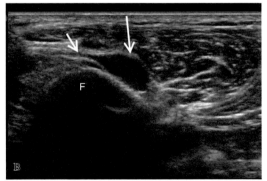

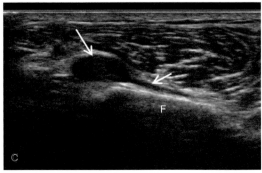

图6-10-10　腓深神经来源神经鞘瘤术后10年复发

A.腓骨头前下方肌层内可见一低回声结节，形态规则（标尺）；B.结节（长箭头）近侧可见与腓深神经（短箭头）相延续；C.腓骨头前下方肌层内可见低回声结节（长箭头），其远侧可见与腓深神经（短箭头）相延续。F：腓骨头

神经纤维瘤内部多无囊性改变（图6-10-11）。丛状生长的神经纤维瘤可累及受累神经较长范围，并可累及该神经的分支（图6-10-12）。神经纤维瘤的弥漫型表现为皮下组织内边界不清的肿块。神经纤维瘤病可表现累及多条神经的多发神经纤维瘤（图6-10-13，图6-10-14）。神经鞘囊肿超声显示为神经内梭形的囊肿，囊肿内有时可见分隔。神经纤维脂肪瘤受累神经由

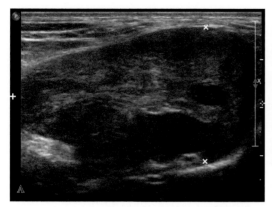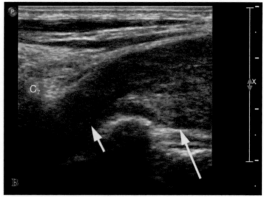

图6-10-11 臂丛神经纤维瘤

A.超声显示锁骨上区较大实性团块（标尺），内部回声不均匀；B.肿瘤上端（长箭头）可见与臂丛神经C₇（短箭头）相延续

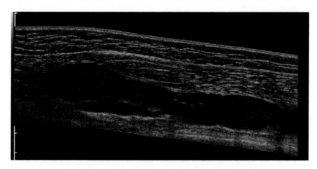

图6-10-12 坐骨神经丛状神经纤维瘤

纵切面显示大腿后部坐骨神经走行区呈串状分布的多发低回声结节

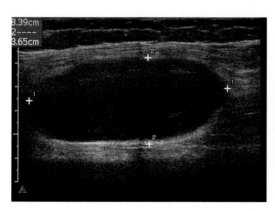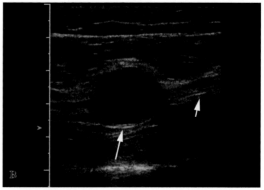

图6-10-13 坐骨神经多发神经纤维瘤

A.纵切面显示坐骨神经内的一个较大纤维瘤（标尺）；B.超声显示坐骨神经内另一个较小的神经纤维瘤（长箭头），两端可见其与坐骨神经（短箭头）相延续

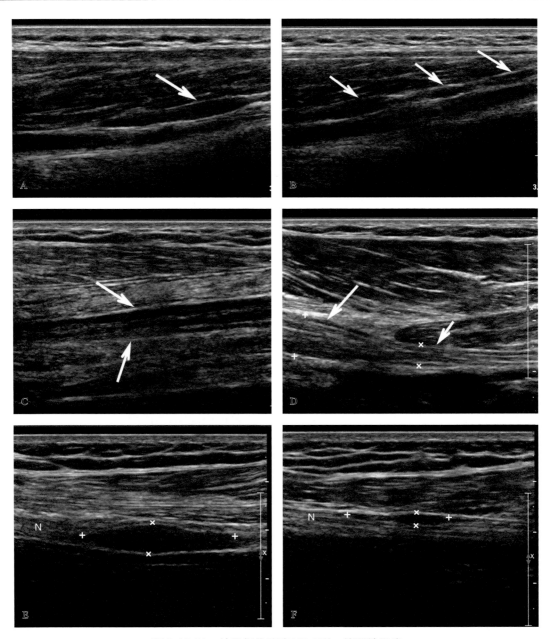

图6-10-14　神经纤维瘤病NF-2型，伴听神经瘤

A.小腿纵切面显示腓深神经内低回声结节（箭头），呈长梭形；B.超声显示腓深神经内多发低回声结节（箭头）；C.超声显示小腿胫神经弥漫性增粗（箭头），回声减低；D.超声显示腘窝处胫神经局部增粗（长箭头），其下方神经尚正常（短箭头）；E.超声显示大腿后部坐骨神经（N）内低回声结节（标尺）；F.另一切面显示坐骨神经内一较小低回声结节（标尺）

于纤维脂肪组织在神经纤维束膜及神经外膜的侵及而呈梭形增粗（图6-10-15）。

恶性神经鞘瘤超声表现为沿神经长轴生长的实性团块（图6-10-16，图6-10-17）。当肿瘤出现以下征象时应怀疑恶性神经鞘瘤的存在：①肿瘤＞5cm；②肿瘤内部出血或坏死而使肿瘤内部回声不均匀；③肿瘤边界不清；④肿瘤侵及周围组织；⑤肿瘤周围组织水肿；⑥局部骨质破坏；⑦引流区域淋巴结肿大。

三、诊断注意事项

临床上某些部位的周围神经肿瘤易被忽略，

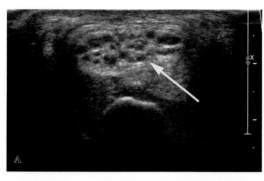
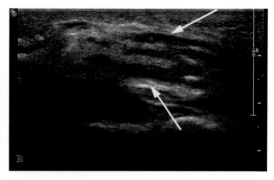

图6-10-15　正中神经纤维脂肪瘤

A.横切面显示腕部正中神经（箭头），其管径明显增粗，内部神经纤维束增粗，神经束膜增厚、回声增高；B.纵切面显示腕部正中神经（箭头），内部神经纤维束增粗，神经束膜增厚、回声增高

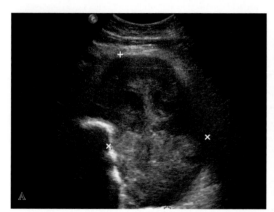
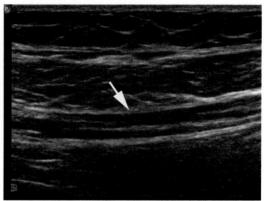

图6-10-16　坐骨神经恶性神经鞘瘤

A.右侧盆腔腹膜后可见巨大实性占位病变（标尺），紧贴盆腔后壁，手术证实为恶性神经鞘瘤，其侵犯坐骨神经及闭孔神经；B.右侧大腿后部坐骨神经（箭头）弥漫性增粗

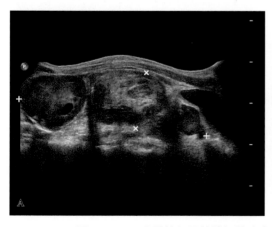
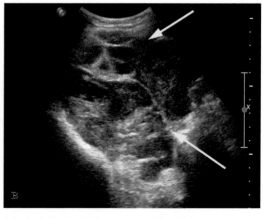

图6-10-17　坐骨神经恶性神经鞘瘤术后复发（盆腔及臀部均可见实性包块）

A.盆腔内巨大实性占位（标尺），其呈多个团块相互融合状；B.臀部巨大实性低回声团块，内回声不均匀（箭头）

如颈部、腋窝、腹股沟区等，常被误诊为局部的肿大淋巴结和其他肿瘤性病变。超声可清晰显示肿瘤与神经相延续的关系，能准确判断其神经来源的性质。因此，当超声发现颈部和腋窝、腹股沟区有实性占位性病变时，应注意判别其与附近神经的位置关系以减少误诊。对颈部、腋窝、腹股沟区的肿大淋巴结进行超声引导下穿刺活检时，也应避免对周围神经的穿刺损伤。

第十一节　其他典型病变

一、尺神经损伤

【病史】患者，女，46岁，左肘部碰伤后，左手尺侧小指、环指尺侧麻木4个月，症状无明显好转，近来感觉左手肌力变弱，灵活性减退，左手小指、环指伸直困难。

【查体】尺神经肘段可触及条束状改变，左手尺侧、小鱼际、小指及环指尺侧半感觉减退，左手小鱼际、骨间肌萎缩不明显。小指、环指轻度弯曲呈"爪"状畸形，尺神经沟处Tinel征呈阳性。

【肌电图】左肘部尺神经中重度损伤电生理表现。

【超声所见】肘部尺神经走行连续，远端神经局部变细，内径0.20cm，其近端局部神经增粗，呈瘤样条索状改变，显示长度1.0cm，厚0.35cm，横截面积0.16cm^2（图6-11-1A）。

【超声诊断】左肘部尺神经损伤（卡压），神经瘤形成。

【手术所见】左肘部尺神经连续性完整，行经肘管处神经卡压，神经局部变性、增粗，呈条索状瘤样改变（图6-11-1B）。

【术后诊断】左肘部尺神经损伤。

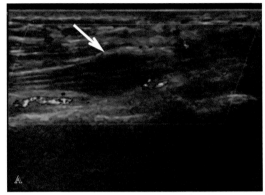

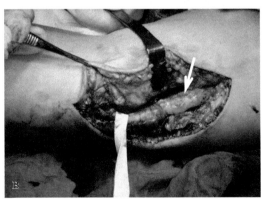

图6-11-1　尺神经损伤

A.显示肘管处尺神经增粗（箭头），束状结构不清晰；B.术中探查尺神经，显示尺神经损伤，增粗（箭头）

二、前臂尺神经囊肿

前臂尺神经囊肿见图6-11-2。

三、前臂正中神经鞘瘤

前臂正中神经鞘瘤见图6-11-3。

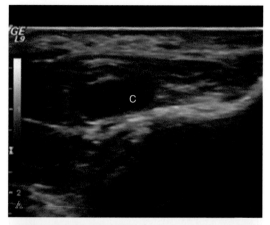

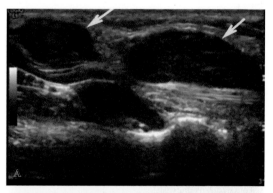

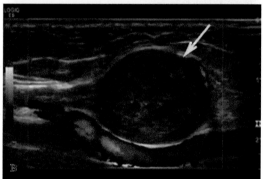

图6-11-3　正中神经鞘瘤

显示正中神经多发神经瘤（箭头）

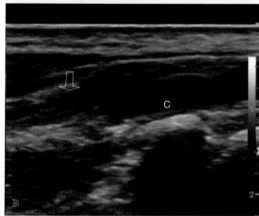

图6-11-2　尺神经囊肿

横切面（A）与纵切面（B）显示尺神经囊肿（C），箭头所指为尺神经

四、腕管处正中神经损伤

腕管处正中神经损伤见图6-11-4。

五、桡神经囊肿

桡神经囊肿见图6-11-5。

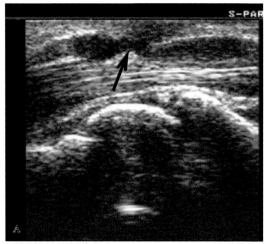

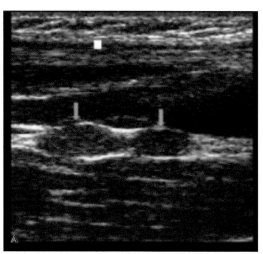

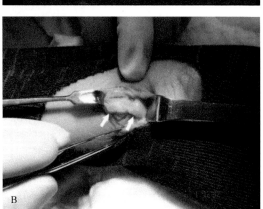

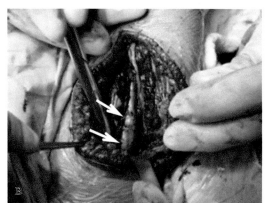

图6-11-4 正中神经损伤

A.超声显示神经损伤，局部变细（箭头），其两端形成增粗形成神经瘤（箭头）；B.术中探查显示神经损伤两端呈瘤样膨大

图6-11-5 桡神经囊肿

A.桡神经内可见两个低回声结节（箭头）；B.术中探查显示桡神经囊肿

六、骨间后神经损伤

骨间后神经损伤见图6-11-6、图6-11-7。

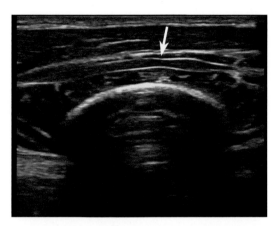

图6-11-6 骨间后神经病变处神经变细（箭头），其两侧神经稍增粗

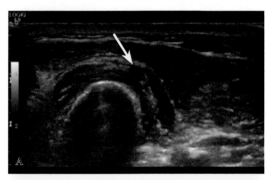

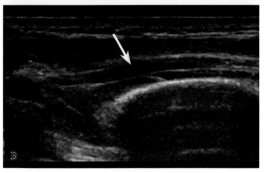

图6-11-7 骨间后神经损伤

横切面（A）和纵切面（B）显示前臂上段骨间后神经增粗（箭头），内部神经纤维束结构显示不清

七、坐骨神经损伤伴神经瘤形成

坐骨神经损伤伴神经瘤形成见图6-11-8。

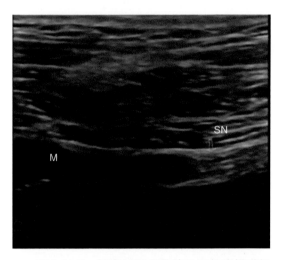

图6-11-8 超声显示坐骨神经局部瘤样增粗（M），内部束状结构不清晰。箭头处为坐骨神经（SN）

第7章

骨骼超声诊断

第一节　正常骨骼结构与超声检查

一、正常骨结构

骨的基本结构包括骨膜、骨质和骨髓。骨膜是一层坚韧的结缔组织膜，覆盖在骨皮质的外面，内含有丰富的血管、神经和成骨细胞，对骨营养、再生和感觉有重要作用。骨膜可分为内、外2层。外层致密，有许多胶原纤维束穿入骨质，使之固定于骨面。内层疏松，有成骨细胞和破骨细胞，分别具有产生新骨和破坏骨质的功能。骨质有骨密质和骨松质2种。前者质地坚硬致密，位于骨的表层，为骨皮质；后者呈海绵状，由许多片状的骨小梁交织而成，分布于骨的内部。骨髓填充在骨髓腔和骨松质的空隙内，分为红骨髓和黄骨髓，红骨髓有造血功能。胎儿、幼儿的骨髓全是红骨髓。成年之后，长骨骨干内的红骨髓逐渐被脂肪组织代替，成为黄骨髓，失去造血功能。失血时黄骨髓也会转化成红骨髓，恢复造血功能。

二、骨骼超声检查

正常骨与软组织之间的界面呈光滑的线状强回声，后方伴声影。骨与人体内的金属异物的声像图差异在于：骨骼后方由于声束几乎全部被反射而呈无回声，而金属后方则由于声束在金属与探头之间来回反射而呈混响伪像（图7-1-1）。

尽管超声不能显示骨髓腔内的病变，但可显示骨表面的形态。不同形态的骨，其表面强回声的形态可不同。因此，骨的正常凸起或凹陷处可作为肌骨超声检查中重要的解剖学定位标志，如可在肱骨结节间沟内寻找肱二头肌长头肌腱，在肱骨内侧髁、肱骨外侧髁处分别寻找前臂屈肌总腱、伸肌总腱等。

正常情况下，超声无法分辨骨膜结构，但当骨膜增厚时，超声可显示增厚的骨膜呈低回声。骨膜增厚可见于多种病变，如创伤、骨折、感染、肿瘤、增生性骨关节病、代谢性疾病和内分泌疾病，无特异性。

三、检查注意事项

1.在肌骨超声检查中，应注意对籽骨的识别，以避免将其误诊为钙化灶（图7-1-2，图7-1-3）。籽骨存在于某些特定的肌腱内及肌腱跨过四肢长骨末端的部位，它们能够保护肌腱，避免肌腱过度的磨损，并可改变肌腱向其附着点延伸的角度。

2.骨滋养血管进入骨处，局部骨皮质处可见细小缺损，为正常表现，不要将其误认为异常，彩色多普勒超声可显示局部血流信号。

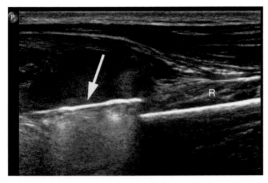

图7-1-1 桡骨骨巨细胞瘤术后，超声显示桡骨（R）及远段钢板（箭头），钢板后方呈混响伪像

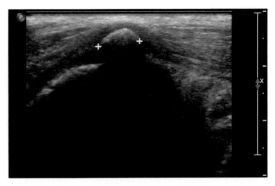

图7-1-2 膝关节后部腓肠肌外侧头内籽骨（标尺）

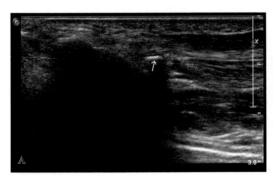

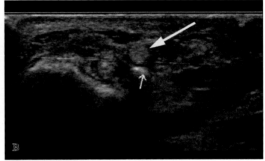

图7-1-3 第1掌指关节处籽骨

A.纵切面显示掌指关节处籽骨，呈强回声（箭头）；B.横切面显示掌指关节处籽骨（短箭头），其位于拇长屈肌腱（长箭头）后方

第二节 骨骼常见病变超声诊断

超声可很好地显示骨轮廓的病理学改变，因而可对某些骨骼病变做出诊断。超声可诊断的骨骼病变为骨折（尤其是早期X线无法显示的隐性骨折）、Hill-Sachs骨折、骨髓炎、骨侵蚀性病变、骨肿瘤等。

一、骨折

一些骨折病变非常微小，早期X线可无阳性发现，而超声则可能发现异常征象，如局部骨皮质微小的断裂、骨膜下血肿、应力骨折所致的骨膜反应等。当患者局部持续疼痛时，要应用超声对疼痛部位进行重点检查。常见隐性骨折的发生部位为手舟骨、胫骨、第2跖骨和第3跖骨等。超声检查时，一定要仔细观察骨皮质的连续性，骨膜有无增厚、抬起，骨膜下有无血肿。超声检查必须与病史、临床查体和X线检查结果紧密结合。在急性骨折患者，骨折处探头加压或手指按压常可引起患者明显疼痛。

（一）线状骨折

线状骨折在超声显示为骨皮质连续性中断，断端可见错位或成角，而邻近的骨膜下血肿、骨膜增厚可进一步证实诊断（图7-2-1～图7-2-4）。

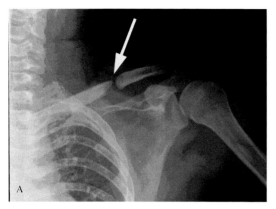
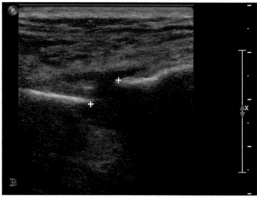

图7-2-1 锁骨中段骨折（伤后5d）

A.X线显示左侧锁骨中段骨折（箭头）；B.超声显示左侧锁骨连续性中断、错位（标尺）

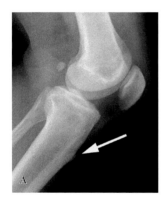
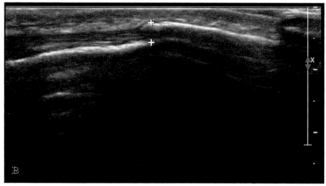

图7-2-2 胫骨上段微小骨折

A.X线显示胫骨上段骨折（箭头）；B.超声纵切面显示胫骨骨皮质连续性中断、错位（标尺）

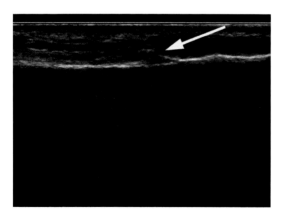
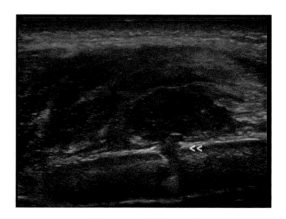

图7-2-3 胫骨骨折

超声显示胫骨中上段骨皮质局部隆起、中断（箭头）

图7-2-4 肋软骨骨折

超声显示肋软骨连续性中断（＜＜），其周围组织肿胀、回声减低

（二）撕脱骨折

通常肌腱或韧带的过度牵拉可导致其附着处骨的撕脱（图7-2-5）。超声显示为肌腱或韧带远端异常强回声骨片，周围软组织常可见血肿回声（图7-2-6）。

（三）隐性骨折

隐性骨折是指常规X线不能发现而实际却存在的骨折，其主要病因为急性外伤、骨关节的慢性损伤、继发于各种原因的骨质疏松或其他骨病。根据所受外力损伤机制的不同，隐性骨折分为应力骨折和创伤性骨折两大类。应力骨折是反复、多次的轻微损伤引起的骨小梁骨折，患者无明显外伤史。根据受累骨质的不同，应力骨折又可分为疲劳骨折和衰竭骨折：即发

生于正常骨质的应力骨折为疲劳骨折；发生于异常骨质的应力骨折为衰竭骨折。隐性创伤性骨折则为单次暴力损伤引起的骨小梁骨折，受累骨质为正常或异常骨质。

隐性骨折的主要病理改变为骨松质内骨小梁微骨折，局部的骨髓充血水肿。由于骨折细微，不足以引起骨折断端移位，骨形态保持完整，加之骨结构前后重叠掩盖，解剖分辨率低，在常规X线片上难以显示微骨折线。CT对隐性骨折的敏感性明显高于X线平片，其特异性好，但由于受软组织分辨率和横切面扫描的限制，水平走行的隐性骨折常常难以显示，导致其敏感性相对较差。核素骨显像对隐性骨折的敏感性高、特异性差，对于3d以内的隐性骨折多无阳性显示，不能早期诊断隐性骨内骨折。MRI由于具有多层面、多角度、多种成像序列，分辨率高，显示骨和软组织的损伤对比度好，对隐性骨折有较高的敏感性和特异性。

超声可用于诊断常规X线片不能显示的隐性骨折，如肱骨大结节骨折、肋骨骨折、手舟骨骨折等。肱骨大结节骨折如只有轻微移位，X线常较难发现。骨折后骨痂形成，可导致肩峰下间隙狭窄，从而患者出现肩峰下撞击综合征。因此，当患者既往有外伤史时，超声医生要想到肱骨大结节骨折的可能，对肱骨大结节表面进行仔细检查，尤其是发现骨膜下血肿时，更应仔细观察骨皮质的连续性。

肱骨大结节骨折应与肩袖病变所致的肱骨

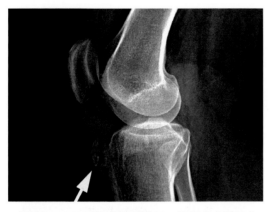

图7-2-5　胫骨粗隆撕脱骨折X线征象（箭头）

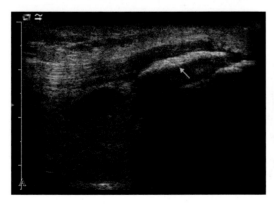
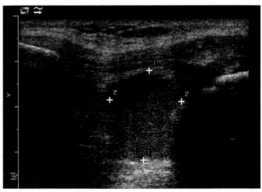

图7-2-6　胫骨粗隆撕脱骨折

A.超声纵切面显示髌腱远端异常强回声骨片（箭头），后方伴声影；B.超声纵切面显示髌腱深部滑囊内积血回声（标尺）

大结节继发改变相鉴别。检查时一定要注意应用高频超声探头以很好地显示病变。肩袖部分撕裂或完全撕裂时，可伴有肌腱附着处肱骨头的不规则改变；钙化性肌腱炎时，可见肩袖肌腱内钙化灶呈强回声，后方伴或不伴声影，动态活动肩部时，可见钙化灶随肌腱一起移动。

手舟骨骨折是腕部最常见的损伤，尤其是手外展时掌部着地。最初的X线片往往不能显示手舟骨骨折，而将其诊断为严重的腕扭伤。10～14d或以后，由于损伤部位发生骨吸收，复查X线片可显示骨折部位。该部位骨折并发症发生率较高，尤其是诊断延误时。常见的并发症有骨不连、延迟愈合、骨坏死和继发性骨性关节炎。

踝部也是容易发生隐性骨折的部位，常见于距骨外侧突。临床上诊断距骨骨折有时较为困难，因患者临床表现无特异性，其与踝关节扭伤表现类似，于踝外侧可出现肿胀、疼痛和压痛。约50%的距骨骨折在常规X线片上无阳性表现。

1.X线表现 早期无阳性表现，骨折后10～14d可见骨折线或骨痂。

2.超声表现 可见骨膜增厚或抬高、骨膜下低回声区，其为创伤后组织水肿和（或）血肿改变，有时可见周围软组织水肿增厚、血流信号增加；之后，骨折处骨表面可见微小钙化形成，为骨痂开始形成。上述超声表现结合相应临床表现对于诊断隐性骨折具有较高的特异性。检查手舟骨时，探头可分别放置在手舟骨背侧和外侧进行检查，并分别在手掌自然位和尺偏位进行检查，因手掌尺侧偏移更有利于手舟骨骨面的暴露。检查距骨外侧时，探头可纵切放在外踝后下方，冠状面显示距骨和跟骨，如显示距骨骨皮质连续性中断、错位，则可提示骨折。当骨折累及后距下关节的关节面时，于距下关节腔内可见积液（图7-2-7）。因此踝部创伤后，应常规超声检查距骨外侧突，尤其是后距下关节腔内发现积液时。

3.检查注意事项 儿童的四肢长骨干骺端与骨骺之间有一盘状软骨结构，称为骺板，超声上其呈低回声，可表现为局部强回声骨皮质

连续性中断（图7-2-8，图7-2-9），切勿将其当作骨折病变，根据其特殊的解剖学部位可做出诊断。

（四）软骨下压缩骨折

肱骨头的压缩骨折在X线片上常难以显示，

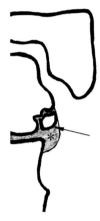

图7-2-7 距骨外侧突撕脱骨折

冠状切面显示距跟关节处距骨外侧突撕脱骨折（长箭头），局部关节腔内可见积液（＊）

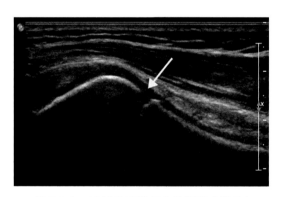

图7-2-8 10岁儿童肱骨头处骺板（箭头）

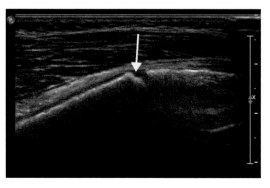

图7-2-9 10岁儿童股骨下段骺板（箭头）

超声可显示肱骨头骨皮质三角形缺损（图7-2-10）。Hill-Sachs骨折位于肱骨头的后外侧，是复发性肩关节前脱位中常见的损伤类型。这种损伤是肩关节前脱位时肱骨头后外侧撞向关节盂前缘导致的肱骨头后部的嵌插骨折，其对于肩关节前脱位具有一定的特异性，约80%的前脱位患者可合并这种损伤，而出现Hill-Sachs损伤后又反过来影响肩关节的稳定性。McLaughlin骨折则位于肱骨头的前部，是肩关节后脱位所致。较大的骨折与反复多次的肩关节脱位有关。

常规超声检查易忽略对Hill-Sachs骨折和McLaughlin骨折的检查，因此对于既往有肩关节脱位的患者要注意肱骨头的检查。因为此2种骨折都发生于关节腔内，所以骨质缺损处可见关节腔积液或局部充填以增生的滑膜。

（五）超声检查在骨折愈合监测中的应用

骨折愈合一般可分为3个阶段，即血肿机化期、原始骨痂形成期和骨痂改造塑形期。

1.血肿机化期　骨折后，由于骨折本身及邻近软组织的血管断裂出血，骨折部形成血肿。血肿于伤后6～8h即开始凝结成血块，局部坏死组织引起无菌性炎性反应。血肿逐渐机化，形成肉芽组织，并进而演变成纤维结缔组织，从而使骨折断端初步连接在一起。同时，骨折端附近骨外膜的成骨细胞损伤后不久即活跃增生，1周后即开始形成与骨干平行的骨样组织，并逐渐向骨折处延伸增厚。骨内膜也发生同样

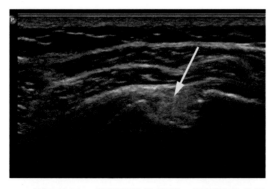

图7-2-10　肩后部压缩骨折，显示肱骨头局部较大凹陷（箭头）

改变，只是时间稍晚。

2.原始骨痂形成期　在骨折端内、外形成的骨组织逐渐骨化，形成新骨，称为膜内化骨。骨折断端及髓腔内的纤维组织也逐渐转化为软骨组织，并随软骨细胞的增生、钙化而骨化，称为软骨内化骨。

3.骨痂改造塑形期　原始骨痂中新生骨小梁逐渐增加，且排列逐渐规则和致密，骨折断端经死骨清除和新骨形成而复活，骨折部位形成骨性连接。随着肢体活动和负重，应力轴线上的骨痂不断得到加强，应力轴线以外的骨痂逐渐被清除，并且骨髓腔重新沟通，恢复骨的正常结构。

灰阶及彩色多普勒超声有助于骨折愈合的监测。研究表明，纤维性骨痂超声显示为稍高回声；软骨性骨痂超声显示为多个小强回声斑块形成，后方伴声影；骨性骨痂超声显示为强回声斑，后方伴声影。由于胫骨骨折愈合的并发症较多，因此，应用超声监测胫骨骨折的研究较多。研究显示，胫骨骨折后5周，如发现强回声骨性骨痂形成，后方声影明显，则预后良好；相反，如局部未见强回声骨痂及其后方的声影、于骨折间隙可见低回声组织、局部及其周围未见血流信号、未见骨膜形成或局部可见积液，均提示骨折愈合不良。如在伤后7周复查仍未见强回声骨痂形成，则高度提示骨不连。

二、骨侵蚀性病变

骨侵蚀性病变可见于多种关节炎。对于骨侵蚀性病变，X线平片是常用的检查手段，主要表现为骨性关节面毛糙、模糊、糜烂、中断、消失或呈小囊状。骨侵蚀常始发于关节囊或韧带附着处的关节边缘，关节周围骨质呈局限性或普遍性骨质疏松。然而X线对于早期病变显示不敏感，且由于其具有放射性损伤，因此不适于患者重复检查，其显示骨周围的软组织病变也不敏感。CT可敏感显示骨破坏，然而由于放射性损伤，同样不适用于患者重复检查；对于软组织病变，CT的应用也有局限性。MRI不仅可显示骨病变，还可显示软骨和软组织病变，因而具有较大的应用价值。然而MRI受设备限

制，还不能广泛应用，且操作费时。

超声对于骨侵蚀性病变的检出要早于X线，因此可用于病变早期的检测。但同时由于受声窗的限制，部分骨侵蚀性病变超声无法显示（图7-2-11）。而CT和MRI由于不需要声窗，因而能检测出较超声更多的病变。

（一）超声表现

骨侵蚀性病变常最先累及关节内的裸区，其在超声上显示为强回声骨皮质的局部中断，需在2个相互垂直的切面均能显示此征象（图7-2-12～图7-2-16），此征象在类风湿关节炎和其他血清阴性关节病中表现类似。

除定性诊断外，应用超声还可对骨侵蚀性病变进行半定量分析。C.Malattia（2008）将骨侵蚀性病变分为3级：①0级。骨面规整，表面回声平滑。②Ⅰ级。骨表面不平。③Ⅱ级。骨表面可见边界清楚的圆形或椭圆形缺损，且应在2个相互垂直的平面上均能显示。对Ⅱ级病变可进一步根据病变的范围分为3级：①1级。病变长度＜2mm。②2级。病变长度为2～3mm。③3级。病变长度＞3mm或可见多个侵蚀性病变。

在类风湿关节炎患者，骨侵蚀性病变是诊断本病的一个重要指标，并可用于预测以后关节的结构破坏和功能缺损程度。该病常见的骨侵蚀性病变部位为腕关节、第1掌指关节、第2掌指关节、第3掌指关节、第5掌指关节、第2近侧指间关节、第3近侧指间关节、第1跖趾关节、第5跖趾关节，超声应重点观察上述部位。

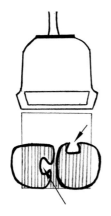

图7-2-11 超声可显示位于关节面浅侧的骨侵蚀性病变（短箭头），但由于受骨声影影响，部分骨侵蚀性病变超声无法显示（长箭头）

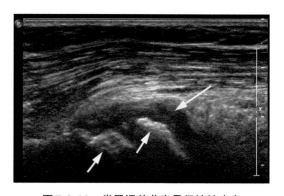

图7-2-13 类风湿关节炎骨侵蚀性病变

肘外侧肱骨小头及桡骨头（短箭头）骨皮质不平，关节腔内可见低回声血管翳组织（长箭头）

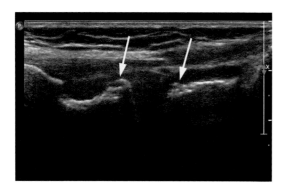

图7-2-12 类风湿关节炎骨侵蚀性病变

膝关节外侧骨质不平，可见细小缺损（箭头），其周围低回声为血管翳组织，内可见丰富血流信号

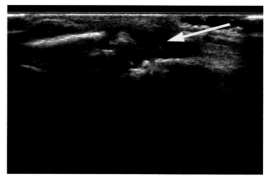

图7-2-14 类风湿关节炎，掌指关节破坏，局部变形

纵切面显示掌指关节骨质缺损，其内可见低回声血管翳组织（箭头）

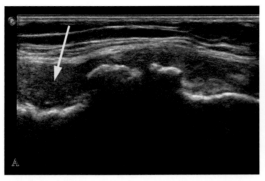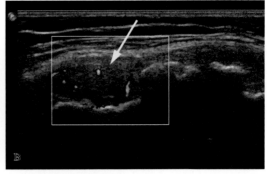

图7-2-15 类风湿关节炎骨侵蚀性病变

A.膝关节股骨内侧髁局部凹陷,可见低回声组织充填（箭头）；B.PDI于凹陷处低回声组织内可见较丰富血流信号（箭头）

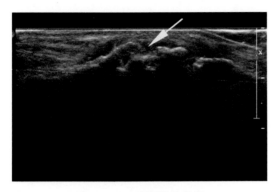

图7-2-16 痛风性关节炎

纵切面显示第1跖趾关节面多处缺损（箭头）

在骨性关节炎患者,超声诊断骨侵蚀性病变应注意不要误诊,即不要把骨性关节炎时2个相邻骨赘之间的凹陷当作骨侵蚀性病变。因此,当检查骨性关节炎好发关节如腕关节、远侧指间关节、第1跖趾关节时要注意鉴别。

（二）鉴别诊断

在类风湿关节炎,于骨侵蚀性病变处常可见低回声血管翳及其内的血流信号,还可见关节软骨破坏征象；在痛风性关节炎,于骨侵蚀处或其附近可见痛风石；骨性关节炎骨侵蚀处无血管翳病变。

（三）检查注意事项

超声诊断骨侵蚀性病变时,应注意要在2个相互垂直的切面上均显示骨皮质的缺损。另外超声检查骨侵蚀性病变也有自身的局限性,

这是由于超声检查骨侵蚀性病变需要一个声窗,因此检查某些关节时可能漏掉一些骨侵蚀性病变,如在腕关节,由于各个腕骨紧密相邻,有些部位超声显示较为困难。

三、骨髓炎

骨髓炎是化脓性细菌引起的骨髓、骨皮质和骨膜的炎症性病变,主要发生于儿童及青少年,多位于长管状骨,可发生于骨的任何部位,始于干骺端者多见,继而侵犯整块骨。致病菌多为金黄色葡萄球菌和链球菌,感染途径最多的为身体其他部位的化脓病灶经血液传播到骨骼。

细菌进入骨内起初的改变为局部pH和毛细血管通透性的改变,继而出现局部水肿、细胞因子释放、组织破坏、局部压力增高、小血管血栓形成等改变。当感染扩展到骨髓腔后,由于压力增高,感染可进一步通过哈佛管和伏克曼管向骨皮质扩展,继而到骨膜下区域,最后到骨膜和周围软组织。

骨髓炎的早期诊断至关重要,因及时的抗生素治疗能预防骨坏死的发生,而延迟治疗或不当的治疗可显著降低治愈率,增加并发症。因此,影像学检查对证实临床诊断、明确病变的具体部位和扩展范围至关重要。

（一）临床表现

急性骨髓炎的典型症状为高热、寒战、肢体局部剧烈疼痛和搏动性疼痛、深压痛,患儿

常哭叫不止，患肢半屈曲位拒动，同时患处肢体软组织表现为环周肿胀及皮肤温度升高。局部穿刺抽出脓液或脓性渗出物。实验室检查：白细胞计数和中性粒细胞增加、C反应蛋白增高、红细胞沉降率增快、血培养及脓液培养可为阳性。

急性骨髓炎如治疗延误或治疗不彻底可导致慢性骨髓炎，表现为患肢显著增粗或变形，皮肤局部红肿伴有多处瘢痕，或有经久不愈的窦道，瘘口有瘢痕肉芽组织并有脓液渗出，用探针探查可经窦道直至骨骼。炎症静止时，可无明显症状，瘘口可暂时封闭；当患者身体抵抗力降低时，骨髓炎可急性发作，已闭塞的瘘口可重新开放，排出脓液。

（二）其他影像学检查

X线摄片检查　2周内常无异常发现，2周后可见骨膜反应和虫蚀样破坏。典型骨髓炎早期改变为骨膜增厚、骨质减少、骨小梁结构缺失和新骨形成。MRI对诊断骨髓炎具有极高的敏感性和特异性，其敏感性主要体现在可在骨感染第3天发现骨髓的改变，骨髓内出现病变是其诊断急性骨髓炎最可靠的诊断指标。

（三）超声表现

1.急性骨髓炎　早期特征性表现为骨膜抬高和骨膜下脓肿，此征象更多见于儿童，可能与儿童的骨膜较为疏松地附着在骨上有关。由于急性骨髓炎的始发部在骨内，发病3～4d或以后，当骨髓腔内的脓液经伏克曼管蔓延到干骺端的骨膜下形成骨膜下脓肿时，超声即可显示，此征象比X线显示骨内破坏病变时间早7～10d。因此，在相关临床背景下，如发现骨皮质外的骨膜抬高、骨膜下积液（图7-2-17），应怀疑急性骨髓炎。超声引导下穿刺抽出脓性液体可明确诊断。

若感染没有控制，骨膜破裂、脓液渗入软组织，并沿骨干上下蔓延形成脓肿及炎性包块，超声可见病变骨周围软组织肿胀，其边界模糊，结构层次不清，局部可见丰富血流信号。

2.慢性骨髓炎　超声可见骨皮质侵蚀和骨周围的软组织脓肿。骨周围软组织脓肿，超声

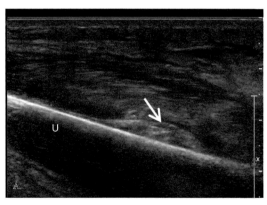

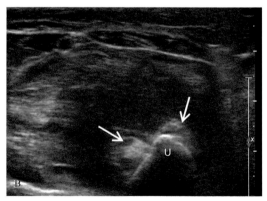

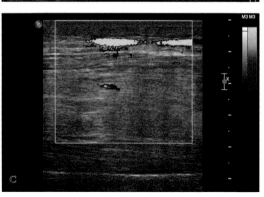

图7-2-17　尺骨骨髓炎伴周围组织感染

A.纵切面显示尺骨骨膜增厚，局部隆起（箭头），其周围肌肉组织回声减低；B.横切面显示尺骨周围组织回声高低不均（箭头）；C.周围肌肉回声弥漫性增高，内见散在血流信号。U：尺骨

显示为低回声或无回声的液体，此征象可见于70%以上的慢性骨髓炎患者。在慢性骨髓炎患者，超声不仅能明确诊断，还可了解周围软组织病变情况。

（四）鉴别诊断

骨膜下脓肿的超声表现与骨膜下血肿和囊肿相似，但根据患者的临床表现较易鉴别；急性蜂窝织炎、软组织脓肿时，超声也可显示软组织肿胀，内部结构不清，其内可见丰富血流信号，但其病变深部的骨皮质回声连续，一般无骨膜增厚、回声增强，更无骨膜下积液。

（五）超声检查注意事项

超声检查结果阴性不能除外骨髓炎，应密切结合临床表现和其他影像学检查结果进行判断。

四、骨肿瘤及瘤样病变

骨肿瘤可分为原发性和继发性2类。原发性骨肿瘤起源于骨的基本组织（包括骨、软骨和骨膜）和骨的附属组织（包括血管、神经、脂肪及骨髓网状内皮系统）。体内其他组织或器官的恶性肿瘤经血液循环、淋巴系统或直接侵犯骨组织所致骨肿瘤为继发性骨肿瘤。

骨肿瘤的诊断应强调临床、影像学和病理3方面的结合。临床表现是骨肿瘤最为基本的、必不可少的分析和诊断的依据，其中年龄和发病部位具有重要的参考价值。在不同年龄期内，常有好发某类肿瘤的倾向；不同肿瘤也有其不同的好发部位。虽然病理学是最主要的最后诊断，但其也存在不少限制：同一肿瘤的不同部位其组织学表现可不相同；某些肿瘤在组织学上属良性，但其生物学特征却为恶性；由于骨肿瘤来源于间叶组织，在肿瘤的形成和发展过程中，可出现良性、恶性之间的过渡型和多种成分同时存在的混合型。故有时不能仅依靠病理组织学来诊断，必须密切结合临床表现和影像学检查。影像学检查除传统X线外，还有CT、MRI、放射性核素和超声成像。尽管影像学检查同样有各种限制，但仍然是目前骨肿瘤

诊断中最重要且可靠的方法。一般来说，影像学反映的是大体病理学改变，多数肿瘤很难单独由影像学来确诊，必须密切结合临床和病理全面分析，才能做出比较正确的诊断。

超声检查在骨肿瘤的诊断中具有一定的应用价值，尤其当病变已破坏骨皮质并向软组织内侵犯时。由于超声波在坚硬致密的骨质中产生较强的回声反射和声能衰减，从而声束极难穿透骨组织。当骨质完整、厚度没有改变时，超声仅能显示骨质表面的形态，深部的结构无法显示。因此，对骨皮质完整、无明显变薄的良恶性骨肿瘤，超声无诊断价值。只有在骨质明显变薄或有破坏时超声才有可能显示出病灶。

（一）单纯性骨囊肿

单纯性骨囊肿也称单房性骨囊肿，是一种原因不明的肿瘤样病变，为局部骨生长障碍而并非真正的肿瘤。该病多见于男性，男女比例约为3：1，并多见于10～20岁人群。发病部位以肱骨近端最为多见。骨囊肿大多为圆形、单房，囊内壁为一薄层纤维性组织，囊壁外的骨质尤其是骨皮质因压迫而变薄。囊腔内一般为清亮黄色液体。

1.临床表现　症状主要为疼痛、肿胀或关节僵硬，也可无自觉症状。多数患者直至发生病理性骨折后才被发现。

2.X线表现　为位于骨髓中央、边界清楚的密度减低区，并具有硬化性边缘（图7-2-18）。病变位于长骨的干骺端或骨干，邻近或远离生长板，很少延伸至骨骺。病变常有膨胀并使骨皮质变薄。除非有病理性骨折发生，一般无骨膜反应。

3.超声表现　病变部位骨皮质变薄、膨胀隆起，表面光滑，骨内呈边界清晰的囊性无回声区，透声性好，无骨膜反应及软组织肿块（图7-2-19）。彩色多普勒血流成像（CDFI）显示病变内部无血流信号。发生病理性骨折时，超声可见骨折端移位、重叠。

（二）动脉瘤样骨囊肿

病变原因不明，静脉阻塞引起局部血流动

力学的改变或动静脉瘘的形成可能是重要的致病因素。该病好发于儿童,76%发生在20岁以前。病变好发于长骨干骺端,但也可侵犯骨干、扁骨和短管状骨。肉眼观察动脉瘤样骨囊肿为大小不等的囊性病变,与周围骨质分界清楚,其内由大小不等的多房囊腔所组成,囊内为不凝固的暗红色血液,囊内壁为反应性薄层囊性骨壳,向外膨胀。病变内还可见实性组织,由纤维组织、血管丰富的结缔组织、粗细不等的血管等组成。肿块可侵及附近软组织。

1.临床表现 常见症状为疼痛和局部肿胀。一般疼痛较轻,运动和劳累后加重。病变靠近关节时,则出现关节活动障碍。并发病理性骨折时,患者表现为局部持续性疼痛,皮肤温度增高,表面静脉怒张,可有类似恶性肿瘤的表现。

2.X线表现 典型表现为囊性偏心性的骨膨胀性病变,并伴有不同程度的骨膜反应,表现为层状较密实的骨膜或密实的附壁状骨膜。在短管状骨,病变可表现为中央型破坏整个骨干。病变也可表现为地图样骨质破坏(图7-2-20),在骨髓腔内有移行带并具有硬化性边缘。

3.超声表现 长骨干骺端膨胀性病变,骨皮质变薄,髓腔内为边界清晰的低回声或不规则的多房多隔状结构(图7-2-21)。肿瘤与正常

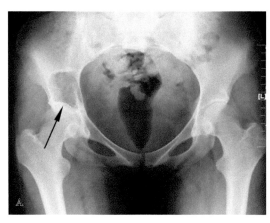
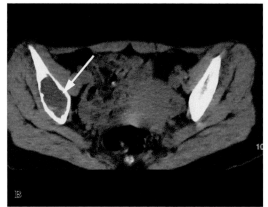

图7-2-18 髂骨骨囊肿

A.X线显示右侧髂骨边界清楚的透光性病变,有硬化边(箭头);B.CT显示右侧髂骨边界清楚的囊性病灶(箭头)

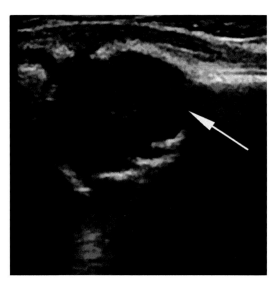

图7-2-19 桡骨骨囊肿

超声显示桡骨骨皮质变薄,内可见囊性无回声区

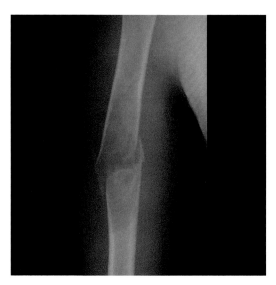

图7-2-20 肱骨干动脉瘤样骨囊肿伴病理性骨折

X线显示病变呈地图样骨破坏

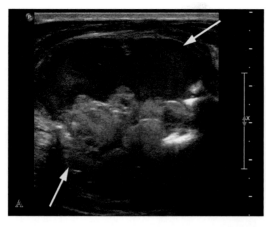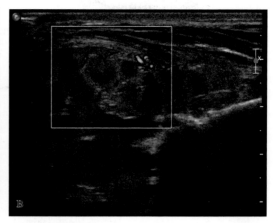

图7-2-21 前臂桡骨动脉瘤样骨囊肿术后复发

A.超声显示复发肿块呈囊实性（箭头）；B.PDI显示肿块内实性区域较丰富血流信号

骨组织之间分界较清楚，但不规则。CDFI显示多数病灶周边可见血流信号。

（三）骨软骨瘤

骨软骨瘤（骨软骨性外生骨疣）为最常见的良性肿瘤之一，此肿瘤仅发生于软骨内化骨的骨骼，多见于长管状骨的近骺区，其特征是带有软骨帽的骨性隆起物。骨软骨瘤结构较特殊，一般可分为3层：①表层由一薄层纤维组织组成，即软骨膜，与相邻骨膜相连。②中层为软骨帽盖，由灰白略带蓝色的透明软骨组成，其厚度随患者的年龄变化而异，年龄越小，软骨帽越厚；在成年人，软骨帽很薄，或几乎消失，其厚度多在1～5mm，成年人软骨帽厚度超过1cm应考虑恶变的可能。③基底部为肿瘤的主体，常占肿瘤的大部分，由海绵状骨松质组成，骨小梁间多为纤维组织，有较丰富的毛细血管网。肿瘤直径一般为3～4cm，大的可达8cm以上。成年人的骨软骨瘤如果直径超过8cm，应警惕发生软骨肉瘤的可能。

在骨软骨瘤的顶端，可有一个继发性滑囊形成，特别是较大的肿瘤抵住肌肉或肌腱时，肌肉或肌腱经常在骨软骨瘤顶端来回摩擦，形成一个滑囊。

1.临床表现　患者一般无症状，除非肿瘤压迫附近的肌肉、神经、血管等而引发相应的症状。

2.X线表现　骨软骨瘤可分为带蒂和广基2种类型，均为附着于干骺端的骨性凸起，并与骨干相连续（图7-2-22，图7-2-23）。病变顶端

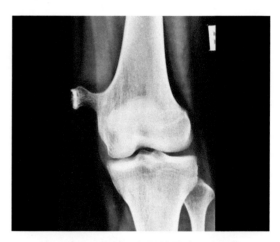

图7-2-22 股骨下段骨软骨瘤X线征象

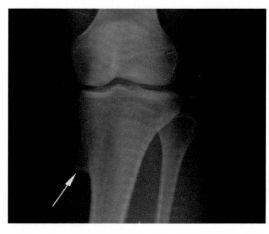

图7-2-23 胫骨上段骨软骨瘤X线征象（箭头）

的软骨帽在X线平片上不显影。软骨下为软骨化骨区，是肿瘤的主体，为含有黄骨髓的骨松质与患骨相连。

3.超声表现　显示为自干骺端向外突出的骨性强回声突起。肿瘤的基底部为正常骨组织，并与正常骨皮质相延续，后方伴声影。肿瘤的顶端为软骨帽盖，表现为低回声，覆盖于肿瘤表面，边界清楚（图7-2-24，图7-2-25）。骨软骨瘤表面与软组织摩擦可形成滑囊，显示为软骨帽周围无回声积液，其使软骨帽的表面界线更清楚。超声可准确测量软骨帽的厚度。当软骨帽快速增大时要怀疑肉瘤变。

（四）内生软骨瘤

内生软骨瘤是常见的良性骨肿瘤，由成熟的透明软骨形成。该病虽可发生于任何年龄，但以20～40岁最为多见，常见于四肢短管状骨，尤以手部为多见。病变通常位于骨中央，称为内生软骨瘤；若位于骨皮质外，则称为软骨瘤（骨膜性或皮质旁）；病变位于软组织，则称为软组织软骨瘤；病变位于关节、滑囊或腱鞘，则称为滑膜性软骨瘤病。肿瘤由透明软骨组成，一般位于髓腔内，呈膨胀性生长，骨皮质受压变薄，但从不穿破。

1.临床表现　该病病程缓慢，多无自觉症状，肿瘤长大引起压迫症状或发生病理性骨折方引起注意。肿瘤发生恶变时，可迅速增大，

常伴有疼痛。

2.X线表现　短管状骨病变常表现为位于骨髓腔的密度减低的透亮区，边界清楚。而位于长骨者大多伴有不同程度的钙化，钙化可表现为斑点状、环状或沙砾状（图7-2-26）。骨皮质通常对称性膨胀变薄，呈梭形。

3.超声表现　肿瘤在骨内膨胀性生长，皮质变薄，肿瘤区边缘不规则，但边界清楚，内部呈较均匀的低回声，常伴有强回声钙化斑。发生病理骨折时超声可见骨皮质连续性中断和移位。

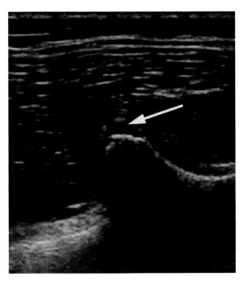

图7-2-24　胫骨近端骨软骨瘤
超声见强回声突起，其顶端可见软骨帽，呈低回声（箭头）

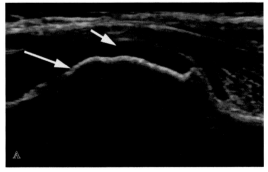
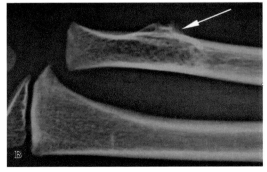

图7-2-25　尺骨骨软骨瘤
A.超声显示尺骨局部骨质隆起，呈宽基底型（长箭头），其顶端可见低回声软骨帽骨（短箭头）；B.X线显示尺骨远段骨软骨瘤（箭头）

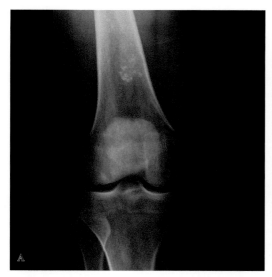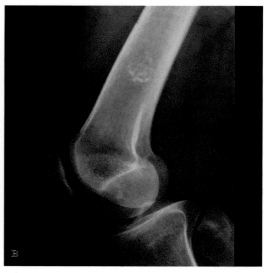

图7-2-26 股骨下段内生软骨瘤

A、B.X线显示股骨下段病灶,病灶内可见絮状钙化,类似"爆米花"样改变

(五)骨巨细胞瘤

骨巨细胞瘤为局部侵袭性肿瘤,居原发性骨肿瘤的第6位,约占良性骨肿瘤的18.5%。目前认为,骨巨细胞瘤局部多少有侵袭性,具有潜在的恶性倾向,属于交界性肿瘤范畴。骨巨细胞瘤绝大多数发生在骨发育成熟以后,骨骺线已闭合,一般在20～40岁,60%以上起自长骨并伸延至关节端。最常发生的部位为股骨远端、胫骨近端、桡骨远端、肱骨近端和骶骨。肿瘤由软而脆的肉芽组织构成,表面有完整的纤维包膜,与周围组织分界清楚。局部骨质被破坏,留下薄如蛋壳的一层骨质。除非并发骨折或到晚期,肿瘤一般很少穿破骨皮质和骨膜。

1.临床表现 约50%的患者有外伤史,外伤只是诱因,可促进肿瘤生长加快,而并非真正的发病原因。最常见的临床症状为逐渐加重的疼痛,在病变处伴有局部肿胀和压痛。多数患者出现附近关节的活动受限。良性骨巨细胞瘤病程缓慢,可迁延数月至数年。恶性骨巨细胞瘤可表现为2种情况。一为肿瘤初期即生长很快,病程短,疼痛剧烈;二为肿瘤已存在数年,近期突然生长迅速,由隐痛、钝痛转变为持续性剧痛。

2.X线表现 表现为纯溶骨性破坏的低密度病变,偏心性病灶常伴有膨胀现象,边缘清楚锐利但无硬化缘(图7-2-27),有时病变内可见骨性分隔或假性分隔,一般无骨膜反应。

3.超声表现 骨端局限性骨皮质膨胀、菲薄,多呈偏心性,肿瘤内部显示实性不均质低回声,内部及边缘可显示少许血流信号(图7-2-28～图7-2-32)。骨皮质可见破坏、变薄或连续性中断。当发生病理骨折或部分皮质破坏明显时,内部结构可显示得更加清楚。偏恶性骨巨细胞瘤边界不清,可侵犯周围软组织,形

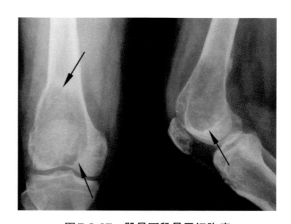

图7-2-27 股骨下段骨巨细胞瘤

X线显示病灶呈溶骨性改变,边缘锐利,常无明显硬化边(箭头)

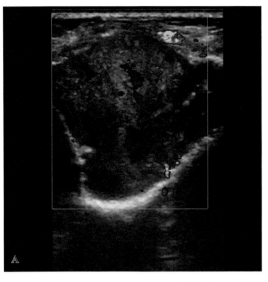
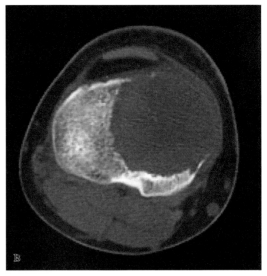

图7-2-28　胫骨平台骨巨细胞瘤

A.于胫骨上端超声横切面显示胫骨前内侧皮质溶解破坏,局部实性包块形成,内部可见丰富血流信号;B.CT横切面显示溶骨性骨破坏

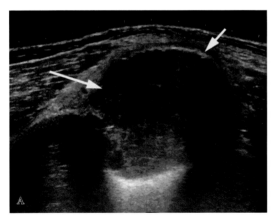
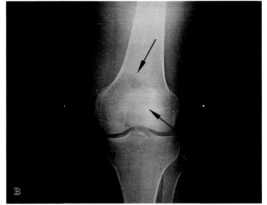

图7-2-29　股骨内侧髁骨巨细胞瘤

A.超声显示骨内肿瘤边界清楚,呈膨胀性生长(箭头),骨皮质变薄;B.X线显示股骨内侧髁密度减低,出现透亮区,边界清楚(箭头),未破坏骨皮质

成软组织包块,形态不规则,呈分叶状,瘤体内可显示丰富的血流信号。

(六)骨肉瘤

骨肉瘤也称成骨肉瘤,是常见的骨原发性恶性肿瘤,约占骨原发性恶性肿瘤的20%,其特点是有能力直接从肿瘤细胞产生骨或骨样组织,由肉瘤性成骨细胞、瘤性骨样组织和肿瘤骨构成,好发于骨骼生长迅速的青春期,大多见于10～30岁。肿瘤好发于长骨的干骺端,尤以膝关节上下为多见。

1.临床表现　可因骨肉瘤的类型、发生的部位和患者的年龄不同而不同。早期症状为局部疼痛,疼痛为持续性,日益加重,夜间疼痛尤甚,后期疼痛难以忍受。局部肿胀可逐渐增大,皮肤张力高,皮温较高,浅静脉怒张。发病数月后可触及肿块,肿块质地中等或坚硬,常与深部组织固定。肿瘤晚期可出现恶病质

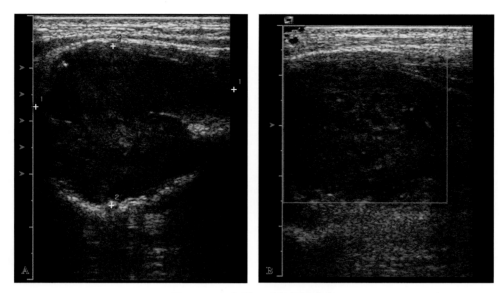

图7-2-30 桡骨远端骨巨细胞瘤

A.超声显示桡骨远端实性包块（标尺），大小为3.9cm×3.0cm，边界清楚，内部回声欠均匀；B.PDI显示包块内可见丰富血流信号

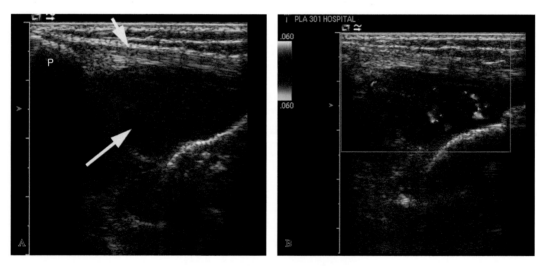

图7-2-31 胫骨上端骨巨细胞瘤复发

A.纵切面显示髌腱（短箭头）后方实性低回声包块（长箭头），边界清楚；B.PDI显示肿块内可见丰富血流信号

表现。

2.X线表现

（1）软组织变化：表现为软组织肿胀和肿块。肿块表示骨内生长的肿瘤已穿破骨膜进入软组织，而起源于骨膜者肿块即为肿瘤本身。肿块可发生瘤骨或环状钙化。

（2）骨膜变化：骨肉瘤引起的骨膜变化可有多种形态。病变早期骨膜表现为较薄而光滑的平行线状；肿瘤恶性程度高时骨膜可表现为

较厚的层状或葱皮样；肿瘤突破骨膜可表现为骨膜反应层次模糊、破坏、中断；当层状骨膜反应被穿破骨皮质的肿瘤所破坏后，突向软组织内的肿瘤在其靠近骨皮质的上缘、下缘残留下的层状骨膜一般表现为三角形，称为Codman三角，即骨膜三角。

（3）骨质变化：主要为骨质破坏，骨松质的破坏表现为骨质密度减低和骨小梁结构的消失，骨皮质则表现为骨质缺损。

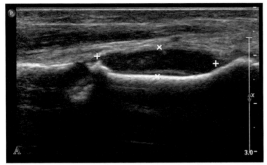
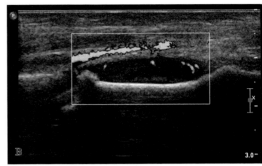
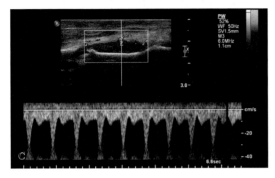

图7-2-32 胫骨下段骨巨细胞瘤复发

A.纵切面显示沿胫骨旁实性低回声包块（标尺）；
B.PDI显示其内可见丰富血流信号；C.脉冲多普勒（PW）
超声显示为动脉血流频谱

（4）软骨变化：主要为软骨破坏和软骨
钙化。

（5）瘤骨：是肿瘤细胞形成的一些分化不
良的骨组织，表现为数量不等、形态各异、密
度不均的致密影，可有3种基本形态，即象牙
质瘤骨、棉絮状瘤骨和针状瘤骨。

3.超声表现 典型成骨肉瘤于肿块内可见
大量垂直于骨皮质方向、呈放射状排列的强回
声针状瘤骨（图7-2-33，图7-2-34）。在肿瘤骨
与正常骨交界处可见骨膜抬高且向肿瘤包绕，
形成三角形结构，与放射学描述的Codman三
角相符。彩色多普勒超声显示多数肿瘤内血供
丰富，血流信号紊乱。

骨肉瘤是一种全身性疾病，手术前须给
予新辅助化疗，故术前准确评估新辅助化疗的
疗效具有重要意义。超声检查对于评估化疗疗
效具有重要的价值。化疗效果显著者，超声可
见骨破坏范围和软组织肿块明显缩小；肿瘤边
界可由模糊变为清晰；肿瘤骨的包壳形成（图
7-2-35）；部分肿瘤化疗后瘤内可见囊性变；
CDFI显示肿瘤内血流显著减少或消失。超声还
可用于肿瘤术后的检测，复发肿瘤常显示为实
性低回声病变（图7-2-36）。

（七）软骨肉瘤

软骨肉瘤为仅次于多发性骨髓瘤和骨肉瘤
而居第三位的原发性恶性骨肿瘤。发病年龄以
21～30岁多见，发病部位以股骨多见。组织学
特点是肿瘤细胞产生恶性软骨组织。最常见的
类型为普通髓腔型软骨肉瘤，约占所有病例的
80%。

1.临床表现 患者可出现疼痛，疼痛为潜
在性缓慢进行，一般不易触及肿块。发生于脊
柱和骨盆的肿瘤可引起放射性疼痛；向骨盆内
生长的肿瘤可引起大小便障碍；发生于干骺端
的肿瘤，可引起邻近关节疼痛及关节活动功能
障碍。

2.X线表现 普通髓腔型软骨肉瘤典型表
现：骨的髓腔部分膨胀，骨皮质增厚，常伴有
不同程度的钙化，骨膜反应可无、呈良性骨膜
反应或为侵袭性的变化，如Codman三角形骨
膜、放射状骨膜，有些病例可伴有软组织肿块。

3.超声表现 超声显示骨皮质破坏，一般
无骨膜反应，有病理性骨折或侵犯骨膜时患者
可出现局限性骨膜反应。钙化是软骨源性肿瘤
的重要特征，表现为肿瘤内部可见大量不规则

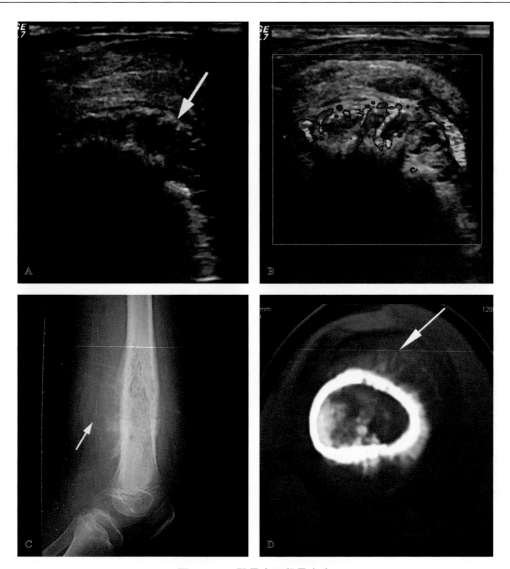

图7-2-33 股骨中下段骨肉瘤

A.股骨横切面超声显示肿瘤骨生长呈"日光放射"状（箭头）；B.CDFI见肿瘤内丰富血流信号；C.X线显示放射状骨针（箭头）；D.CT显示放射状骨针（箭头）

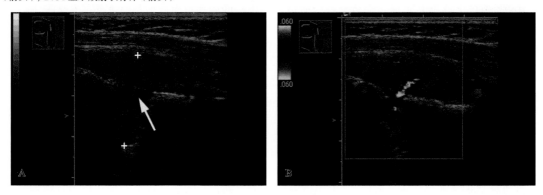

图7-2-34 肱骨骨肉瘤

A.超声显示肱骨骨皮质局部破坏（箭头），骨皮质深部及周围软组织内均可见实性低回声包块（标尺）；B.CDFI见肿瘤内丰富血流信号

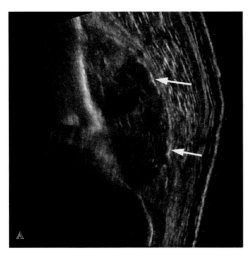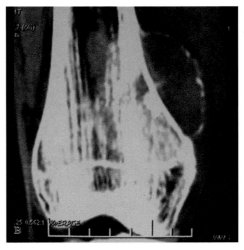

图7-2-35　股骨远端骨肉瘤化疗后

A.纵切面显示股骨远端实性包块,周边可见线状强回声包壳形成(箭头);B.CT冠状面显示股骨远段软组织包块,伴包壳形成

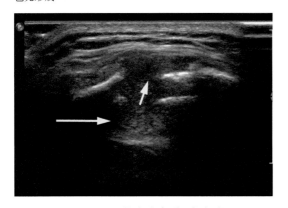

图7-2-36　骨肉瘤术后1年复发

肩峰后内侧骨质破坏(短箭头),局部实性团块形成
(长箭头)

强回声,后方伴声影(图7-2-37)。肿瘤穿破骨皮质,可形成软组织内肿块(图7-2-38)。肿瘤合并黏液变性和坏死时,肿瘤内出现大小不等的液性暗区。彩色多普勒超声显示肿瘤内可见较丰富血流信号。肿瘤复发时常表现为实性低回声包块(图7-2-39,图7-2-40)。

(八)骨转移瘤

任何器官的癌瘤都可发生骨转移,其中以乳腺癌、前列腺癌、肺癌、甲状腺癌最多见。骨转移瘤好发于中老年,少见于40岁以下的患者,一般侵犯中轴骨(颅骨、脊柱和骨盆)及

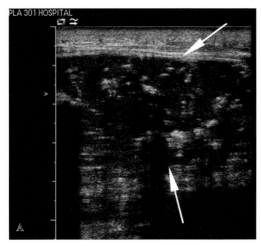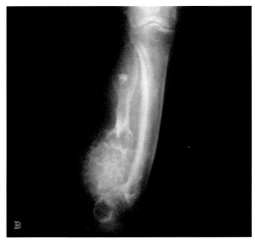

图7-2-37　腓骨下段软骨肉瘤

A.超声显示腓骨下段实性低回声包块,内可见多发强回声斑;B.X线显示腓骨下段骨质破坏呈高密度影

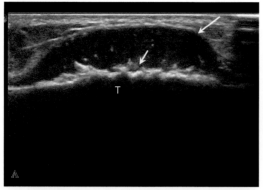

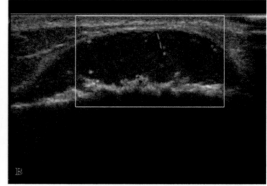

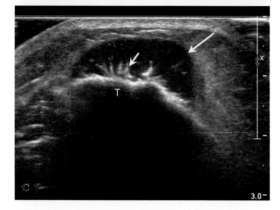

图7-2-38　小腿胫骨前上段软骨肉瘤

A.纵切面显示胫骨前上段骨皮质不规则改变（短箭头），其旁可见软组织肿块，呈低回声（长箭头）；B.PDI显示软组织肿块内可见较丰富血流信号；C.横切面显示肿块（长箭头）内与骨皮质相连的多条短线状强回声，呈放射状（短箭头）。T：胫骨

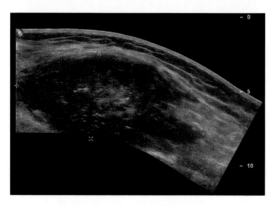

图7-2-39　软骨肉瘤术后复发

局部可见低回声包块，其内多见斑点状强回声

四肢骨的近端。

1.临床表现　病程初期无明显症状，后可出现疼痛。疼痛开始为间歇性钝痛，逐渐加剧变为持续性剧痛。转移至脊柱者，常由于压迫脊髓和神经根而引起神经方面的症状。

2.X线检查　常不能早期发现骨骼的转移性肿瘤。核素骨显像是早期发现骨转移性病变的最好方法，可以显示出溶骨性和成骨性病变。

3.超声表现　显示为局限性骨破坏，骨皮质连续性中断，肿瘤内部可呈低回声或不均匀高回声（图7-2-41～图7-2-47）。肿瘤穿破骨皮质后，在软组织内出现局限性肿块，多无完整包膜。但当肿瘤位于骨髓腔内、骨皮质尚未受损时，超声可无阳性发现，此时有赖于核素骨显像检查。

4.鉴别诊断　有时本病需与骨折相鉴别：骨折的超声显示为骨皮质连续性中断，骨折端可成角或错位，局部常伴有血肿而无实性肿块形成。

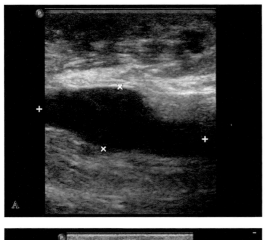
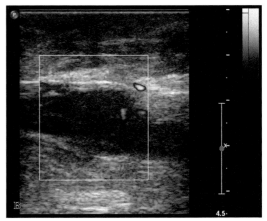
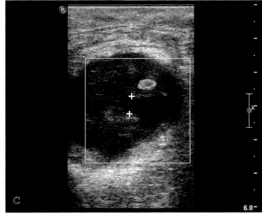

图7-2-40 软骨肉瘤术后复发

A.术后3个月超声于大腿中段股浅动脉旁可见低回声肿块，形态不规则（标尺）；B.PDI于肿块内可见丰富血流信号；C.术后半年横切面显示肿块增大，包绕股浅动脉、股浅静脉，股浅静脉闭塞（标尺）

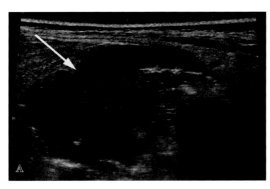
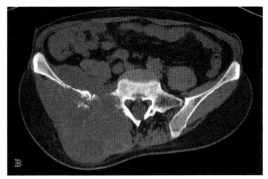

图7-2-41 骶髂关节处溶骨性转移癌

A.超声显示骶髂关节处实性包块，呈低回声（箭头）；B.CT显示右侧骶髂关节溶骨性骨破坏

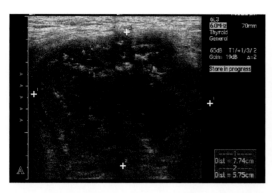
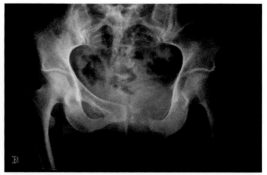

图7-2-42　耻骨转移性低分化腺癌

A.左侧耻骨骨皮质显示不清，局部见实性低回声包块（标尺），内部回声不均匀；B.X线显示左侧耻骨局部骨质破坏

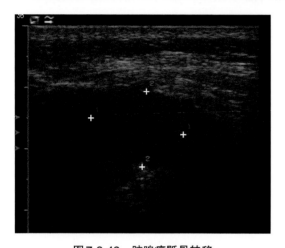
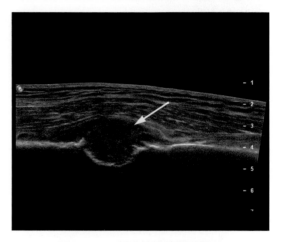

图7-2-43　肺腺癌骶骨转移

超声显示骶骨骨皮质明显变薄，其深部见一实性低回声结节（标尺），形态欠规则

图7-2-44　原发性肝癌股骨转移

超声显示股骨骨皮质连续性中断，局部可见一实性包块（箭头）

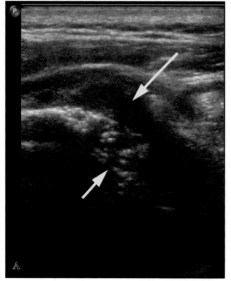
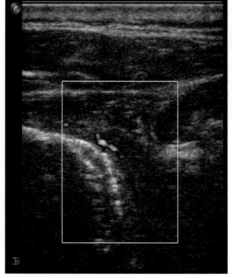

图7-2-45　胸膜间皮瘤伴多发骨转移

A.肱骨上端局部骨质破坏（短箭头），其周围可见实性低回声（长箭头）；B.PDI显示其内可见动脉血流信号

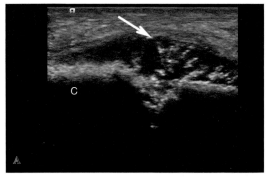
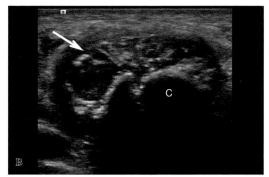
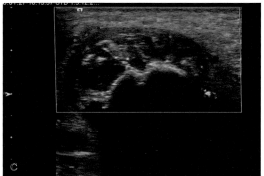

图7-2-46 肝癌锁骨转移,X线显示骨折

A.锁骨长轴切面显示左侧锁骨外侧连续性差,局部可见低回声包块(箭头);B.锁骨短轴切面显示锁骨旁低回声包块(箭头);C.CDFI显示包块周边可见较丰富血流信号。C:锁骨

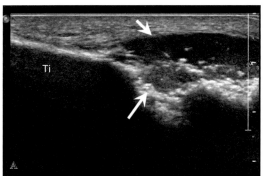
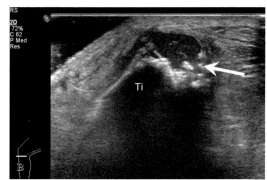
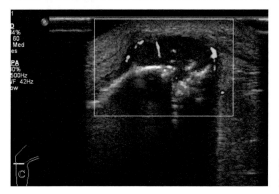

图7-2-47 肺癌胫骨上段骨转移

A.纵切面显示胫骨上段骨质破坏(长箭头)伴低回声肿块(短箭头);B.横切面显示胫骨(Ti)低回声团块(箭头);C.PDI显示肿块内可见丰富血流信号

五、其他典型病变

其他典型病变见图7-2-48。

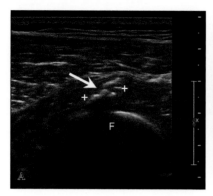 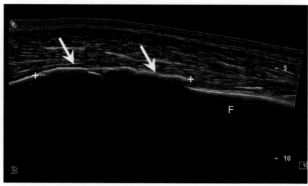

图7-2-48　股骨外侧骨皮质良性增厚病变

A.横切面显示大腿中段股骨（F）前内侧斑状强回声（箭头）；B.宽景成像显示股骨（F）骨皮质处长条形强回声（箭头）。MR显示股骨局部骨皮质增厚改变，髓腔内未见异常信号

第二部分

四肢关节各论

第8章

肩部超声诊断

第一节　肩部应用解剖与超声检查

肩关节是人体活动度最大的关节，因为肩胛盂小、肱骨头大而圆，关节囊又较松弛，所以其活动度较大。加以肩胛骨的升降、旋转并沿胸壁绕动，活动范围就更大。上肢带由5个关节组成，即盂肱关节、肩锁关节、胸锁关节、肩胛胸壁间关节、肩峰肱骨间关节。肩部运动是各关节的协调运动，因此，任何关节受伤，都将不同程度地影响肩的活动功能。

肩部超声检查时，患者可坐在无靠背的椅子上。检查可从肱二头肌长头肌腱开始，然后为肩胛下肌腱、冈下肌腱和小圆肌腱，最后为冈上肌腱。由于肩袖的病变多位于冈上肌腱，而检查冈上肌腱时需要让患者做内旋和内收的动作，此动作可导致患者出现肩部疼痛，因此可最后检查此肌腱。

一、肱二头肌长头肌腱

肱二头肌长头肌腱起自盂上结节、关节盂上缘，斜穿过肱骨头的顶部进入肱骨结节间沟，肌腱平均长9cm，约在三角肌止点水平处移行为肌肉。肱二头肌长头肌腱最大厚度为3.3～4.7mm，与个体的性别、活动强度有关。肱二头肌长头肌腱近段为关节内、滑膜内结构。长头肌腱在结节间沟走行处，被一滑膜鞘包裹，该滑膜鞘为盂肱关节滑膜的延续，向下一直延伸至结节间沟远侧3～4cm处。长头肌腱的腱鞘与盂肱关节腔相通，因此，长头肌腱腱鞘内

积液常预示着盂肱关节内的病变。

肱二头肌长头肌腱在其走行过程中，在3个水平被肌腱和韧带所固定。从头侧至尾侧，其分别为喙肱韧带和盂肱上韧带、肱横韧带和胸大肌肌腱。喙肱韧带位于肩袖间隙内。肩袖间隙为冈上肌腱和肩胛下肌腱之间的一个间隙，其内除容纳肱二头肌长头肌腱外，还有喙肱韧带和盂肱上韧带。喙肱韧带越过肱二头肌长头肌腱，然后分为2层，分别与冈上肌腱和深部的关节囊相融合。喙肱韧带的前束与盂肱上韧带融合，止于肱骨小结节，在结节间沟上方稳定长头肌腱。超声上喙肱韧带显示为覆盖长头肌腱的带状回声，厚2～3mm，其深部与长头肌腱之间有一层薄的低回声带，此低回声带延伸至冈上肌腱的深部，可能为此韧带与关节囊之间的一个界面回声。超声显示盂肱上韧带困难，但是如喙肱韧带显示正常，且关节腔内未见积液，则可提示肩袖间隙内结构无损伤。喙肱韧带撕裂后，位于关节腔内的长头肌腱周围可见被积液包绕，并远离其深部的肱骨头软骨面。此时，肩部旋转活动时，可见长头肌腱向内侧、外侧移位加大。

肱横韧带与喙肱韧带的远端相延续，由肩胛下肌腱的最浅层纤维组成，其位于肱骨大结节与小结节之间，因此与肱骨结节间沟的骨性结构组成了一个骨纤维管。肱横韧带较为薄弱，因此其固定长头肌腱的作用也较弱。正常肱横

韧带显示为覆盖结节间沟的薄的纤维带状回声。

在肱骨结节间沟的远段，固定长头肌腱的结构为胸大肌肌腱，此肌腱经过肱二头肌长头肌腱-肌腹移行处，止于结节间沟的外缘。

肱骨结节间沟由肱骨大结节和肱骨小结节构成，其内侧壁的平均角度为56°，平均深度为4.3mm，如深度＜3mm则认为结节间沟较浅。内侧壁角度较小可导致肌腱易向内侧脱位。如结节间沟较窄且内侧壁较锐利或有骨赘形成，则可损伤肌腱，引起肱二头肌腱鞘炎或肌腱断裂。

（一）横切面扫查肱骨结节间沟及肱二头肌长头肌腱

患者取坐位，面朝检查者，肩关节保持中立位，前臂旋后放置在检查侧大腿上，此体位可让结节间沟位于前部。探头横切放在肱骨头上，结节间沟为肱骨大结节与肱骨小结节之间一个骨性凹陷，此沟为鉴别肩胛下肌腱与冈上肌腱的标志性结构：内侧为肩胛下肌腱，外侧为冈上肌腱。结节间沟上段较深而窄，而下段逐渐变得宽而浅。正常结节间沟底部横切面呈平滑的线状高回声，沟宽约10mm，沟内为肱二头肌长头肌腱，其横切面显示为椭圆形的高回声结构，有时腱鞘内可见少量积液（图8-1-1）。由于立位时此为盂肱关节的关节腔最低位，因此，关节腔积液较少时可在此部位显示。检查时注意调整探头，使声束垂直于肌腱，避免出现肌腱的各向异性伪像。肱二头肌长头肌腱的

上段位于盂肱关节腔内，肩部外旋时可检查此部分，此段肌腱较扁平。

肱横韧带显示为位于肱骨大结节、肱骨小结节之间的纤维带状高回声结构。动态超声检查时，即肘部放在身体旁保持不动，肩部做内旋和外旋的动作，可观察肱横韧带的完整性和肱二头肌长头肌腱有无脱位。正常情况下，长头肌腱应位于结节间沟内，而脱位时，可见其位于结节间沟外（多位于结节间沟内侧）。检查喙肱韧带时，探头内侧放在喙突上，外侧放在肱骨大结节上（图8-1-2）。然后，探头外侧端向上旋转至肩峰，此时可显示位于肩峰与喙突之间的喙肩韧带（图8-1-3）。

（二）纵切面显示肱骨结节间沟与肱二头肌长头肌腱

探头自上一切面旋转90°显示肱二头肌长头肌腱长轴，向下一直扫查至肌腱-肌腹移行处，向上至盂肱关节腔内（图8-1-4）。肌腱呈带状高回声结构，内可见多条细线状回声。检查时，要使声束垂直于肌腱，即采用探头远侧加压、近侧轻抬的方法，可避免各向异性伪像的出现（图8-1-5）。由于肱二头肌长头肌腱腱鞘与盂肱关节腔相通，因此立位时，盂肱关节腔内积液可流至长头肌腱腱鞘内（图8-1-6）。

二、肩袖

肩袖由冈上肌、冈下肌、肩胛下肌和小圆肌4个肌腱组成，起于肩胛骨，附着于肱骨头

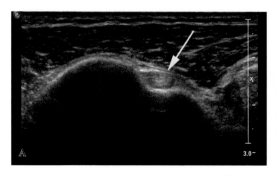
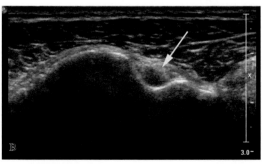

图8-1-1　横切面显示肱二头肌长头肌腱

A.肱二头肌长头肌腱于横切面显示为椭圆形的高回声结构（箭头），位于肱骨大结节与小结节之间；B.探头声束不垂直肌腱时，可产生各向异性伪像，导致肌腱呈低回声（箭头）

周围，在肱骨头解剖颈处形成袖套状结构。其中冈上肌位于肩胛冈上方的冈上窝，其肌腱止于肱骨大结节的上端。肩峰下囊将其与肩峰、三角肌和喙肩韧带相隔离。冈上肌的下方为冈下肌，走行于冈下窝，其肌腱止于肱骨大结节的中段。再往下为小圆肌，止于肱骨大结节的下端。这3条肌肉的肌腱紧密相连形成肩袖的

上后部分。肩袖的前部分为肩胛下肌，走行于肩胛骨的前面，其肌腱止于肱骨小结节。肩胛下肌腱与冈上肌腱之间隔以肩袖间隙，其内容纳肱二头肌长头肌腱、喙肱韧带、盂肱上韧带，此间隙的大小因人而异，有些人可能不太明显。肱二头肌长头肌腱为肩袖超声检查中的一个重要解剖标志，位于冈上肌腱与肩胛下肌腱之间的肩袖间隙内。

肩袖的作用为稳定和支持肩肱关节，维持肩关节腔的密闭功能，保持滑液营养关节软骨，预防继发性骨性关节炎。

（一）肩胛下肌腱长轴切面

患者外旋其上臂，外展前臂，探头横切从结节间沟向内侧移动，显示肩胛下肌腱长轴，其为纤维带状高回声，附着在肱骨小结节（图8-1-7）。探头要向上、向下移动，以全面扫查整个肌腱。检查时，可被动外旋、内旋上臂，

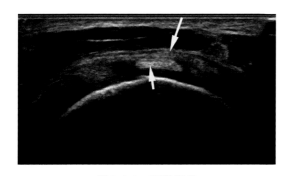

图8-1-2　喙肱韧带
超声于肩袖间隙显示喙肱韧带（长箭头），位于肱二头肌长头肌腱（短箭头）浅侧

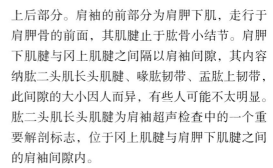

图8-1-4　纵切面显示肱二头肌长头肌腱
肱二头肌长头肌腱（标尺）走行在肱骨结节间沟上方

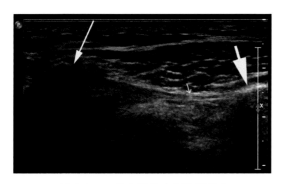

图8-1-3　喙肩韧带（短细箭头）
位于肩峰（长箭头）和喙突（短粗箭头）之间

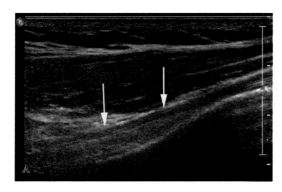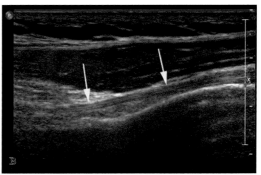

图8-1-5　肱二头肌长头肌腱
A.纵切面显示肱二头肌长头肌腱，由于肌腱与声束不垂直而呈低回声（箭头），为各向异性伪像；B.采用探头一侧加压另一侧抬起的方法使声束尽量垂直于肌腱后，肌腱呈纤维束状高回声（箭头）

以观察肌腱的完整性。超声检查时让患者上臂抗阻力外展，有助于肌腱微小撕裂的检出。

探头向内侧移动以显示喙突，并让患者做肩部外旋和内旋活动，以检查有无喙突下肌腱撞击或喙突下滑囊有无积液。喙突下滑囊一般位于喙突的内侧，超声难以显示。当肩部外旋时，可见其位于喙突外侧而易于显示。

（二）肩胛下肌腱短轴切面

探头自上一切面旋转90°，矢状位扫查肩胛下肌腱，显示肌腱短轴切面（图8-1-8）。

（三）冈下肌腱和小圆肌腱长轴切面

让患者背朝检查者，其手部放在大腿部或对侧肩上。探头横切放置在背部肱骨大结节内侧。冈下肌腱显示为纤维带状高回声，其在肱骨大结节附着处呈鸟嘴样（图8-1-9）。让患者被动外旋和内旋上臂有利于冈下肌腱病变的检查。检查完冈下肌腱后，向下移动探头显示小圆肌腱（图8-1-10）。小圆肌腱较短，冈下肌腱较长。小圆肌腱的病变较少，因此可不作为常规检查项目，这个体位也可用于检查关节后盂唇。

（四）横切面显示盂肱关节后部

将探头从冈下肌腱向外略移动，可显示盂肱关节后部，关节软骨显示为带状低回声附着

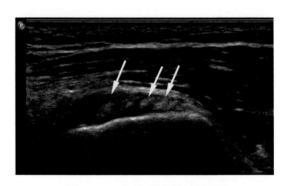

图 8-1-8　肩胛下肌腱短轴切面

其呈多羽状，高回声肌腱纤维束（箭头）之间可见低回声区，为插入的肌肉组织（箭头）

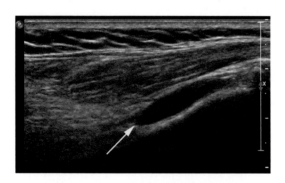

图 8-1-6　肱二头肌长头肌腱腱鞘积液

纵切面显示肱二头肌长头肌腱鞘内较多积液

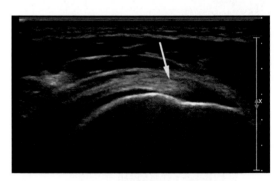

图 8-1-9　冈下肌腱长轴切面

超声见冈下肌腱（箭头）附着于肱骨大结节

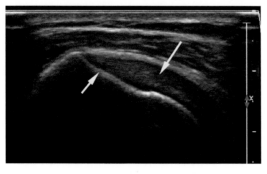

图 8-1-7　肩胛下肌腱长轴切面

超声显示肩胛下肌腱长轴（长箭头）附着于肱骨小结节（短箭头）

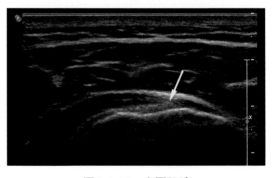

图 8-1-10　小圆肌腱

超声显示小圆肌腱（箭头）附着于肱骨大结节下段

在强回声的肱骨头上。后盂唇呈三角形的高回声（图8-1-11），位于关节盂与肱骨头之间。

（五）横切面显示冈盂切迹

探头向内侧移动至关节盂内侧，可显示冈盂切迹，冈盂切迹为肩胛冈与后关节盂之间的一个凹陷，其内为肩胛上动静脉和肩胛上神经（图8-1-12）。彩色多普勒超声检查可显示肩胛上动脉的搏动血流信号。检查时，探头应向上和向下移动以全面显示冈盂切迹。

（六）冈上肌腱长轴切面

冈上肌腱是肩袖病变中最易累及的肌腱，其前侧通过肱二头肌长头肌腱与肩胛下肌腱相

分隔，而在后部其与冈下肌腱无明确分界。正常情况下，冈上肌腱前后径约为2.5cm。

由于冈上肌腱部分位于肩峰下方，因此为了尽可能多地显示冈上肌腱，患者上肢应最大限度内旋和后伸，前臂放于背后，手背紧贴对侧肩胛骨，即采用Crass体位，此体位可使肌腱拉紧。然后再应用Middleton体位进行检查，即上臂后伸，肘部屈曲并指向后方，手掌放于同侧臀部裤子后兜部位。此体位可很好地显示冈上肌腱近肩袖间隙的部分。检查时，探头斜纵切放置在肩前外侧。正常冈上肌腱显示为带状高回声结构，肌腱浅侧为三角肌下囊，呈外突状，肌腱深部为低回声的关节软骨和呈强回声的肱骨头（图8-1-13）。冈上肌腱于肱骨大结节止点内侧约1cm处为易损区，此区域为乏血供区域，因此较易受到损伤。

（七）冈上肌腱短轴切面

将探头自上一切面旋转90°显示冈上肌腱短轴切面（图8-1-14）。

（八）冠状切面显示肩锁关节

患者上肢于中立位放在身体一侧，探头放在肩锁关节上冠状切面显示肩锁关节。正常情况下锁骨位置要略高于肩峰（图8-1-15）。检查时，探头从前向后移动，前部的关节间隙要比

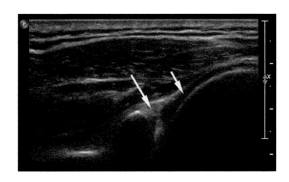

图8-1-11　肩后部显示关节盂及后盂唇

后盂唇呈三角形偏高回声（长箭头），位于关节盂与肱骨头之间，短箭头为肱骨头软骨

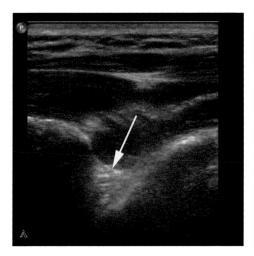
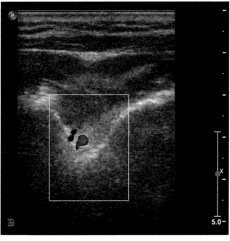

图8-1-12　冈盂切迹

A.灰阶超声显示冈盂切迹位于肩胛冈与关节盂之间，呈三角形高回声（箭头）；B.彩色多普勒超声显示冈盂切迹内肩胛上动静脉血流信号

后部的关节间隙宽。进行动态超声检查时，检查侧上臂可做外展和内收动作。而临床怀疑肩锁关节不稳时，可让患者手部持重物条件下，测量肩锁关节分离程度，并与对侧肩锁关节进行对比。肩锁韧带显示为连接锁骨远端和肩峰的带状偏高回声结构。

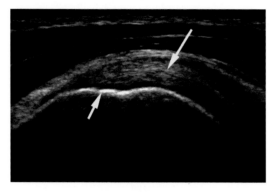

图8-1-13 长轴切面显示冈上肌腱（长箭头）附着于肱骨大结节（短箭头）

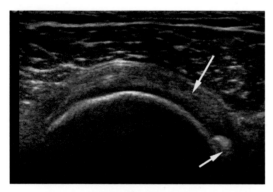

图8-1-14 短轴切面显示冈上肌腱（长箭头）前方为肱二头肌长头肌腱（短箭头）

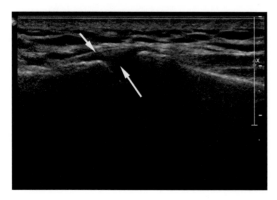

图8-1-15 肩锁关节（长箭头）和肩锁韧带（短箭头）

三、肩峰下-三角肌下囊

肩峰下-三角肌下囊（又称肩峰下-三角肌下滑囊）是人体最大的滑囊，覆盖肩部大部分区域，内侧达喙突，前部覆盖肱骨结节间沟，下缘可达肱骨大结节下方约3cm，其作用相当于肩袖与其上方的肩峰和三角肌之间的一个关节。滑囊内的少量积液可起润滑作用，以减轻肩袖与肩峰和三角肌之间的摩擦。95%的患者肩峰下-三角肌下囊是相通的。在前部，滑囊可覆盖肱骨结节间沟和肩袖间隙，此部位滑囊内的积液注意不要误认为是肱二头肌长头肌腱腱鞘内的积液。滑囊和盂肱关节之间隔以肩袖，因此，肩袖完全撕裂可导致滑囊与关节之间相通。

正常肩峰下-三角肌下囊显示为厚约2mm的结构，包括滑囊内的低回声薄层积液及其周围呈高回声的滑囊外脂肪组织。滑囊内出现积液时，积液多积聚在以下3个部位之一：①紧邻冈上肌腱止点的远侧（图8-1-16）；②上臂外旋时肩胛下肌腱的前方（图8-1-17），因上臂内旋时，积液可积聚在肩峰下隐窝，而当上臂外旋时，可将肩峰下隐窝内的积液挤出而积聚在肩胛下肌腱的前方；③肱骨结节间沟的前方（图8-1-18）。

四、检查注意事项

1.肩袖前部横切时，肱二头肌长头肌腱显示为位于冈上肌腱与肩胛下肌腱之间的偏高回声结构，注意不要将其误诊为钙化灶或瘢痕组织。

2.正常情况下，肱二头肌长头肌腱两侧可

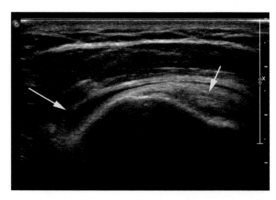

图8-1-16 肩峰下-三角肌下囊内积液（长箭头）位于冈上肌腱（短箭头）止点的远侧

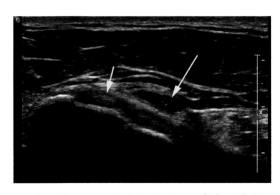

图8-1-17 肩峰下-三角肌下滑囊内积液（长箭头）位于肩胛下肌腱（短箭头）前方

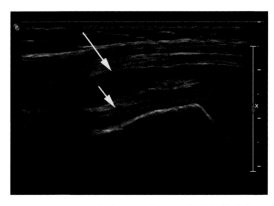

图8-1-18 肩峰下-三角肌下囊（长箭头）位于肱骨结节间沟处肱二头肌长头肌腱（短箭头）前方

各见一低回声区，此为肩袖间隙，而不要将其误诊为肌腱断裂。

3.正常肩袖前部最厚，约6mm，而向后逐渐变薄，后部厚约3.6mm，注意不要将肩袖向后逐渐变薄的表现当作异常。只发生在肩袖后部的撕裂通常非常少见。

4.年轻人和运动员的肩袖回声较均匀，但随着年龄的增长或活动量的减少，肩袖可表现为局部回声不均匀，但这种不均匀改变与周围肌腱分界不清，且双侧较为对称，可能与肌腱的纤维脂肪变有关，并非病理改变。

5.钙化性肌腱炎时，肌腱内可见强回声钙化灶，边界清楚，后方伴声影。钙化灶后方的声影有时易被误认为肌腱撕裂。

6.当肱骨头发生压缩骨折时，冈上肌腱表面的形态可随之发生变化而易误诊为肌腱撕裂。严重的骨折使肌腱的位置关系发生改变而增加诊断的难度。

7.超声检查本身的局限性：部分肩袖组织由于位于肩峰的近端和深部而使超声不能显示，因此也不能显示由于肩峰下骨赘造成的肌腱损伤。通过让上臂内收、内旋可观察到更多的肌腱，但始终不能显示完整的肌腱。然而，多数肩袖病变发生在肌腱远端的1.5cm范围内，因此易被超声显示。

第二节 肩部常见病变超声诊断

一、肩袖肌腱病

肩袖肌腱病被认为是肩袖前上部撞击的早期改变，病变首先累及冈上肌腱及其浅侧滑囊。

超声表现 受累肌腱增厚，内部回声减低、不均匀。肌腱增厚可为局部增厚或弥漫性增厚（图8-2-1，图8-2-2）。当肌腱厚度仅为轻微改变时，双侧对比检查对于明确诊断具有重要作用。双侧对比检查时，应注意在肌腱的同一水平进行比较，因冈上肌腱自前向后逐渐变细。双侧对比检查两侧肌腱厚度相差1.5～2.5mm，或肌腱厚度＞8mm时提示肌腱病。

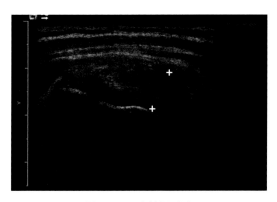

图8-2-1 肩袖肌腱病
超声显示冈上肌腱增厚，回声减低、不均匀（标尺）

应用超声诊断肩袖肌腱病时，应与临床密切结合。仅仅根据超声测量肌腱厚度来诊断肌腱病有时会出现误差。肩袖肌腱病除肌腱出现病变外，三角肌下囊常可出现病变，表现为滑

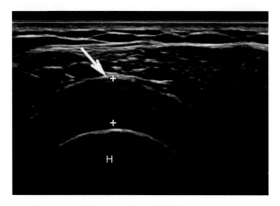

图 8-2-2　冈上肌腱病

横切面显示冈上肌腱的中部增厚（标尺），回声减低。H：肱骨头

囊壁增厚，滑囊内出现积液。有时增厚的滑囊与其深部的肌腱分界不清，此时很难准确测量肌腱的厚度。

二、肩袖撕裂

肩袖撕裂损伤是中老年常见的肩关节损伤，其发生率占肩关节疾病的 17% ～ 41%。其发生与肌腱的退行性病变，肩袖与肩峰和喙肩弓反复、微小的撞击，继而使肩峰前下方形成骨赘，肌腱发生充血水肿、变性、撕裂有关。

肩袖撕裂可分为完全撕裂和部分撕裂。完全撕裂可导致盂肱关节腔与肩峰下 - 三角肌下囊相通，肩关节造影可发现对比造影剂自盂肱关节腔溢入肩峰下 - 三角肌下囊，而部分撕裂则不会引起上述异常相通。随着病变的进展，部分撕裂可演变为完全撕裂（图 8-2-3）。

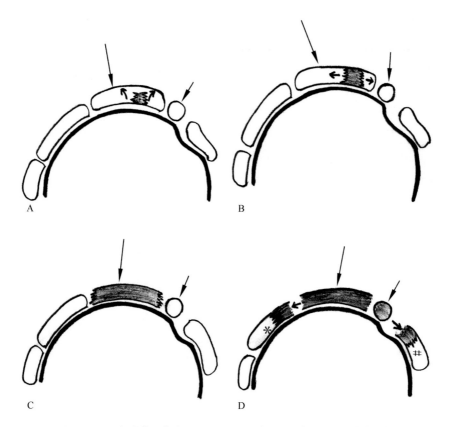

图 8-2-3　肩关节矢状切面显示肩袖由部分撕裂进展为完全撕裂

A.肩袖肌腱撕裂首先位于冈上肌腱前部，为部分撕裂；B.部分撕裂进而发展为完全撕裂；C.冈上肌腱完全撕裂累及整个冈上肌腱；D.撕裂累及整个冈上肌腱（长箭头），继而扩展至冈下肌腱（＊）、肱二头肌长头肌腱（短箭头）、肩胛下肌腱（＃）。A、B、C中长箭头为冈上肌腱，短箭头为肱二头肌长头肌腱

确定肩袖有无撕裂是肩关节超声检查最常见的适应证。超声检查可为临床医生提供准确的信息以决定手术方案。随着肩关节镜下肩袖修补术的开展，超声成为探测肩袖微小撕裂的重要方法，因为＜5mm的撕裂是肩关节镜下修补的重要指征。超声诊断肩袖微小撕裂敏感性可达98%。

（一）肩袖部分撕裂

肩袖部分撕裂为撕裂仅累及肌腱的部分厚度，多发生于冈上肌腱的前1/3部，占全部肩袖撕裂的13%～18%，其发病年龄较完全撕裂年轻。

1.临床表现　临床上诊断肩袖部分撕裂较为困难。与肩袖肌腱病或全层撕裂比较，其临床特点无特殊，主要症状包括肩部疼痛和活动受限。疼痛位于肩峰周围，肩外展、上举时加重，夜间痛的存在有诊断意义。患肩往往有不同程度的运动受限。由于肩袖部分撕裂通常位于冈上肌腱的前部，因此应着重检查紧邻肱二头肌长头肌腱后方的肌腱组织。

部分撕裂根据撕裂的部位可分为3种：①滑囊侧部分撕裂；②肌腱内部分撕裂；③关节侧部分撕裂。每一类根据撕裂的深度分为3度：Ⅰ度＜3mm；Ⅱ度3～6mm；Ⅲ度＞6mm或超过肌腱厚度50%。

2.超声表现

（1）肌腱的关节侧、滑囊侧或肌腱内可见条形或不规则性无回声裂隙，或显示为混合的强回声和低回声区，纵切和横切检查均可见病变。

1）肌腱内部撕裂超声显示为小的、圆形或卵圆形低回声缺损，横切面和纵切面均可显示，或为肌腱内部沿肌腱长轴走行的线性撕裂（图8-2-4 ～图8-2-8）。

2）滑囊侧部分撕裂时，于肌腱的滑囊侧可见局部凹陷、缺损，缺损处可充填低回声的滑囊组织、滑囊积液或呈高回声的滑囊外脂肪组织（图8-2-9 ～图8-2-12）。病变多位于近肱骨大结节附着处。超声检查时局部压痛明显。诊断滑囊侧肌腱撕裂时，应注意观察肌腱的关节侧是否完整，以除外肌腱完全撕裂。

3）关节侧肩袖撕裂：显示为肌腱的近关节部分连续性中断，局部可见关节腔积液，而近

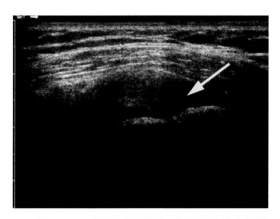

图8-2-4 长轴切面显示冈上肌腱腱体内部分撕裂（箭头）

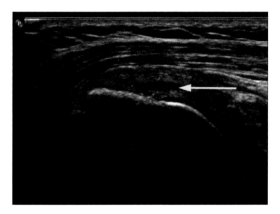

图8-2-5 长轴切面显示冈上肌腱腱体内部分撕裂（箭头）

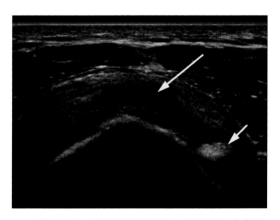

图8-2-6 短轴切面显示冈上肌腱腱体内部分撕裂（长箭头）

其内侧可见肱二头肌长头肌腱（短箭头），呈偏高回声

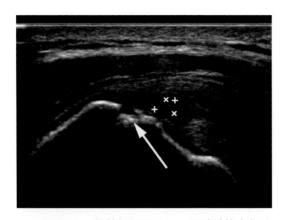

图8-2-7 长轴切面显示冈上肌腱腱体内部分撕裂（标尺）

肌腱附着处骨皮质可见小的缺损（箭头）

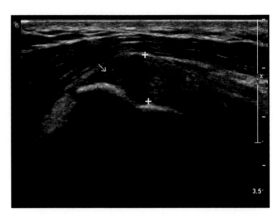

图8-2-10 纵切面显示冈上肌腱显著增厚（标尺）和滑囊侧部分撕裂（箭头）

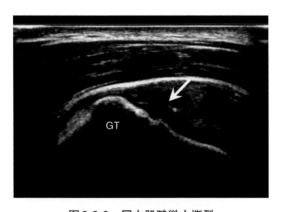

图8-2-8 冈上肌腱微小撕裂

冈上肌腱纵切面显示肌腱近止点处线状强回声（箭头），其周围可见低回声区，为局部撕裂。GT：肱骨大结节

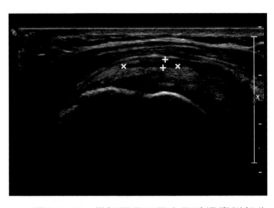

图8-2-11 纵切面显示冈上肌腱滑囊侧部分撕裂呈细条状无回声区（箭头）

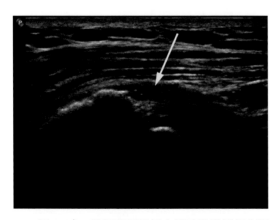

图8-2-9 纵切面显示冈上肌腱滑囊侧部分撕裂呈无回声区（箭头）

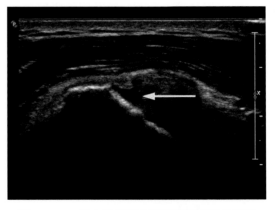

图8-2-12 超声显示冈上肌腱滑囊侧部分撕裂

呈无回声区（箭头），局部滑囊略凹陷

滑囊侧的肌腱组织则显示连续。关节侧肩袖撕裂常伴有肱骨大结节处骨质不平滑改变。检查时其须与冈上肌向远侧肌腱内延伸的肌腹组织相鉴别，仔细观察可见其与近端的肌肉组织相延续。

（2）多数肩袖部分撕裂患者可合并肌腱附着处骨骼的异常改变。因此，除肌腱本身病变外，还可见肌腱附着处骨骼的改变，包括骨皮质小的缺损到骨破碎和骨赘形成。骨骼的改变不仅见于肩袖部分撕裂，也可见于完全撕裂，其原因不明。

（3）肩袖部分撕裂时，有时可见肱二头肌长头肌肌腱鞘内有少量积液或滑囊内存在少量积液。但如果肩峰下 - 三角肌下囊出现大量积液，则应怀疑有肩袖完全撕裂的可能。

肩袖部分撕裂在超声上有时与肩袖肌腱病鉴别较为困难，但由于在临床上两者均采取非手术治疗方法，因此临床上鉴别此2种病变并不是非常重要。但如超声检查时在横切面及纵切面均可见肌腱内出现较为清晰的裂隙，则可明确诊断为肌腱部分撕裂。

3.诊断注意事项

（1）应在肌腱的长轴切面及短轴切面均能显示病变。

（2）应在肌腱的长轴切面及短轴切面分别测量撕裂的范围，并在肌腱长轴切面测量撕裂厚度占肌腱总厚度的百分比。

（二）肩袖完全撕裂

肩袖完全撕裂是指肩袖撕裂累及肌腱的全层（从浅层至深层），从而导致盂肱关节腔与肩峰下 - 三角肌下囊相通，其程度可根据所累及的肌腱数目或撕裂的范围进行分类。完全撕裂可累及肌腱的整个宽度（从肌腱的前部至后部），或仅累及肌腱的部分宽度。测量撕裂范围时应从肌腱短轴切面和肌腱长轴切面进行测量，短轴切面测量撕裂累及的宽度，长轴切面测量肌腱断裂后断端回缩的长度。由于冈上肌腱宽约25mm，如撕裂范围从肱二头肌腱向后延伸范围＞25mm，则撕裂不仅累及冈上肌腱，还会累及冈下肌腱。

超声对诊断肩袖完全撕裂有较高的准确性，可分为原发征象和继发征象。根据原发征象可诊断肩袖撕裂，而继发征象则有支持诊断的作用。

1.原发征象

（1）肩袖缺失：肩袖撕裂较为严重时，几乎看不到覆盖肱骨头的肌腱或仅残留少许肌腱组织，常累及整个冈上肌腱，撕裂的前端紧邻肱二头肌腱，向后延伸累及整个冈上肌腱和大部分冈下肌腱（图8-2-13）。肌腱断端可回缩至肩峰下，导致三角肌直接覆盖在肱骨头上，此时三角肌的深层仍可保持外凸的形态，因为其肌纤维几乎与肱骨头的形态相平行。肩胛下肌腱很少被累及，肱二头肌腱可发生严重退行性变。有时可在肱骨头表面见一薄层软组织，其为增厚的滑膜组织，不要误认为肩袖。被动活动肩部有助于鉴别增厚的滑膜与残余的肌腱组织。

（2）局部未见肩袖：这种撕裂的严重程度较小。由于局部肌腱缺失，可见低回声或无回声裂隙累及肌腱的全层（图8-2-14 ～图8-2-16）。几乎所有的这些撕裂都位于冈上肌腱前部的易损伤区内。撕裂处局部的肱骨头骨皮质可不规则，而关节腔和滑囊内常可见到积液。

（3）肩峰下 - 三角肌下囊疝入肩袖内：正常肩峰下 - 三角肌下囊的形态呈外凸隆起状。当肩袖撕裂时，三角肌和肩峰下 - 三角肌下囊可疝入肩袖撕裂处，使其形态呈凹陷状（图8-2-17）。疝入的三角肌深面可为肉芽组织、增厚的滑囊和瘢痕组织，其可呈低回声、等回声或高回声。当完全撕裂范围较小时，肌腱回缩不明显，因此，三角肌深面的形态变化不明显，可为轻度的凹陷或变平。

（4）撕裂部位的可压缩性：正常肩袖不能被压缩。在许多肩袖完全撕裂的患者，由于肩袖断裂处充满了积液和组织碎屑，肩袖的上缘可仍保持类似正常的外凸形状，且有时很难将这些碎屑组织与正常肌腱组织相鉴别（图8-2-18）。探头按压后，肩袖撕裂处可被压缩而使三角肌及滑囊贴近肱骨头。

2.继发征象 可为肱骨大结节骨皮质不规则、肩峰下 - 三角肌下囊炎、软骨界面征（由

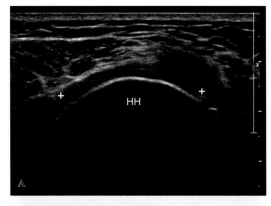

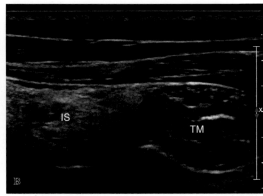

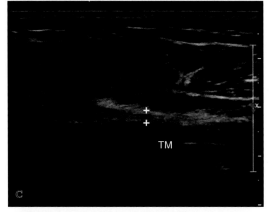

图8-2-13 肩袖巨大完全撕裂

A.横切面显示肱骨头处肩袖大范围完全撕裂（标尺），三角肌（D）直接覆盖在肱骨头（HH）软骨上；B.短轴切面可见冈下肌萎缩，呈偏高回声（IS），而小圆肌回声正常（TM）；C.肩后部显示小圆肌腱未受累，连续性完整（标尺），其周围为小圆肌肌腹回声（TM）

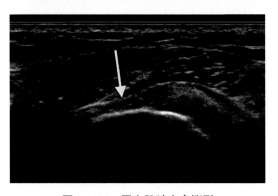

图8-2-14 冈上肌腱完全撕裂

超声见冈上肌腱局部全层缺失，三角肌下囊直接覆盖在肱骨头上（箭头）

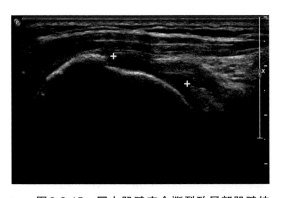

图8-2-15 冈上肌腱完全撕裂致局部肌腱结构缺失（标尺）

于肌腱撕裂、局部积液导致肱骨头软骨浅侧界面清晰显示而呈细线状高回声）、肱二头肌长头肌腱腱鞘内积液、盂肱关节内积液等（图8-2-19～图8-2-23）。

3.诊断注意事项　超声在判断肩袖撕裂具体类型时，有时可能发生错误。如范围较小的完全撕裂（撕裂宽度＜5mm）由于仅有细小的低回声裂隙连于肌腱的滑囊侧与关节侧，断端

收缩不明显，肌腱浅侧的三角肌及三角肌下囊均可无明显改变，此时容易漏诊（图8-2-24）。但如发现肌腱浅侧的三角肌滑囊局部增厚或出现积液，此时要提高警惕，仔细检查肌腱有无异常。有时也可能将范围较广的部分撕裂误诊为完全撕裂。这是当肩袖发生广泛的部分撕裂时，肩袖组织可显著变薄，残余的少许肌腱组织可被探头压扁，而易被误诊为肩袖的完全撕

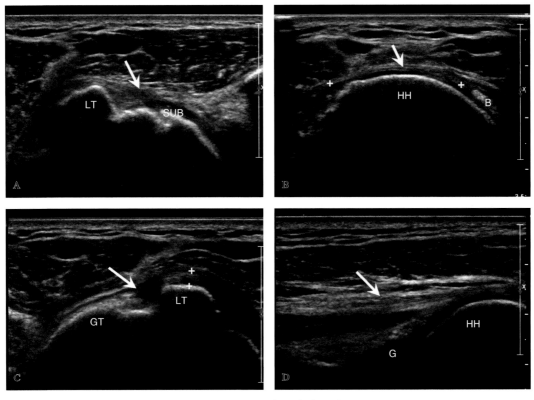

图8-2-16　外伤后肩袖断裂

A.肩前部横切面显示肩胛下肌腱结构缺失（箭头），肱骨小结节（LT）骨皮质不规则；B.横切面显示冈上肌腱结构缺失，三角肌下囊（箭头）直接覆盖在肱骨头（HH）上；C.显示肱二头肌长头肌腱（标尺）移位至肱骨小结节浅侧；D.肩后部横切面显示冈下肌腱（箭头）连续完整。GT：肱骨大结节；G：关节盂

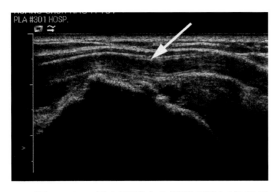

图8-2-17　冈上肌腱完全撕裂导致三角肌及其深部滑囊直接覆盖在肱骨头上（箭头）

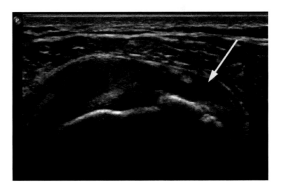

图8-2-18　冈上肌腱完全断裂［局部为积液所充填（箭头）］

裂。研究显示当肩袖肌腱部分撕裂累及厚度超过50%时，由于残余肌腱可被压缩，而易误诊为完全撕裂。因此，鉴别严重肩袖部分撕裂与完全撕裂较为困难。但在临床上，因为两者的治疗手段基本一致，所以其鉴别并不是特别重要。

三、肩袖撕裂关节病

肩袖撕裂范围较大时，肌腱的内侧断端回缩加上三角肌的收缩会导致肱骨头向上移位，从而加大肱骨大结节上面与肩峰下面之间的摩擦而发生骨慢性退行性改变，如骨硬化、

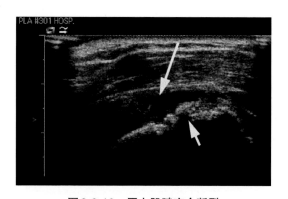

图 8-2-19 冈上肌腱完全断裂

局部肌腱结构缺失，可见积液（长箭头），肱骨大结节骨皮质不规则改变（短箭头）

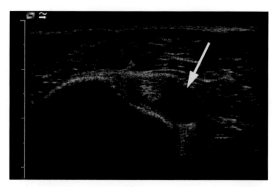

图 8-2-22 冈上肌腱完全断裂致结节间沟处肱二头肌长头肌腱腱鞘积液（箭头）

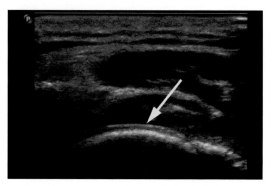

图 8-2-20 冈上肌腱完全撕裂的软骨界面征（箭头）

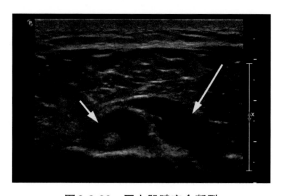

图 8-2-23 冈上肌腱完全断裂

肱二头肌长头肌腱腱鞘内（短箭头）及三角肌下囊内（长箭头）均可见积液

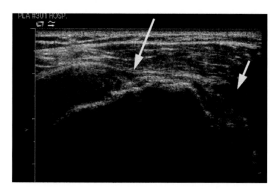

图 8-2-21 冈上肌腱完全断裂（长箭头）致三角肌下囊积液（短箭头）

软骨下骨囊肿，肩峰出现骨赘、变薄、骨皮质不平滑等改变，继而盂肱关节发生异常。此为不可逆的关节病变，包括肩峰下间隙变窄或消失，肱骨头下 1/3 及关节盂上部的关节软骨变薄或消失、肱骨头下部的骨赘形成、肱骨大结节变圆和形态不规则、肱骨结节间沟变平（图8-2-25）。

X 线检查是诊断肩袖关节病的首要检查手段。超声如发现以下征象可提示肩袖撕裂关节病：肩袖 2 个或 2 个以上肌腱大范围的撕裂、肩峰下间隙显著缩小或消失、关节软骨缺失、肱骨大结节变圆且不规则、肩峰厚度减小、肱骨头下部骨赘形成。动态超声检查有助于鉴别移动的肱骨头和静止的肩峰，即将探头放置于肩峰尖部冠状切面扫查，让患者上肢内旋并做外展动作。超声检查诊断肩袖关节病时定位较为困难。肱骨结节间沟是肩部超声检查的主要定位标志，而在肩袖关节病时，肱骨大结节由于磨损致使肱骨结节间沟变平而在超声上较难显示。肩胛下肌腱如未受损，其肱骨附着处可为

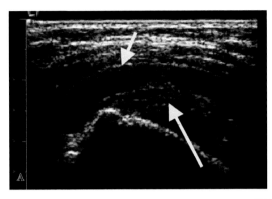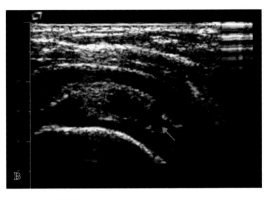

图 8-2-24　冈上肌腱完全撕裂

A.常规超声未显示冈上肌腱完全撕裂，但当向盂肱关节腔内注入生理盐水后，可清晰显示冈上肌腱内细条形无回声裂隙（长箭头），贯穿整个肌腱全层；三角肌下囊也出现较多积液（短箭头）；B.短轴切面显示冈上肌腱内撕裂部位（箭头）

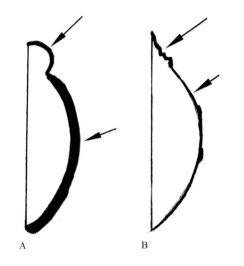

图 8-2-25　肩袖关节病时肱骨大结节及肱骨头改变

A.正常肱骨大结节（长箭头）与肱骨头处软骨（短箭头）；B.肩袖肌腱大范围撕裂后，肱骨大结节被磨损（长箭头）；肱骨头关节软骨由于喙肩弓的长期磨损而变薄，甚至消失（短箭头）

判断肱骨结节间沟提供信息。

四、钙化性肌腱炎

钙化性肌腱炎是钙盐（主要为羟磷灰石钙）在肩袖肌腱内沉积所致，是肩关节疼痛的常见原因，成年人发病率约为 3%，常发生于女性，发病的平均年龄为 40 ～ 60 岁。肩袖中常累及的为冈上肌腱（80%），其次为冈下肌腱（15%）和肩胛下肌腱（5%）。冈上肌腱的易损

伤区、冈下肌腱的下 1/3 及肩胛下肌腱近肱骨小结节附着处为好发部位。钙盐也可见于肩周的其他部位，如小圆肌、胸大肌、肱二头肌长头的肌肉-肌腱移行处。钙化性肌腱炎的发病机制目前还不清楚，可能是肌腱局部相对缺氧或某种代谢因素导致纤维软骨化生的发生，继而发生钙盐沉积。

大多数学者将钙化性肌腱炎的病程分为慢性期（形成期）和急性期（吸收期）。吸收期，肌腱内血管增加，钙质可被吞噬细胞吞噬而清除。吸收期往往与临床上肩部疼痛发作密切相关。Neer 认为钙化性肌腱炎的疼痛可能有 4 种机制：①钙质沉积物对组织的化学刺激；②钙质沉积物吸收水分，引起肿胀，肌腱内压力增大；③肩峰下囊对钙化物发生反应性增生，导致滑囊炎或撞击；④由于肩关节活动减少而引发粘连性关节囊炎。

（一）临床表现

肩袖钙化性肌腱炎的临床表现差别很大，可偶然经放射学检查发现而无任何症状，也可表现为急性疼痛和功能障碍。急性钙化性肌腱炎的临床表现如下。

1.本病起病急，疼痛非常剧烈，患者常能指出具体的发病时间，部分患者有明显的夜间痛。

2.肩关节通常无法耐受活动，各个方向活动明显受限。

3.受累区域常有压痛。

4.非手术治疗效果常常不理想。急性患者肩部皮肤温度升高，肱骨大结节处压痛。如果钙化物破入肩峰下囊可导致滑囊炎。

（二）超声表现

超声于肩袖肌腱内可见钙化灶，钙化灶可分为以下3种类型。

1.Ⅰ型　强回声斑伴边界清楚的声影（图8-2-26）。

2.Ⅱ型　强回声斑伴弱声影（图8-2-27，图8-2-28）。

3.Ⅲ型　强回声斑后方无声影（图8-2-29～图8-2-31）。

多数研究认为，Ⅱ型和Ⅲ型的钙化灶为钙化物质的吸收期，PDI可见钙化灶周围组织内丰富的血流信号。探头加压时，局部压痛明显，

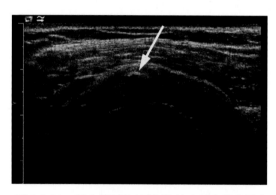

图8-2-26　冈上肌腱内Ⅰ型钙化灶（后方伴声影）

患者往往也有较明显的临床症状。此时进行超声引导下穿刺，多数情况下可将钙化物质抽出而使肩痛症状显著缓解。而Ⅰ型钙化灶周围血

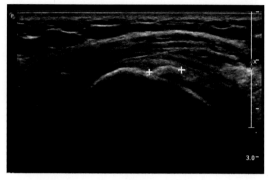

图8-2-27　冈上肌腱内Ⅱ型钙化灶（标尺）（后方伴弱声影）

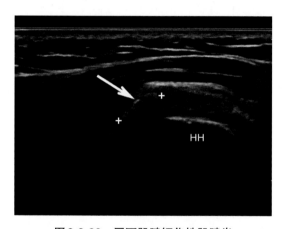

图8-2-28　冈下肌腱钙化性肌腱炎
横切面显示位于冈下肌腱内的钙化灶（箭头）。HH：肱骨头

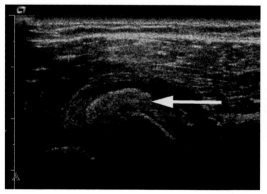

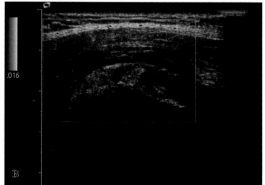

图8-2-29　钙化性肌腱炎
Ⅲ型钙化，其后方无明显声影，患者肩部疼痛显著。A.冈上肌腱增厚，内可见较大钙化灶（箭头）；B.PDI显示钙化灶周围可见丰富血流信号

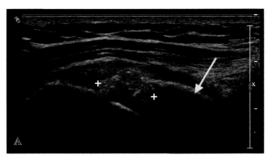
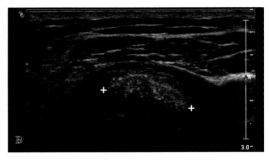

图 8-2-30　肩袖钙化性肌腱炎

A.纵切面显示冈上肌腱内强回声团块（标尺），后方声影不明显，其为Ⅲ型钙化；另于其旁可见较大强回声钙化（箭头），后方伴声影，其为Ⅰ型钙化。B.横切面显示冈上肌腱内钙化团块（标尺）

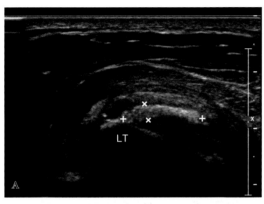
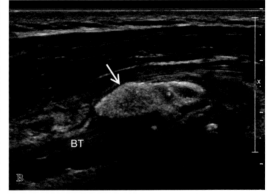

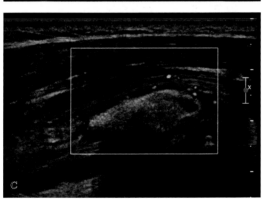

图 8-2-31　肩胛下肌腱钙化性肌腱炎

A..超声显示肩胛下肌腱内钙化灶（标尺）；B.超声显示三角肌下囊内较大钙化灶（箭头），其深方长头肌腱（BT）腱鞘内可见积液；C.PDI显示钙化灶周围可见较丰富血流信号。LT：肱骨小结节

流信号不明显，患者多数无明显临床症状。由于钙化灶较硬，穿刺时不能将钙化物质抽出。

在超声引导下穿刺抽吸肩袖内钙化灶可明显减轻患者的疼痛。即使只有部分钙化物被抽出也可缓解患者的疼痛。这可能与抽吸后肌腱内的压力减小、穿刺导致局部出血而促进残余钙化灶的吸收有关。超声引导下对Ⅱ型和Ⅲ型钙化灶穿刺抽吸后，多数患者的局部钙化灶可缩小，少数病例的钙化灶可完全消失，约74%的患者可取得满意的临床疗效。

（三）鉴别诊断

肱骨大结节的撕脱骨折有时易与肩袖内钙化灶相混淆。撕脱骨折的骨碎片边界比较清楚，其回声与其他部位的骨皮质相似，且肱骨大结节处可见骨质缺损。而肌腱内的钙化灶可引起肌腱的炎症反应，常导致肌腱水肿增厚；当钙化破入肩峰下囊后，可引起滑囊炎。

五、肱二头肌长头肌腱病变

肱二头肌长头肌腱及其腱鞘由于炎性、感染、创伤等因素可发生急慢性炎症。急性期，肌腱可肿胀；慢性期肌腱可发生磨损、滑膜增生、纤维化，最后肌腱组织可被纤维组织所代替。肌腱断裂或脱位后，肱骨结节间沟内可充填肉芽组织和纤维组织。

（一）肱二头肌长头肌腱腱鞘内积液

肱二头肌长头肌腱腱鞘内出现积液为异常表现，但无特异性。任何原因导致的盂肱关节腔积液、滑膜炎或粘连性关节囊炎都可导致肱二头肌长头肌腱腱鞘内积液（图8-2-32～图8-2-35）。90%的肱二头肌长头肌腱腱鞘积液的病因为盂肱关节病变，因此，当发现长头肌腱腱鞘内有积液时，一般并不做出肱二头肌腱鞘

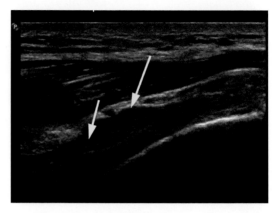

图8-2-33 纵切面显示肱二头肌长头肌腱（短箭头）及腱鞘内积液（长箭头）

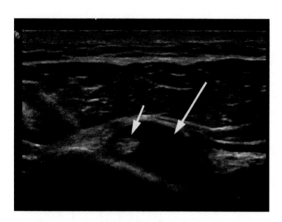

图8-2-32 横切面显示肱二头肌长头肌腱（短箭头）及腱鞘内积液（长箭头）

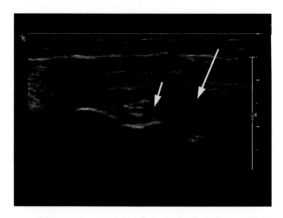

图8-2-34 冈上肌腱完全断裂后肱二头肌长头肌腱腱鞘内（短箭头）及肩峰下-三角肌下囊内（长箭头）均可见积液

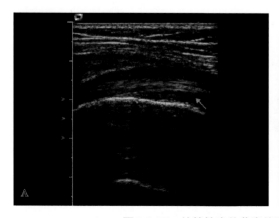

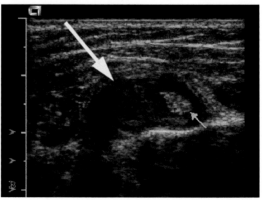

图8-2-35 结核性肩关节炎伴肱二头肌长头肌腱腱鞘内积液

A.纵切面显示长头肌腱腱鞘内积液（箭头），透声较差；B.横切面显示长头肌腱腱鞘内积液（长箭头），透声较差。短箭头为肱二头肌长头肌腱

炎的诊断，除非肌腱本身有异常，如肌腱增粗、边界不清、内部可见撕裂或探头按压时局部疼痛明显。肩袖完全撕裂时，肱二头肌腱腱鞘内积液较多，而粘连性关节囊炎和肩袖关节侧部分撕裂时，腱鞘内积液较少。腱鞘内有大量积液，且积液内可见偏高回声，在创伤患者有可能为关节腔内的隐性骨折所致。

鉴别诊断　肱二头肌长头肌腱腱鞘内的积液须与肩峰下-三角肌下囊内积液相鉴别。肩峰下-三角肌下囊位于肱二头肌长头肌腱的腱鞘与三角肌之间。当肱二头肌长头肌腱腱鞘内和滑囊内同时出现积液时，常提示肩袖完全撕裂。

（二）肱二头肌长头肌腱腱鞘炎

肱二头肌长头肌腱腱鞘炎是肩痛的常见病因之一，发病可为急性或慢性。急性者常为运动员，如从事投掷、排球、举重、单杠等运动所致的损伤。慢性者多发生于40岁以上，逐渐发病，为肌腱长期遭受磨损而发生退行性改变的结果，常累及腱鞘。

1.发病机制　肱二头肌长头肌腱经肱骨结节间沟向上进入肩峰下间隙前部，止于肩胛骨的盂上结节和关节盂上缘。在结节间沟上部，肌腱由内上行向外下，于结节间沟内转向下行，因此，肱骨小结节是肱二头肌长头肌腱活动的支点，着力最大，结节间沟内侧壁受力远大于外侧壁。当肩部活动时，肌腱与结节间沟的内侧壁紧密接触和摩擦，易导致肌腱劳损。肱骨结节间沟先天或后天不光滑，也可导致肌腱与腱鞘长期反复摩擦而引起炎症反应。此外，肱

二头肌长头肌腱一部分在肩关节腔内，其腱鞘与关节腔相通。任何肩关节的炎症也都可导致腱鞘炎，表现为腱鞘水肿、充血、白细胞浸润，滑膜肥厚，肌腱失去光泽、变黄而粗糙。肌腱与腱鞘之间可出现纤维性粘连，使肌腱滑动发生障碍，严重者肌腱可发生断裂。

2.临床表现　主要为肱骨结节间沟部疼痛，发作时疼痛可加重，并向肩关节及三角肌放射，夜间加重。肩关节后伸活动明显受限。检查可发现结节间沟处有局限压痛点，Yergason征阳性（抗阻力屈肘及前臂旋后时在肱二头肌长头肌腱处出现剧烈疼痛）。

3.超声表现　急性期可见肌腱肿胀增厚，腱鞘内可见积液，积液可为无回声或低回声，肌腱周围可见丰富血流信号；慢性期，腱鞘可见增厚，呈低回声（图8-2-36～图8-2-39）；肌

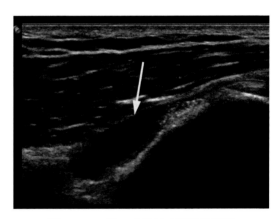

图8-2-36　肱二头肌长头肌腱腱鞘炎
纵切面显示肱二头肌长头肌腱腱鞘增厚（长箭头），内见少量积液

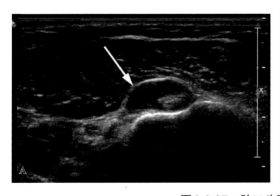
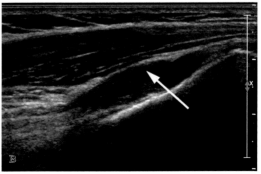

图8-2-37　肱二头肌长头肌腱腱鞘炎
A.横切面显示肱二头肌长头肌腱腱鞘增厚（箭头），内有较多积液；B.纵切面显示腱鞘不规则增厚（箭头）

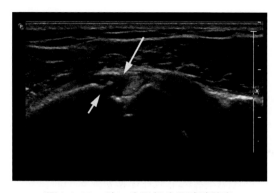

图8-2-38　肱二头肌长头肌腱腱鞘炎

横切面显示结节间沟外侧壁不平（短箭头），长头肌腱腱鞘增厚，回声减低（长箭头）

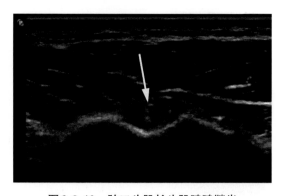

图8-2-40　肱二头肌长头肌腱腱鞘炎

横切面显示肌腱增厚，表面毛糙，回声不均匀，腱鞘内可见少量积液

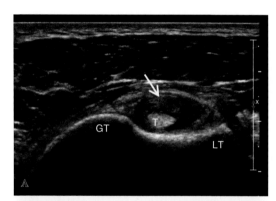

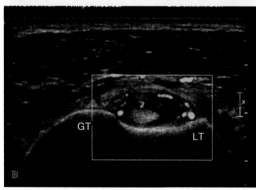

图8-2-39　肱二头肌长头肌腱腱鞘炎

A.横切面显示肱骨结节间沟处肱二头肌长头肌腱腱鞘增厚（长箭头），其内可见肌腱（短箭头）；B.PDI显示腱鞘内可见丰富血流信号。GT：肱骨大结节；LT：肱骨小结节

腱表面可毛糙，内部纤维结构显示欠清（图8-2-40）；有时可见纵行低回声裂隙，其为肌腱纵行撕裂表现，严重者肌腱可分裂为2条。肌腱病变最显著的部位常为肱二头肌长头肌腱

在肱骨头转折处及肱骨结节间沟上部（图8-2-41）。肌腱内部纤维状结构的消失为肌腱异常表现，提示肌腱可能发生严重变性或肌腱撕裂、脱位后局部被纤维肉芽组织所代替。而结节间沟"空虚"征象多见于肌腱的急性撕裂。应从横切面和纵切面来观察肌腱，以确定病变累及的范围。

4.检查注意事项

（1）检查肱二头肌长头肌腱时，除检查位于结节间沟的部分外，还要注意检查位于盂肱关节内的部分，因病变可仅发生于位于盂肱关节内的肌腱部分。

（2）肱二头肌长头肌腱纵行撕裂时应注意与肌腱的二裂变异相鉴别。肌腱二裂变异是肌腱的解剖变异，如能发现2条肌腱且分别有独立的腱系膜则有助于诊断的确定。

（三）肱二头肌长头肌腱脱位

由于肱二头肌长头肌腱走行弯曲且在肱骨头处发生转折，因此，肱二头肌长头肌腱易发生脱位。肱二头肌长头肌腱上部在肩关节内，下部在肱骨结节间沟内。从头侧至尾侧，肱二头肌长头肌腱分别被喙肱韧带和盂肱上韧带、肱横韧带和胸大肌肌腱所固定，其中喙肱韧带对于长头肌腱的稳定起着重要作用。一般情况下，如喙肱韧带完整，肱二头肌长头肌腱不会发生脱位。如喙肱韧带撕裂（多伴有冈上肌腱前部撕裂），肱二头肌长头肌腱可发生脱

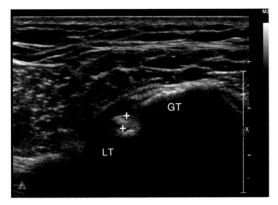

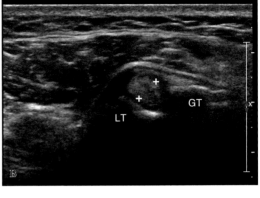

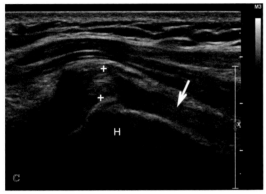

图8-2-41 肱二头肌长头肌腱上段肌腱病

A.横切面显示肱骨结节间沟下段肱二头肌长头肌腱，厚约2.9mm；B.横切面显示肱骨结节间沟上段长头肌腱明显增粗（标尺），厚约4.9mm；C.纵切面显示肱骨结节间沟上段长头肌腱明显增粗（标尺），其下方肌腱粗细尚正常（箭头）。H：肱骨；GT：肱骨大结节；LT：肱骨小结节

位。先天性结节间沟较浅，深度＜3mm，或结节间沟内侧壁较平坦，也易导致肱二头肌长头肌腱脱位（图8-2-42）。临床上肱二头肌长头肌腱急性创伤性脱位较为少见，多数与肩胛下肌腱完全撕裂有关，此时肱二头肌腱可向内侧移位。

肱二头肌长头肌腱脱位可为脱位和半脱位。半脱位是指肱二头肌腱部分移位到肱骨小结节外，而脱位是指整个肌腱完全移位至结节间沟外。脱位可为间断性。脱位发生时，患者可自觉弹响。

1.超声表现 超声检查时，探头横切放置在肱骨结节间沟处。肱二头肌长头肌腱脱位后，结节间沟内未见肌腱结构，而小结节内侧可见肱二头肌长头肌腱回声（图8-2-43～图8-2-45）。当合并肩胛下肌腱撕裂时，于肱骨小结节附着处，可见肩胛下肌腱连续性中断，其近侧断端回缩增厚。间断性脱位时，可让患者肩部外旋以动态观察肱二头肌腱有无向内侧脱位。此时应注意声束要垂直于肌腱，以避免出现肌腱的各向异性伪像。

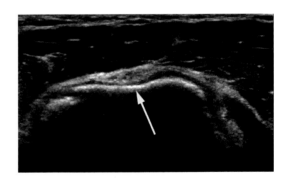

图8-2-42 横切面显示结节间沟较浅（箭头）

患者既往有肱二头肌腱脱位史

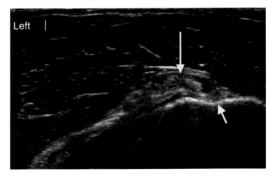

图8-2-43 肩部外旋时可见肱二头肌长头肌腱向内侧移位（长箭头）

短箭头为结节间沟

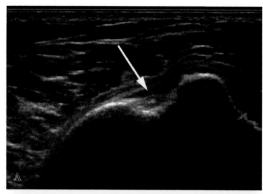

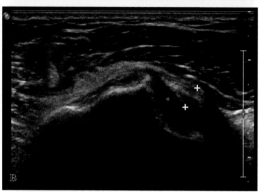

图8-2-44 肩胛下肌腱撕裂伴肱二头肌长头肌腱脱位

A.横切面显示结节间沟空虚（箭头），内未见长头肌腱；B.探头向内侧扫查，见长头肌腱（标尺）脱位至肱骨小结节内侧，其深部肩胛下肌腱断裂，肌腱结构缺失

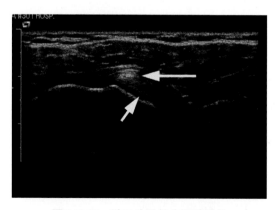

图8-2-45 肱二头肌长头肌腱脱位

肱二头肌长头肌腱（长箭头）移位至肱骨小结节内侧、肩胛下肌腱浅侧，肩胛下肌腱（短箭头）未见异常

肱二头肌长头肌腱脱位后，由于发生慢性磨损，肌腱可增粗，内部回声不均匀，肌腱内部有时可见纵行撕裂。

怀疑肱二头肌长头肌腱脱位时，还应注意

检查喙肱韧带有无撕裂。喙肱韧带撕裂时，于肩袖短轴显示肩袖间隙，可见喙肱韧带连续性中断，局部见少量积液。让患者做肩部内旋和外旋动作时，可见位于肩袖间隙内的肱二头肌长头肌腱活动度增大，这是喙肱韧带断裂后导致其对长头肌腱的固定作用消失所致。

2.检查注意事项

（1）应注意对位于盂肱关节内的肱二头肌长头肌腱进行检查，因肌腱脱位可首先发生于位于关节内的部分。

（2）检查肱二头肌长头肌腱时，让患者做最大程度的内旋和外旋有助于明确诊断。

（四）肱二头肌长头肌腱断裂

肱二头肌长头肌腱断裂在临床上较少见，多由于长头肌腱在结间沟内慢性磨损或肩袖病变的影响，引起肱二头肌腱变性，再由于一次明显或不明显的肱二头肌突然收缩而将其拉断；少数为肩部直接暴力外伤所致。肌腱断裂的部位多位于盂肱关节内水平，断裂后肌腱回缩，导致肱骨结间沟空虚。

1.临床表现 急性创伤性肱二头肌长头肌腱断裂有明确的创伤史，患者局部疼痛肿胀并向上臂前部放射，肩峰或肱骨结间沟或肌腱断端处有压痛，屈肘时肱二头肌肌力下降，肱二头肌肌腹下移至上臂下1/3。慢性肌腱劳损后撕裂，患者多无明显疼痛感或感觉轻微，查体于上臂中下段可见明显的软组织包块，以屈肘时明显。慢性劳损者往往患侧肌力能获得较好代偿，双侧对比肌力降低不一定明显。肱二头肌长头肌腱断裂在临床上一般诊断较为容易，少数情况下如肥胖患者上肢较粗时诊断较为困难。

2.超声表现 肱骨结间沟处未见明显长头肌腱结构，局部可见长条形积液或低回声瘢痕组织（图8-2-46，图8-2-47）；结节间沟远侧可见断裂肌腹回缩增厚，有时易误诊为肿瘤（图8-2-48～图8-2-50）。病程长者可见钙化灶。患者用力屈肘时，可见该包块增大，此征象可进一步支持诊断。慢性期，结节间沟内可充填瘢痕组织，有时易误认为长头肌腱。由于正常肌腱内部可见平行排列的纤维束回声，而瘢痕组织内部一般无纤维回声，故应仔细鉴别。应用肩袖短轴切面检查肩袖间隙时，由于肱二头肌长头肌腱回缩消失，此处的喙肱韧带可呈凹陷状。肌腱断裂急性期，肌腱远端回缩的肌肉增厚，周围可见积液，肌肉内部回声尚正常。慢性期，断裂远端的肌肉发生萎缩，肌肉体积缩小、回声增高，而其内侧的肱二头肌短头肌腹则无异常改变，两者形成明显对比。

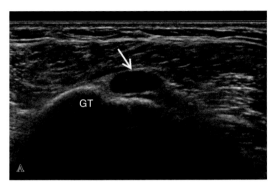
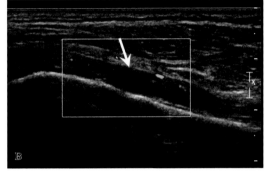

图8-2-46 肱二头肌长头肌腱断裂

A.横切面显示肱骨结节间沟上段未见长头肌腱结构，腱鞘内可见滑膜增生和积液（箭头）；B.纵切面显示长头肌腱腱鞘增厚（箭头），其内可见血流信号增多。GT：肱骨大结节

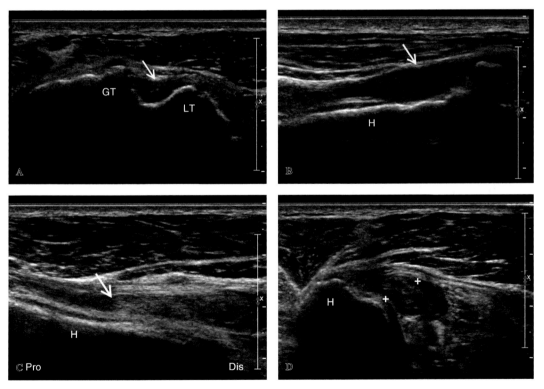

图8-2-47 肱二头肌长头肌腱断裂

A.横切面显示肱骨结节间沟上端空虚（箭头），其内未见长头肌腱结构；B.纵切面显示肱骨结节间沟内可见积液（箭头），其内透声差；C.纵切面于结节间沟远侧可见长头肌腱远侧断端（箭头）；D.横切面于结节间沟远侧可见长头肌腱远侧断端（标尺）。GT：肱骨大结节；LT：肱骨小结节；H：肱骨；Pro：近侧；Dis：远侧

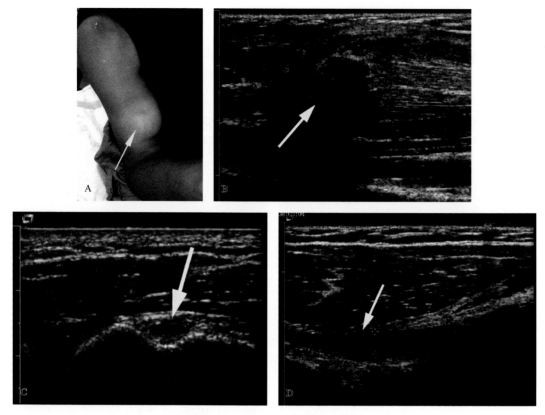

图 8-2-48　肱二头肌长头肌腱断裂

A.患者肘部屈曲时，上臂下段可见包块隆起；B.上臂中段纵切面显示肱二头肌长头肌腱断裂后远段肌腹回缩增厚（箭头）；C.横切面显示肱骨结节间沟空虚（箭头），其内未见长头肌腱结构；D.纵切面显示肱骨结节间沟处未见长头肌腱结构，可见积液回声（箭头）

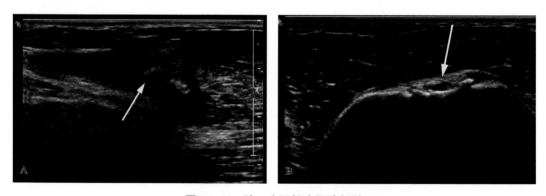

图 8-2-49　肱二头肌长头肌腱断裂

A.纵切面显示上臂上段未见肱二头肌长头肌腱结构，局部被积液所替代，其远段肌腹回缩增厚（箭头）；B.横切面显示肱骨结节间沟较平坦，其内未见长头肌腱结构（箭头）

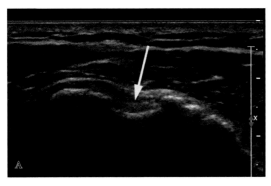
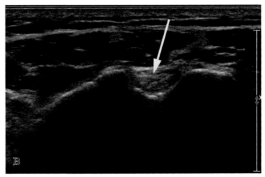

图8-2-50 肱二头肌长头肌腱断裂

A.横切面显示患侧肱骨结节间沟空虚（箭头），内未见肱二头肌长头肌腱结构；B.横切面显示正常侧肱骨结节间沟内长头肌腱（箭头）

3.检查注意事项

（1）少数情况下，长头肌腱断裂后肌腱回缩不明显，致使肱骨结节间沟内仍可见长头肌腱，此时容易误诊。

（2）极少数情况下，长头肌腱断裂可发生在肌肉-肌腱移行处，此时肱骨结节间沟内长头肌腱可显示正常。如仅检查肱骨结节间沟内肌腱而未检查肌肉-肌腱移行处及其远侧肌肉，则容易漏诊。

六、肩部滑囊炎

肩峰下-三角肌下囊可因直接或间接外伤引起炎症，但大多数病例是继发于肩关节周围组织的损伤和退行性变，尤其以滑囊深部冈上肌腱的损伤、退行性变、钙盐沉积最为常见。滑囊由于损伤或长期受挤压、摩擦与机械性刺激，发生充血、水肿、渗出、增生、肥厚、粘连等无菌性炎症反应。除创伤性滑囊炎外，肩峰下-三角肌下囊还可发生化脓性滑囊炎、结核性滑囊炎、类风湿性滑囊炎、痛风性滑囊炎、化学性滑囊炎等。

1.临床表现 肩部疼痛、运动受限和局部压痛为其主要症状。急性发作时，肩部出现广泛疼痛及运动受限，活动时局部疼痛加重，尤其是在外展和内旋时，严重者可影响睡眠。疼痛位于肩部深部，常涉及三角肌止点，也可向肩胛、颈、手等部位放射。慢性发作时，疼痛多不明显。检查时，肩峰外有局限性压痛，但当肩外展、肱骨大结节隐入肩峰下时，压痛则

不能查出。

2.超声表现 急性期三角肌下囊可见扩张，其内液体呈无回声或低回声，有时可见碎屑样回声或分隔；囊壁增厚不明显，滑囊周围软组织有时可见水肿增厚。慢性期滑囊壁可见不同程度的增厚（图8-2-51～图8-2-55）。钙化性滑

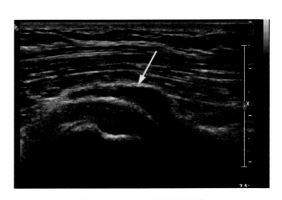

图8-2-51 三角肌下囊炎

超声显示三角肌下囊内较多积液（箭头）

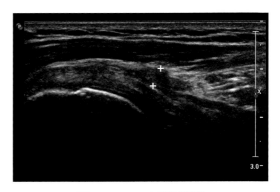

图8-2-52 三角肌下囊炎

超声显示三角肌下囊扩张（标尺），内透声差

囊炎于滑囊内可见强回声钙化斑（图8-2-56）；化脓性滑囊炎时，囊内回声明显增加，囊壁常可见丰富血流信号（图8-2-57）。

七、肩峰下撞击综合征

广义的肩部撞击综合征包括以下3型。

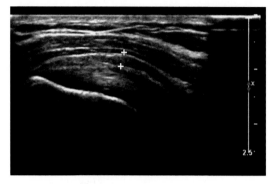

图8-2-53　三角肌下囊炎
超声显示三角肌下囊增厚（标尺）

（1）肩峰下撞击综合征：发生于肩峰下间隙，即由喙肩弓和肱骨头上部、肱骨大结节形成的间隙，以冈上肌腱损伤为主。

（2）喙突下撞击综合征：发生于喙突下间隙（由喙突和肱骨小结节形成），可损伤肩胛下肌腱、喙肱韧带和肱二头肌长头肌腱等结构。

（3）内撞击综合征：发生于冈上肌腱、冈下肌腱与关节盂（唇）后上方之间。

狭义的肩部撞击综合征是指肩峰下撞击综合征，又称肩峰下疼痛弧综合征，是中年以上的常见病，其共同临床特征为肩关节主动外展活动时有一疼痛弧，而被动活动时疼痛明显减轻，甚至完全不痛。肩部前屈、外展时肱骨大结节与喙肩弓反复撞击，导致肩峰下组织发生炎症、退变，甚至肩袖撕裂，引起肩部疼痛、活动障碍，可表现为肩峰下囊炎、冈上肌腱病或钙化、肩袖损伤和肱二头肌长头肌腱炎。

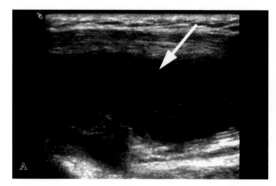
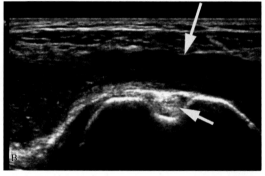

图8-2-54　慢性滑囊炎
患者肩部肿胀，无明显疼痛。A.三角肌下囊显著扩张，内可见积液及多发低回声结节，为米粒体形成；B.横切面显示扩张的三角肌下囊位于结节间沟前部，肱二头肌长头肌腱腱鞘内未见明显积液（短箭头）

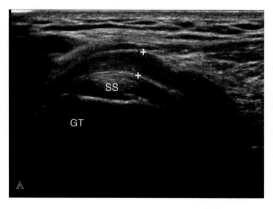
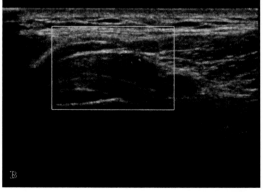

图8-2-55　三角肌下囊炎
A.超声显示冈上肌腱（SS）浅侧三角肌滑囊明显增厚（标尺）；B.PDI显示滑囊内血流信号增多。GT：肱骨大结节

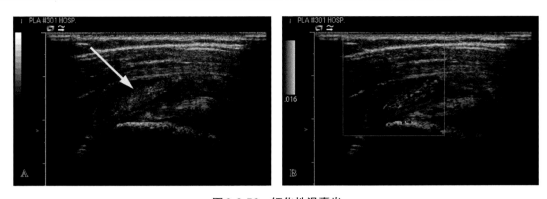

图8-2-56　钙化性滑囊炎

A.三角肌下囊扩张，内可见偏强回声钙化灶（箭头）；B.PDI于滑囊内钙化灶内可见丰富血流信号

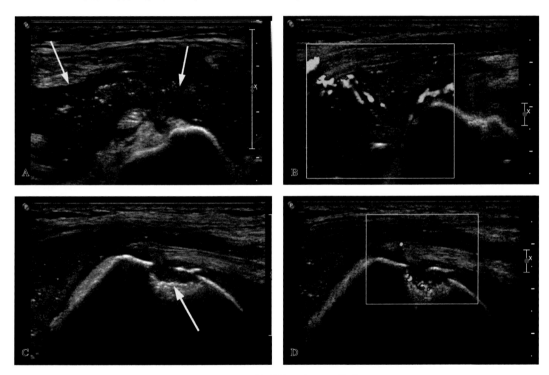

图8-2-57　化脓性三角肌下囊炎

A.三角肌下囊显著扩张，内可见大量积液及实性低回声病变（箭头）；B.PDI于囊内低回声病变内可见丰富血流信号；C.肱骨头可见骨质缺损凹陷（箭头），内充填低回声病变；D.PDI于肱骨头缺损处可见丰富血流信号

（一）病理分期

肩峰下撞击综合征为一种慢性损伤过程，病理表现可分为3期。一期为充血、水肿期，肩峰下囊和肩袖组织水肿、充血，此期非手术治疗效果好，肩关节功能可以完全恢复；第二期为肌腱病变、滑囊炎期，表现为三角肌下囊炎及肩袖肌腱退变、黏液变性，患者症状越来越明显；第三期为肩袖及肱二头肌长头肌腱撕裂和骨性改变期，即随着进一步的撞击磨损，肩袖和肱二头肌长头肌腱退行性变加剧，肩袖和长头肌腱部分或完全撕裂。由于肩袖组织遭受损害，肩袖对肱骨头的稳定作用减弱；当肩关节外展活动时，肱骨头可上移，肩峰下间距变小，肱骨头与肩峰间撞击更趋加剧，骨性结构发生改变，肩峰前下部、肱骨大结节发生硬化、增生或囊性变，肱骨头可出现切迹。

（二）临床表现

肩峰下撞击综合征主要症状为肩部疼痛，以肩峰周围为主，有时可涉及整个三角肌部，疼痛以夜间为甚。另一症状为患肢无力，活动受限，当上臂外展60°～80°时，出现明显疼痛。体检可发现以下体征。

1.压痛部位在肩峰前下至肱骨大结节区域。

2.肩关节被动活动时，可闻及明显的碎裂声或捻发音。

3.肩外展表现出"疼痛弧"，即肩外展60°～120°时出现疼痛，因为在肩外展60°～120°时肩峰下间隙中肩峰与冈上肌腱最贴近；而被动活动时疼痛明显减轻，甚至完全不痛。

4.病程长者肩关节活动受限，主要表现为外展、外旋和后伸受限。

（三）临床诊断

诊断肩峰下撞击综合征既需要确定存在肩峰下组织与肩峰发生撞击，还需要证明撞击后发生的组织改变，因此需要综合考虑多种因素。一般认为，肩关节疼痛病史、体检时撞击试验阳性（①Neer试验：检查者立于患者背后，一手固定肩胛骨，另一只手保持肩关节内旋位，使患肢拇指尖向下，然后使患肩前屈过顶，如果诱发出疼痛，即为阳性；②Hawkins试验：检查者立于患者后方，使患者肩关节内收位前屈90°，肘关节屈曲90°，前臂保持水平，检查者用力使患侧前臂向下致肩关节内旋，出现疼痛者为试验阳性）、X线片显示肩峰形态异常、利多卡因试验阳性是诊断肩峰下撞击综合征的简单有效的诊断指标。肩部疼痛是肩峰下撞击综合征的主要表现，是肩袖炎症的必然结果。撞击试验是模拟肩峰下撞击的动作，阳性代表肩峰下组织与肩峰及喙肩韧带有撞击，并且造成疼痛，因而有重要的诊断意义。利多卡因试验是将局部麻醉药物利多卡因直接注射到肩峰下间隙，对肩峰下间隙内由于撞击

而引起的滑囊炎症、肩袖炎症等有暂时的镇痛作用，是诊断肩峰下撞击综合征的另一有效手段。肩峰下撞击综合征的发生，被认为与肩峰的形态、肩峰下骨赘及肩峰下表面与关节盂的夹角等因素有关。因此，X线检查是诊断肩部撞击综合征及病因探查的必要手段，可显示骨性结构异常、骨性关节炎、关节不稳（脱位或半脱位）、韧带钙化等病变。肩部撞击综合征X线片常见表现为钩形肩峰、肩峰骨刺、肩峰下间隙变小，其次是肱骨大转子的硬化、囊变等退行性改变，但部分患者X线平片可无阳性发现。

（四）超声检查

超声检查主要针对撞击产生的肩袖和肱二头肌长头肌腱的损伤，一般需要进行双侧对比和动态检查。超声检查时，患者臂内收、内旋，探头横切放在肩峰上，冠状切面显示肩峰及位于外侧的冈上肌腱。肩部外展时，动态观察肩峰、肱骨头及其之间的软组织即冈上肌腱及其浅侧滑囊。探头斜冠状切面，位于肩峰和肩锁关节前部时，可更好地显示冈上肌腱。然后，探头后缘放置在肩峰前部进行矢状切面扫查，让患者肩部内旋并前屈，动态观察冈上肌腱及其浅侧的滑囊移动。

正常情况下可见肱骨大结节从肩峰外侧平滑地移向肩峰深部，患者无活动受限或疼痛感觉（图8-2-58），如肱骨头移动受阻，则为肩峰下撞击综合征阳性。肩峰下撞击可分为软组织撞击和骨性撞击2种。软组织撞击表现：当肱骨大结节从肩峰下滑过时，外侧肩峰下-三角肌下囊可见积液积聚、滑囊正常外凸形态发生改变，伴或不伴有冈上肌腱形态的改变（图8-2-59～图8-2-61）。骨性撞击表现：肱骨大结节向上移位，从肩峰下经过受阻。根据患者的临床表现和超声表现，可将肩峰下撞击综合征分为以下4级，见表8-2-1（Nathalie J.Bureau 2006）。

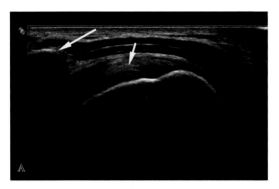

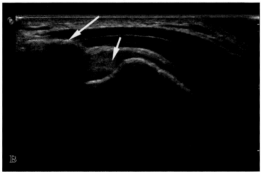

图8-2-58 肩峰下撞击综合征阴性

A.肩部内收、内旋，显示肩峰（长箭头）及其深部冈上肌腱（短箭头）；B.肩部外展后，见冈上肌腱（短箭头）滑入肩峰（长箭头）深部

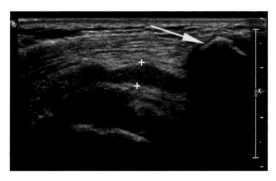

图8-2-59 软组织撞击征

三角肌下囊内积液增加（标尺），通过肩峰（长箭头）时受阻

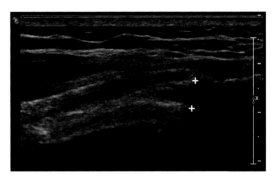

图8-2-60 软组织撞击征

三角肌下囊扩张（标尺），通过肩峰受阻

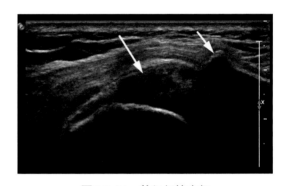

图8-2-61 软组织撞击征

肩袖显著增厚（长箭头），通过肩峰（短箭头）时受阻

表8-2-1 肩峰下撞击综合征分级

分级	临床表现	超声表现
0	肩部活动时患者无疼痛	超声无阳性表现
1	肩部活动可引发患者疼痛	超声无阳性表现
2	肩部活动可引发患者疼痛	可见软组织撞击表现
3	肩部活动可引发患者疼痛	可见肱骨头向上移位，从肩峰下经过受阻

八、其他典型病例

（一）粘连性关节囊炎（图8-2-62，图8-2-63）

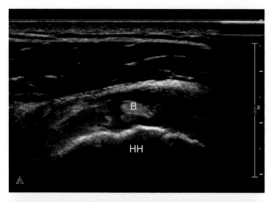

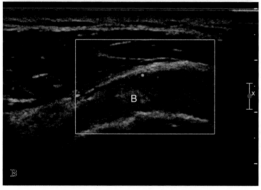

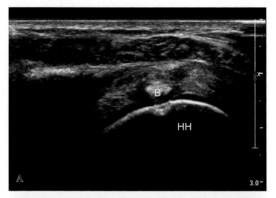

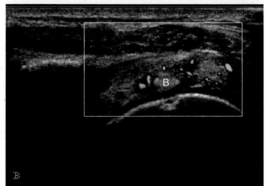

图8-2-62　粘连性关节囊炎

A.横切面显示肱二头肌长头肌腱（B）周围组织回声减低；B.PDI显示局部血流信号增多。HH：肱骨头

图8-2-63　粘连性关节囊炎

A.横切面显示肩袖间隙处肱二头肌长头肌腱（B）周围组织增厚，回声减低；B.CDFI显示长头肌腱（B）周围血流信号增多。HH：肱骨头

（二）喙突下滑囊积液（图8-2-64）

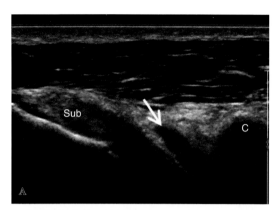

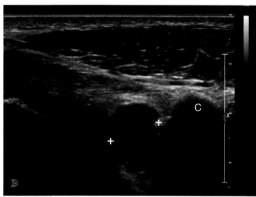

图8-2-64 喙突下滑囊积液

A.喙突处横切面可显示喙突下滑囊积液（箭头）；B.纵切面显示喙突处滑囊积液（标尺）。C：喙突；Sub：肩胛下肌腱

（三）肱骨大结节骨折（图8-2-65）

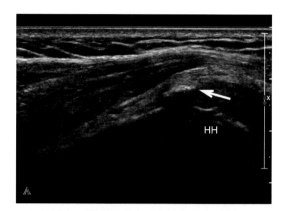

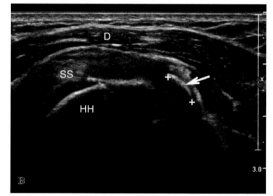

图8-2-65 肱骨大结节骨折

患者有外伤史。A.超声显示肱骨大结节处骨皮质连续中断，可见异常骨折片（箭头）；B.横切面显示肱骨大结节处骨折片（标尺）。SS：冈上肌腱；D：三角肌；HH：肱骨头

（四）右侧肩锁关节炎（图8-2-66，图8-2-67）

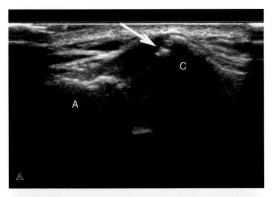

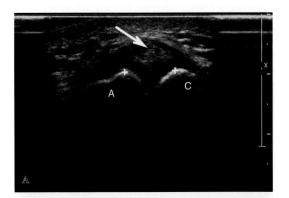

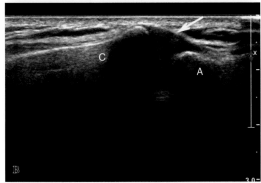

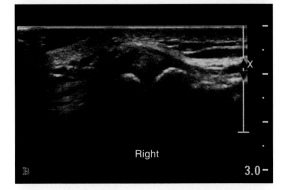

图8-2-66 右侧肩锁关节炎

A.超声显示右侧肩锁关节增厚，锁骨端皮质不规则（箭头）；B.超声显示对照侧左侧肩锁关节（箭头）。C：锁骨；A：肩峰

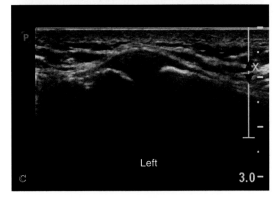

图8-2-67 右侧肩锁关节炎

A.超声显示肩锁关节明显突出（箭头）；B.双侧对比显示右侧（Right）肩锁关节较左侧（Left）明显突出。A：肩峰；C：锁骨

（五）冈下肌内脂肪瘤（图8-2-68）

（六）胸锁关节炎（图8-2-69～图 8-2-71）

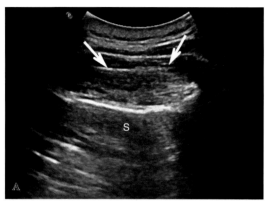

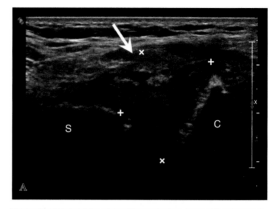

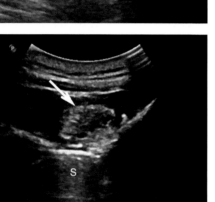

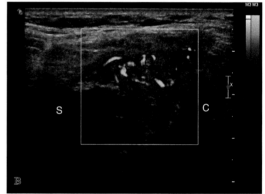

图8-2-68　冈下肌内脂肪瘤

A.冈下肌长轴切面显示肌内偏高回声团块（箭头）；B.冈下肌短轴切面显示肌内偏高回声团（箭头）。S：肩胛骨。MRI检查证实为脂肪瘤

图8-2-69　左侧胸锁关节炎

A.超声显示胸锁关节内滑膜增生呈低回声（箭头）；B.PDI显示滑膜内可见丰富血流信号。S：胸骨；C：锁骨

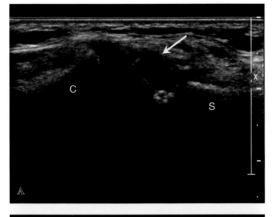

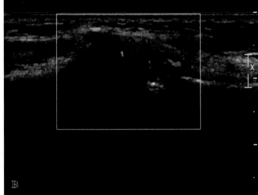

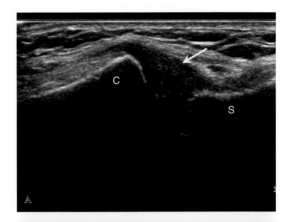

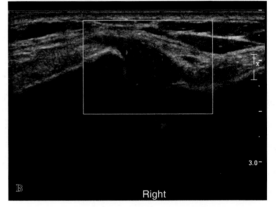

图8-2-71　右侧胸锁关节炎

A.超声显示右侧胸锁关节增厚，回声减低（箭头）；B.PDI显示关节内可见丰富血流信号。C：锁骨；S：胸骨；Right：右侧

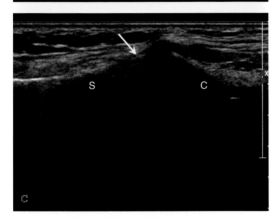

图8-2-70　右侧胸锁关节炎

A.灰阶超声显示右侧胸锁关节增厚，回声减低（箭头）；B.CDFI显示局部血流信号增多；C.超声显示正常对照侧胸锁关节。C：锁骨；S：胸骨

［文献回顾］胸锁关节由锁骨的胸骨关节面与胸骨柄的锁骨切迹及第1肋软骨的上面共同构成。关节囊附着于关节的周围，前后面较薄，上下面略厚，周围有韧带增强。关节面略呈鞍状，关节腔内有一近似圆形的关节盘，将关节腔分为内下和外上两部分。胸锁关节炎的发生可由感染、类风湿、强直性脊柱炎、痛风、二水焦磷酸钙沉积（CPPD）、退行性变等多种病因所致。超声上胸锁关节炎可表现为关节腔扩张，其内滑膜增生多呈低回声，急性期其内血流信号可增多，有时可见关节面明显不规则改变。但仅凭超声检查很难鉴别化脓性或其他类型的关节炎，需结合临床资料和其他影像学检查资料。如出现关节囊扩张＞10mm、邻近骨髓出现水肿信号、血白细胞增多及红细胞沉降率增快、发热等，则高度提示为化脓性关节炎。

（七）肩部皮下血管球瘤（图8-2-72）

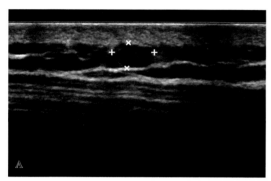
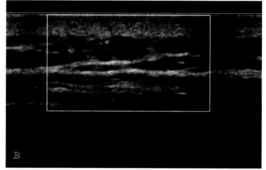
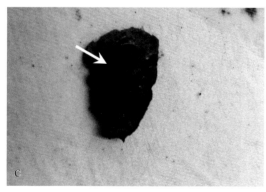

图8-2-72　肩部皮下血管球瘤（局部压痛明显）
A.灰阶超声显示肩部皮下低回声结节（标尺），边界清楚；B CDFI显示结节周边可见血流信号；C.手术切除标本显示结节（箭头）；手术病理为血管球瘤

第*9*章
肘部超声诊断

第一节 肘部局部解剖与超声检查

肘关节为肱骨下端与尺骨、桡骨上端构成的复关节，关节囊内包含3个关节：①肱尺关节，由肱骨滑车和尺骨滑车切迹构成；②肱桡关节，由肱骨小头和桡骨头关节凹构成；③桡尺近侧关节，由桡骨头环状关节面与尺骨桡切迹构成。肘关节囊的前后壁薄而松弛，两侧壁厚而紧张，并有尺侧副韧带和桡侧副韧带加强。此外，在桡骨环状关节面周围有一桡骨环状韧带围绕，它使桡骨头在旋转时不易脱出。

肘部超声检查可分为前、后、内、外4个区。

一、肘关节前部

检查肘关节前部时，可使患者取坐位，面向检查者，上肢旋后伸展在检查桌上。可从横切面开始扫查，观察肱骨远端的软骨是否光滑和完整。正常情况下，关节表面可见低回声的关节软骨，前关节囊呈一薄的线状高回声覆盖在关节软骨上，肱肌走行于关节囊的内前方，而肱桡肌走行于外前方（图9-1-1）。纵切面检查时，探头可从内向外依次检查内侧的肱尺关节和外侧的肱桡关节（图9-1-2，图9-1-3）。正常情况下，关节前脂肪垫为高回声。关节腔有积液时，脂肪垫被向前推移。应注意观察关节面和关节软骨的形态、厚度，如有无变薄、缺损、骨赘等，关节腔内有无积液和关节内游离体。正常关节腔内可见薄层低回声液体。

肘关节前部隐窝包括冠突窝、桡窝和桡骨颈隐窝。冠突窝、桡窝分别位于肱骨滑车和肱骨小头前上方。检查桡骨颈隐窝时，首先纵切

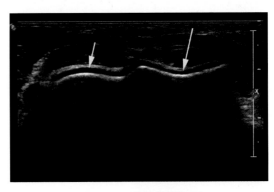

图9-1-1 肘前部横切面
显示肱骨滑车处关节软骨（长箭头）和肱骨小头处软骨（短箭头），呈带状低回声

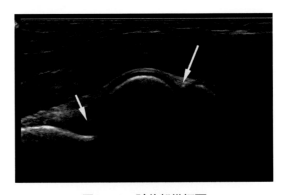

图9-1-2 肘前部纵切面
显示肱尺关节（长箭头）及冠突窝（短箭头）

面显示桡骨头，然后探头向远侧移动，显示桡骨颈及其周围的桡骨颈隐窝。

在肘前部还需要检查肱二头肌远侧肌腱有无异常。肱二头肌远侧肌腱在肘前部位于肱肌的浅侧、肱动脉的外侧，其向深部斜行止于桡骨粗隆，且在远端呈扇形展开，因此超声上显示较为困难。前臂最大限度地旋后有助于显示肱二头肌远侧肌腱的止点（图9-1-4）。检查时，可首先从肱二头肌肌肉-肌腱移行处开始，然后逐渐向远侧移动探头以检查其远端。患者前臂应最大程度旋后，探头矢状斜纵切。纵切面显示肌腱远段后，再进行横切面检查，此处还应检查桡骨粗隆及肱桡滑囊。检查肱二头肌远侧肌腱附着处时，还可以采用从后部检查的方法，即患者前臂旋前，探头横切放置在前臂上段后部，桡骨粗隆显示为宽底的骨性强回声突起，而肱二头肌远侧肌腱远段呈带状高回声止于桡骨粗隆。检查时让患者保持前臂旋前和旋后的动态变化有助于对肌腱内部结构的识别。

检查注意事项

（1）肘前部肱二头肌远侧肌腱位于肱肌的浅侧和肱动脉的外侧。

（2）从肘前部检查肱二头肌远侧肌腱远端时，前臂要尽量旋后。

肱二头肌远侧肌腱向深部斜行止于桡骨粗隆，因此，当肱二头肌远侧肌腱难以显示时，可采用从后部扫查方法以检查肱二头肌远侧肌腱附着处。

二、肘关节内侧

（一）屈肌总腱

前臂前群肌肉中，旋前圆肌、桡侧腕屈肌、掌长肌、尺侧腕屈肌起自肱骨内上髁，还有部分指浅屈肌也起自肱骨内上髁，上述肌群以屈肌总腱起自肱骨内上髁。检查肘内侧时，患者肘部伸直，前臂完全旋后，纵切面显示肱骨内上髁和屈肌总腱，屈肌总腱显示为鸟嘴状或三角形的高回声结构，内呈致密的纤维带状回声（图9-1-5）。内侧屈肌总腱的起点比外侧伸肌总腱宽。检查时应观察肌腱的形态、有无增厚、内部有无钙化和撕裂、局部有无压痛等，注意进行双侧对比。除

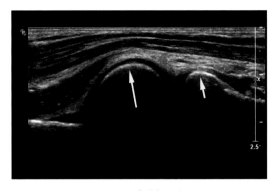

图9-1-3 肘前部纵切面

显示肱桡关节，上方为肱骨小头（长箭头），下方为桡骨头（短箭头）

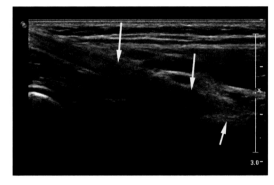

图9-1-4 肘前部纵切面

显示肱二头肌远侧肌腱（长箭头）附着于桡骨粗隆（短箭头）

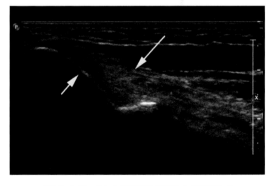

图9-1-5 肘内侧屈肌总腱（长箭头）

其上端附着于肱骨内上髁（短箭头）

检查屈肌总腱外，还要观察其附着处肱骨内上髁骨面是否平滑，有无不规则改变。

（二）尺侧副韧带

尺侧副韧带包括3个部分，即前束、后束和斜束。前束较为强壮，呈索带状，肘部伸直

位时其被拉紧，位于肱骨内上髁的前下部与尺骨冠突内缘之间，对于限制肘部过度外翻，特别是肘部伸直位时关节的稳定具有重要作用。相反，后束较为薄弱，呈扇状，起自肱骨内上髁后部，止于尺骨鹰嘴内缘，肘部屈曲时其被拉紧。斜束位于前束和后束在尺骨上的止点之间，最为薄弱，对于肘关节的稳定作用不大。超声检查时通常检查尺侧副韧带前束，因为其作用最为重要，也易被显示。

超声检查尺侧副韧带时，肘部屈曲20°~30°，探头放在肘内侧进行冠状切面扫查，首先显示肱骨内上髁，其为肱骨下段的一个骨性强回声突起。然后探头向下显示尺骨上段，在肱骨内上髁与尺骨冠状突之间寻找肘内侧副韧带，其在超声上显示为位于指屈肌总腱深部的纤维状高回声结构，其走行与屈肌总腱略有不同（图9-1-6）。

检查注意事项　尺侧副韧带最主要的部分为前束，检查时首先显示肱骨内上髁，然后斜行寻找尺侧副韧带在尺骨上端的附着点。

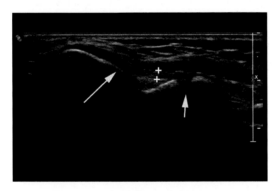

图9-1-6　尺侧副韧带前束（标尺）

上端止于肱骨内上髁的前下部（长箭头），短箭头为肱尺关节

三、肘关节外侧

（一）伸肌总腱

伸肌总腱起自肱骨外上髁的前外侧，由桡侧腕短伸肌、指伸肌、小指伸肌、尺侧腕伸肌的肌腱构成，其深层主要为桡侧腕短伸肌肌腱，浅层主要为指伸肌肌腱，而小指伸肌、尺侧腕伸肌的肌腱仅占小部分。在肱骨外上髁水平，

这些肌腱融合在一起，形成伸肌总腱的起点。

检查肘外侧时，患者肘部屈曲，手掌平放于检查床或取中立位，纵切面检查肱骨外上髁和伸肌总腱的起点。正常肱骨外上髁骨皮质呈光滑的强回声，肌腱末端病时超声可见骨皮质不平滑。正常伸肌总腱显示为三角形的高回声结构，内部呈纤维束状回声，越过肱桡关节的外侧，向上止于肱骨外上髁（图9-1-7）。

（二）肘外侧韧带

肘外侧韧带主要包括桡侧副韧带、桡侧尺副韧带和环状韧带。桡侧副韧带起自肱骨外上髁的下面，在肘外侧伸肌总腱的下方，向下与环状韧带相编织。桡侧副韧带超声上显示为薄的致密纤维带状回声（图9-1-8），其走行与伸肌总腱略有不同，并在远段与环状韧带相融合（图9-1-9）。桡侧尺副韧带起自肱骨外上髁偏后的部位，向下止于尺骨的旋后肌嵴（图9-1-10）。检查时，肘部屈曲90°~100°，探头放置

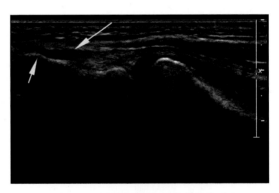

图9-1-7　肘外侧伸肌总腱（长箭头）

其上端附着于肱骨外上髁（短箭头）

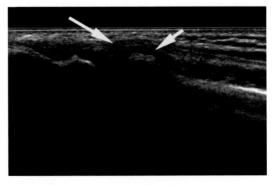

图9-1-8　超声显示桡侧副韧带（长箭头）和环状韧带（短箭头）

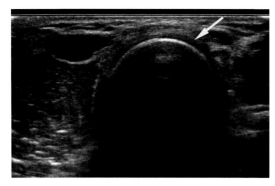

图9-1-9　横切面显示桡骨头处环状韧带（箭头）

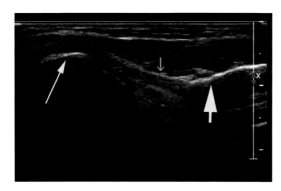

图9-1-10　超声显示桡侧尺副韧带（短细箭头）

起自肱骨外上髁偏后部，经过桡骨头（长箭头），向后下止于尺骨旋后肌嵴（短粗箭头）

在肱骨外上髁的后部，向下斜行至尺骨旋后肌嵴寻找尺骨外侧副韧带。环状韧带环绕桡骨头，止于尺骨的桡切迹。

　　检查注意事项　检查肱骨外上髁及伸肌总腱时，除观察伸肌总腱有无异常外，还要注意观察肱骨外上髁骨面是否平滑、有无骨赘形成。

四、肘关节后部

（一）肱三头肌和鹰嘴窝

　　肱三头肌位于肱骨后方，起端有3个头，长头起自肩胛骨关节盂下方，内侧头和外侧头均起自肱骨背面，3个头汇合成肌腹以扁腱止于尺骨鹰嘴。检查时，患者肘部屈曲90°，手掌放置在检查床上。首先纵切面检查肱三头肌腱及其尺骨鹰嘴附着处，可让肘部保持屈曲和伸直活动以进行动态超声检查，其有助于观察肌腱的完整性和内部异常回声（图9-1-11）。鹰嘴窝为位于肱骨远段的一个浅窝，内充填呈高回声

的脂肪垫（图9-1-12）。检查尺骨鹰嘴滑囊时，应注意局部多放耦合剂及轻放探头，因少量的滑囊积液可被挤压到别处。

　　穿刺抽吸肘关节腔积液时，可从肘关节的后方进行，此区除肱三头肌外无其他血管和神经，因此一般无并发症发生。

（二）肘后关节囊

　　肘关节后部的关节囊较易被识别，位于肱三头肌的深侧、后部脂肪垫的浅侧。关节囊呈线状高回声，在成年人其厚度为2mm，其结构较为疏松，在两侧由副韧带予以加强。关节腔出现积液时脂肪垫可移位，关节囊扩张（图9-1-13）。

（三）尺神经

　　检查尺神经时探头横切放置在肱骨内上髁与尺骨鹰嘴突之间，正常尺神经显示为邻近肱骨内上髁的椭圆形低回声结构，然后探头旋转

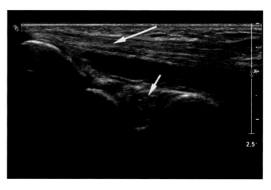

图9-1-11　纵切面显示肱三头肌肌腱（长箭头）及鹰嘴窝（短箭头）

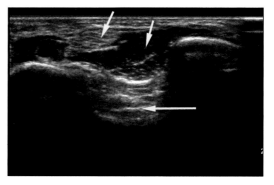

图9-1-12　横切面显示尺骨鹰嘴窝（长箭头）

其浅侧为肱三头肌及其肌腱（短箭头）

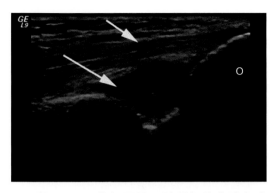

图9-1-13 纵切面显示肘后部关节腔积液（长箭头）

其浅侧为肱三头肌肌腱（短箭头）。O：尺骨鹰嘴

90°显示尺神经长轴。双侧对比检查有助于尺神经微小病变检出。怀疑尺神经脱位时，可让患者做屈肘动作，以观察尺神经是否向前脱位。检查时一定注意探头不要用力加压，以免阻碍神经脱位的发生。除注意观察尺神经有无病变外，还要注意观察肘管内有无骨赘、占位性病变等导致尺神经受压的病变。另外一个需要观察的结构为肱三头肌内侧头。正常情况下，肱三头肌内侧头在伸肘及屈肘情况下均位于肱骨内上髁的后方，异常时可见肱三头肌内侧头在屈肘时向前越过肱骨内上髁尖部，导致局部发生弹响。

检查注意事项 检查尺骨鹰嘴皮下囊时，探头一定要轻放，以避免压迫滑囊。

第二节 肘部常见病变超声诊断

一、网球肘

网球肘即肱骨外上髁炎，为肘部最常见的软组织病变。严格意义上讲，肱骨外上髁炎这个名词并不准确，因为在病理上，病变的肌腱内可见黏液变性，而缺乏急性或慢性炎细胞浸润，因此更为恰当的名称应为"肘外侧伸肌总腱肌腱病"，一般认为其是肱骨外上髁伸肌总腱的慢性劳损导致肌腱微小撕裂所致。肌腱撕裂后愈合期可有瘢痕组织形成，而瘢痕组织在创伤条件下又可发生撕裂，形成恶性循环，最终患者出现临床症状。

（一）临床表现

大多数患者逐渐出现症状，开始为运动时肘关节外侧疼痛，运动停止后疼痛缓解。以后逐渐变为持续性疼痛，可向肘上、肘下放射。握物无力，容易掉落，握拳、拧毛巾时疼痛尤甚。检查时，肘外侧不红不肿，肘关节活动正常。在肱骨外上髁到桡骨颈的范围内，有一个极为局限、极为敏感的压痛点。被动屈腕、抗阻力伸腕均可导致肘外侧疼痛。

（二）超声表现

1.肘外侧伸肌总腱增厚、回声减低，病变可为局限性或弥漫性，部分病变内可见丰富血流信号（图9-2-1～图9-2-4）。

2.肌腱内部可见低回声或无回声的裂隙，其为肌腱撕裂表现。伸肌总腱深层肌腱纤维的损伤较浅层多见。

3.部分肌腱内可见钙化灶。

4.肱骨外上髁可见骨皮质不规则改变或骨赘形成。

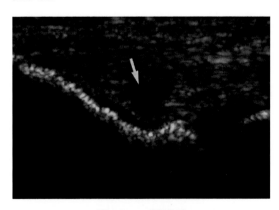

图9-2-1 网球肘

伸肌总腱局部回声减低，边界不清（箭头）

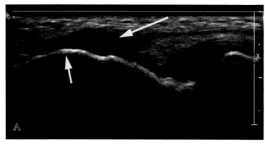
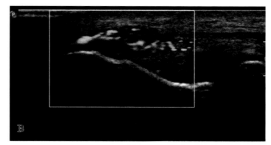

图9-2-2　网球肘

A.伸肌总腱近肱骨外上髁附着处增厚,回声减低(长箭头),短箭头所指为肱骨外上髁;B.PDI于低回声病变内可见丰富血流信号

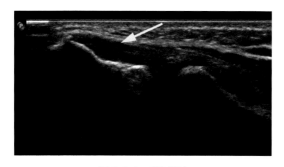

图9-2-3　网球肘

伸肌总腱弥漫性稍增厚,回声偏低(长箭头)

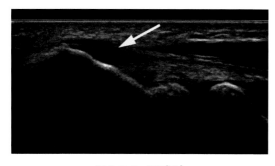

图9-2-4　网球肘

伸肌总腱近肱骨外上髁处稍增厚,回声减低(箭头),远段肌腱回声正常

诊断肌腱病或肌腱部分撕裂时,注意与肌腱的各向异性伪像相鉴别。

二、肱骨内上髁炎

肱骨内上髁炎通常称为"高尔夫球肘",其发病机制与网球肘相似,但远不及网球肘常见,为前臂屈肌总腱止点处反复牵拉累积性损伤所致的肌腱病,肌腱内可出现退变和撕裂。一些需要反复做肘外翻动作的运动,如高尔夫、标枪、壁球等运动,易导致此病。

(一)临床表现

肱骨内上髁炎主要临床表现为肱骨内上髁前面压痛,握物、前臂抗阻力旋前可使局部疼痛加剧。

(二)超声表现

1.肱骨内上髁屈肌总腱增厚、回声减低,病变可为局限性或弥漫性,部分病变内可见丰富血流信号(图9-2-5,图9-2-6)。

2.肌腱内部可见低回声或无回声的裂隙,为肌腱撕裂表现。屈肌总腱的部分撕裂或完全撕裂,可发生在慢性肌腱病的基础上,也可继发于急性创伤。

3.病程长者,肌腱内部可见钙化。

4.可见肱骨内上髁骨皮质不规则改变或骨赘形成。

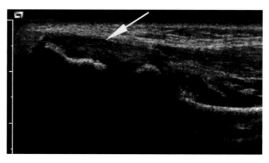

图9-2-5　肱骨内上髁炎

屈肌总腱稍增厚,回声减低(箭头)

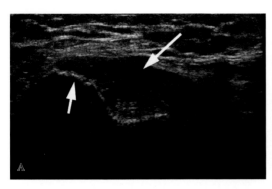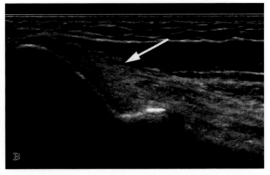

图9-2-6　肱骨内上髁炎

A.患侧屈肌总腱明显增厚，回声减低（长箭头），其附着处肱骨内上髁骨皮质不平滑（短箭头）；B.健侧屈肌总腱超声表现（箭头）

三、肘尺侧副韧带撕裂

　　肘尺侧副韧带与肘桡侧副韧带相比较为强健。在运动中，任何使肘关节被动外翻、过伸的动作都可能造成肘尺侧副韧带损伤，其中以棒球运动所致的肘尺侧副韧带损伤和肘内侧关节不稳最为常见。韧带发生损伤后，局部充血、出血、肿胀，其周围组织发生反应性炎症。慢性反复性损伤可导致尺侧副韧带松弛，韧带内出现钙化。X线可表现为尺侧副韧带钙化，内上髁脱钙或硬化性骨增生。

　　超声表现　慢性反复性损伤，可导致韧带发生退行性病变，表现为尺侧副韧带增厚、局部回声减低，病程长者可见钙化；韧带完全撕裂时，超声显示韧带连续性中断，局部韧带结构消失，呈不规则低回声；部分病例可见撕脱骨折。

　　超声检查尺侧副韧带时，应注意在肘部中立位和抗阻力外翻时进行动态检查以判断韧带是否连续。肘部抗阻力外翻时，不仅可以观察肘尺侧副韧带内部结构有无改变，还应注意观察肘关节内侧间隙有无改变。

四、肱三头肌腱撕裂

　　肱三头肌腱撕裂较为少见，常与尺骨鹰嘴突的撕脱骨折有关，撕裂可为部分性或完全性。肱三头肌和肘肌共同完成伸肘功能，其最常见的受伤机制为间接外力，即摔倒时肘半屈位用力撑地，这时全身力量强加于患肢，致使肱三头肌突然猛力牵拉将肌腱扯断。此外，鹰嘴部直接撞击也可致伤。

　　超声表现　可显示肌腱连续性中断，有时可见撕脱的骨片。超声检查的主要目的是明确肌腱撕裂的程度及肌腱断裂后回缩的程度。于肘部做屈曲和伸直动作时进行动态扫查，有助于显示肌腱的部分撕裂。

五、肱二头肌远侧肌腱断裂

　　肱二头肌远侧肌腱断裂较少见，仅占全部肱二头肌腱断裂的5%左右。肌腱撕裂可为桡骨粗隆处的撕脱骨折、腱体撕裂或肌肉-肌腱移行处撕裂。与其他肌腱相似，肱二头肌远侧肌腱、桡骨粗隆近侧约1cm处为一相对缺血区，反复的前臂旋前动作可导致此区域肌腱在桡骨和尺骨之间摩擦而受损。多数情况下，肱二头肌远侧肌腱和其腱膜可同时撕裂。完全断裂后，肌腱可回缩到肘前皱褶水平以上，其断端可折起。肌腱部分断裂时，断裂的部位常见于近桡骨粗隆处。肌腱断裂时，患者可感肘前部疼痛，听到响声，然后出现肿胀和压痛，屈肘和前臂外旋乏力，屈肘时，肱二头肌肌腹可形成肿块。肱二头肌远侧肌腱断裂后的早期诊断具有重要意义，因在受伤后1周内进行手术治疗可有效避免肌腱粘连、退变和肌肉脂肪变性。

　　超声表现　肱二头肌远侧肌腱完全撕裂时，断裂处肌腱结构缺失，局部可见低回声积液；肌腱近侧断端明显回缩增厚，有时可达桡骨粗隆近侧10cm处。肌腱部分断裂时，可见肌腱增厚，部分区域纤维结构显示不清。

六、肘关节周围滑囊炎

（一）尺骨鹰嘴滑囊炎

尺骨鹰嘴处有2个滑囊，一个在尺骨鹰嘴突与皮肤之间，为鹰嘴皮下囊，另一个位于肱三头肌腱下与尺骨鹰嘴上端的骨面之间，即肱三头肌腱下囊。两囊之间有时有沟通。尺骨鹰嘴滑囊炎多发生于前者，发病原因多以创伤多见。肘部鹰嘴突部的撞击伤、长期的鹰嘴部支撑摩擦等，均是该部滑囊炎的发生病因。滑囊炎也可由感染、关节病变（如类风湿关节炎）、结晶沉积性病变（如焦磷酸钙沉积病、羟磷灰石沉积、痛风）和色素沉着绒毛性滑囊炎所致。

1.临床表现　尺骨鹰嘴皮下囊炎急性者常有急性鹰嘴部撞伤史，伤后疼痛，迅速肿胀，但肘部活动正常。检查可见局部有压痛及波动。慢性者与肘后部反复的摩擦和过度压迫有关，表现为鹰嘴部皮下囊性肿物，直径可至2～4cm，一般无明显疼痛或仅有轻微疼痛，无功能障碍，但合并肱三头肌腱下囊炎时，可出现明显疼痛及活动受限，鹰嘴尖处肱三头肌腱压痛明显。

2.超声表现　于肘后部尺骨鹰嘴处皮下可见一囊性包块，囊内积液呈无回声或可见沉积物回声。急性期于囊壁内及其周围软组织内可见丰富血流信号（图9-2-7）；慢性期可见囊壁不同程度增厚，囊壁内血流一般不丰富（图9-2-8）。

3.鉴别诊断

（1）本病应与肘后挫伤引起的血肿相鉴别。血肿一般范围较广，且常向尺骨背侧骨面的远端延伸。

（2）肱三头肌腱止点断裂。肌腱断裂后多因出血进入皮下及腱下滑囊，产生滑囊积血，易误认为单纯滑囊炎而忽略肌腱撕裂的诊断，因此肘后部疼痛时要注意对肱三头肌腱的检查。

（3）肘后部其他包块，如表皮包涵囊肿等。

表皮包涵囊肿为位于皮内或皮下的囊性病变，生长缓慢，多见于有毛发生长的部位，如头皮、脸部、颈部、躯干和后背。囊肿的形成与毛囊阻塞有关，而发生在无毛发生长部位的囊肿则与创伤或手术所致的表皮植入到皮肤或皮下组织有关。囊肿内覆复层扁平上皮，腔内为角质

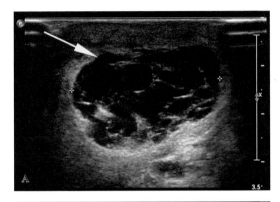

图9-2-7　急性尺骨鹰嘴滑囊炎

患者肘后红、肿、热、痛，有刺伤史。A.超声显示肘后部皮下囊性包块（箭头），内部可见多条分隔，其周围组织回声明显增高；B.PDI显示包块周围组织内可见丰富血流信号

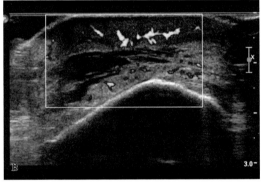

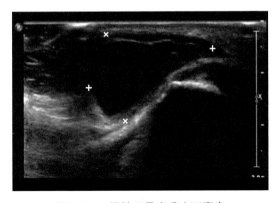

图9-2-8　慢性尺骨鹰嘴皮下囊炎

超声显示尺骨鹰嘴皮下囊性包块（标尺），内为无回声，囊壁较厚

碎屑。临床表现除局部肿块外，患者一般无明显症状，除非囊肿合并感染，生长到一定体积后压迫周围组织而引起相应症状，或囊肿破裂到周围软组织内而引起组织炎症反应或脓肿形成。囊肿破裂的原因与反复的局部损伤或囊肿持续增大有关。破裂后由于局部的炎症反应可导致局部疼痛和压痛。超声显示囊肿内部低回声、等回声、高回声不同回声；后方有回声增强或无明显回声增强；典型者其内部致密的角质碎屑可显示为洋葱头征、靶环征、分层征等，而分散的角质碎片可表现为结节状、线状或分支状的低回声区或高回声区（图9-2-9）。囊肿周边可见低回声或高回声晕环。

（二）肱二头肌桡骨囊炎

肱二头肌桡骨囊位于肱二头肌远侧肌腱与桡骨粗隆之间，有减少肌腱与桡骨粗隆之间摩擦的作用，尤其是前臂旋前时，桡骨粗隆会向后旋转，从而牵拉肱二头肌远侧肌腱使其包绕桡骨。此时，肱二头肌桡骨囊被挤在肱二头肌腱与桡骨之间（图9-2-10）。肱二头肌桡骨囊炎较为少见，其原因可以为感染、关节炎、淀粉样沉积等，但最常见原因为慢性劳损性损伤。肱二头肌桡骨囊损伤后，滑膜水肿、充血和肥厚，囊内渗液增多、张力增大而使患者产生症状。

1.临床表现　临床上主要表现为肘前部疼痛、活动受限，尤其是前臂旋前时。由于滑囊位置较深，滑囊内出现病变时，仅靠临床检查常常难以明确诊断，且与肱二头肌腱病变难以鉴别，因此超声检查对明确诊断及鉴别具有重要价值。

2.超声表现　肱二头肌桡骨囊炎时，滑囊可扩张，其内积液增多，滑囊壁可见增厚。肱二头肌远侧肌腱周围无腱鞘包裹，肌腱周围

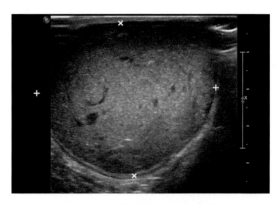

图9-2-9　肘后表皮包涵囊肿

超声显示肘后皮下囊性包块（标尺），边界清楚，囊内透声差，可见散在短条形低回声区；手术显示囊内为豆渣样物，病理为表皮包涵囊肿

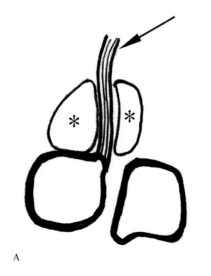
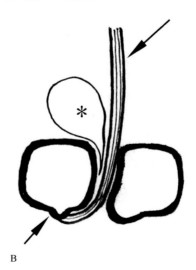

A 　　　　　　　　　　　　　　　B

图9-2-10　肱二头肌桡骨囊炎

A.前臂旋后位显示囊肿（＊）位于肱二头肌腱在桡骨粗隆（短箭头）附着处；B.前臂旋前时，由于桡骨和桡骨粗隆向后旋转而使囊肿（＊）远端被挤在桡骨与肱二头肌腱之间

为腱围组织。当肱桡滑囊内积液较多时，积液有时会包绕整个肌腱，声像图上呈类似其他部位的腱鞘炎改变（图9-2-11～图9-2-13）。囊肿较大时有可能导致附近的桡神经分支受压。

3.鉴别诊断　肱二头肌桡骨囊炎应与局部的腱鞘囊肿和网球肘相鉴别。肘前部腱鞘囊肿多起自肘关节囊，并可向较远的部位扩展，如能显示囊肿与关节囊相连的蒂部则有助于明确诊断。肱二头肌桡骨囊炎与网球肘的主要区别在于肱二头肌桡骨囊炎压痛点低、肱骨外上髁

处无压痛。

七、肘关节炎

多种炎性病变可累及肘关节而导致肘关节炎性改变。肘关节炎主要病理改变为关节腔积液、滑膜增生、骨破坏。查体可见肘关节肿胀、伸屈受限。

（一）超声表现

1.关节腔积液　急慢性肘关节炎时，关节腔内可出现多少不等的积液。超声可见肘关节

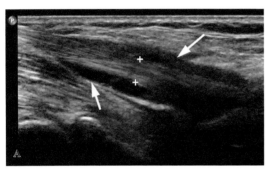
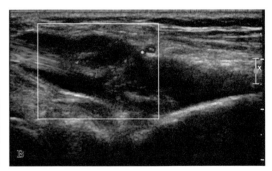
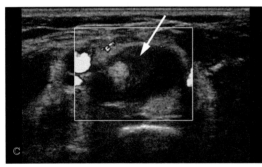

图9-2-11　肱二头肌桡骨囊炎
A.纵切面显示肱二头肌腱（标尺）周围可见较多积液（箭头）及偏低回声区；B.PDI显示肌腱周围偏低回声区内可见丰富血流信号；C.横切面显示肱二头肌腱及其周围低回声区（箭头）及积液

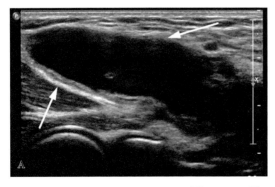
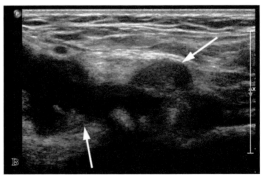

图9-2-12　肱二头肌桡骨囊囊肿
A.肘前部可见一较大囊性包块（箭头），内壁较厚不平滑；B.包块内壁较厚，并可见结节状凸起（箭头）；手术切除病理为滑囊囊肿，滑膜上皮呈绒毛状增生

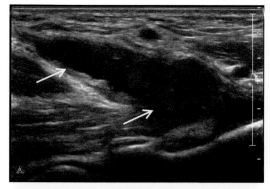
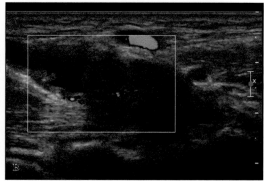
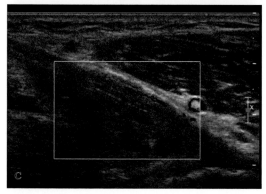

图9-2-13　肱二头肌桡骨囊炎

A.纵切面于肱二头肌远侧肌腱旁可见囊实性包块（箭头）；B.PDI于病变实性区内可见丰富血流信号；C.肱二头肌远侧肌腱远段稍增厚，回声减低，PDI显示其内血流信号增多

的关节隐窝扩张，包括前面较大的冠突窝、较小的桡窝和后面的鹰嘴窝。积液量较小时，积液可首先出现在鹰嘴窝内，肘关节屈曲时，超声检查容易显示积液。随着积液量的增多，可见关节内脂肪垫被积液抬高。急性关节炎时，关节腔内积液可为无回声；慢性关节炎、感染、关节腔积血或创伤时，积液回声可增高（图9-2-14）。超声可敏感地显示肘关节腔内的积液，并可鉴别关节腔外软组织肿胀和关节腔内的病变。

2.滑膜病变　滑膜炎时滑膜可见增厚，可呈低回声或结节样等回声；急性炎症时，滑膜内血流信号增加（图9-2-15～图9-2-18）。通过探头加压可鉴别滑膜增厚和关节腔积液。类风湿关节炎患者关节腔内可见血管翳，其呈实性低回声，病情严重可见关节软骨及软骨下骨侵蚀性破坏（图9-2-19，图9-2-20）。

（二）鉴别诊断

肘关节炎需要与肘关节腔内的其他占位性病变相鉴别。肘关节滑膜炎时，滑膜增生常呈多发结节状，同时于关节腔内可见积液，而关节内占位性病变为单发实性结节或团块，形态较规则（图9-2-21）。

（三）检查注意事项

1.检查关节腔积液时，应注意勿将低回声的软骨当作关节腔内的积液。探头加压时，积液形态可发生改变，而软骨则不会发生改变。关节腔内出现积液时，关节软骨的界面征常可清晰显示。

2.检查肘后尺骨鹰嘴皮下囊时，应注意关节内脂肪垫与增生滑膜的区别。

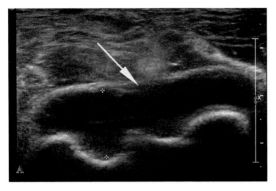
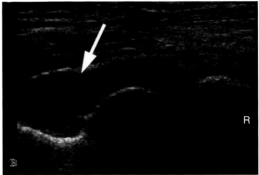
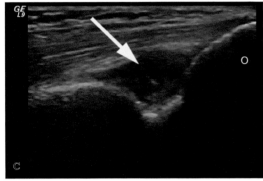

图9-2-14 肘关节腔内积液

A.横切面显示肘关节前部积液（箭头）；B.纵切面显示肘前部偏外侧关节腔内积液（箭头）；C.纵切面显示肘后部关节腔内积液，其内透声差（箭头）。R：桡骨头；O：尺骨鹰嘴

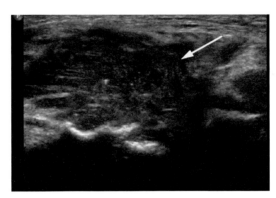

图9-2-15 肘关节炎

肘后关节腔内可见滑膜增生，呈低回声（箭头）

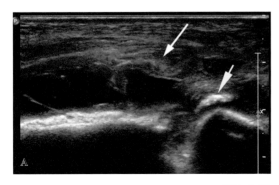
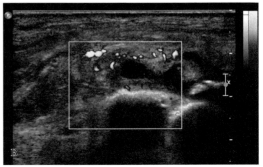

图9-2-16 肘关节炎

A.肘后部关节腔内可见积液，并可见关节囊增厚，呈低回声（箭头），短箭头为关节内游离体；B.PDI于增厚的关节囊壁上可见丰富血流信号

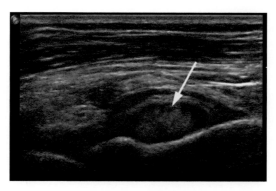

图9-2-17　肘关节炎

肘前关节腔扩张，内见少量积液，增生的滑膜呈等回声（箭头）

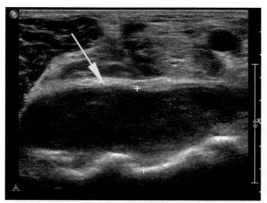

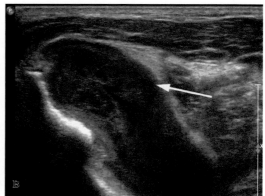

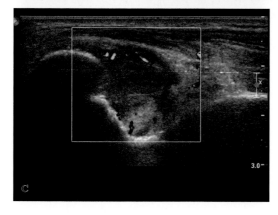

图9-2-18　肘关节结核

A.横切面显示肘关节腔前部低回声病变（标尺）；B.纵切面显示肘外侧关节腔内低回声病变（箭头），中心部可见少量积液；C.肘关节腔后部可见低回声病变，内部见较丰富血流信号

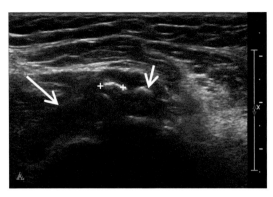
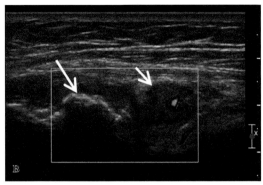

图9-2-19 肘关节慢性滑膜炎

A.超声显示肘关节腔扩张（长箭头），其内可见多个强回声游离体（标尺与短箭头）；B.超声显示关节面明显不平（长箭头），关节腔内滑膜增生呈低回声（短箭头），其内可见较丰富血流信号。术中见肘关节腔内大量滑膜增生、水肿，增生滑膜侵蚀关节软骨面。病理显示为慢性滑膜炎

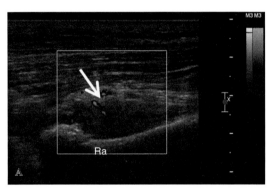
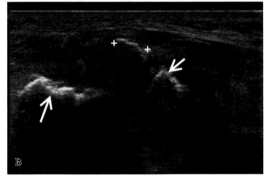

图9-2-20 肘关节滑膜炎，真菌感染

A.超声显示肘关节腔内滑膜增生，呈低回声（箭头），其内可见丰富血流信号；B.超声显示肘关节关节面不平（长箭头），关节腔内可见数个强回声游离体（标尺与短箭头）。手术显示关节腔内大量滑膜增生、充血，大量关节软骨面损伤、破坏剥脱。Ra：桡骨上端

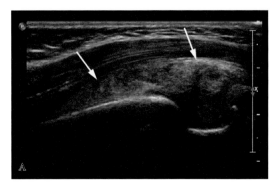
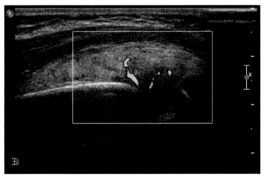

图9-2-21 肘关节腔后部混合血管瘤

A.纵切面显示肘关节腔后部实性等回声病变（箭头），边界清楚，内部回声欠均匀；B.PDI于病变内可见丰富血流信号；病理证实为混合性血管瘤

八、其他典型病例

（一）肱三头肌腱钙化（图9-2-22）

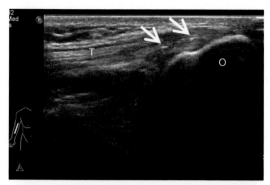

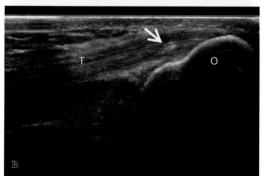

图9-2-22 肘后部肱三头肌腱钙化灶，患者无症状

A.纵切面显示肱三头肌腱内散在钙化灶（箭头）；B.另一切面显示肱三头肌腱内钙化灶（箭头）。T：肱三头肌腱；O.尺骨鹰嘴

（二）肘前部正中神经内囊肿（图9-2-23）

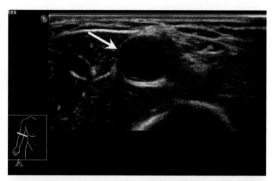

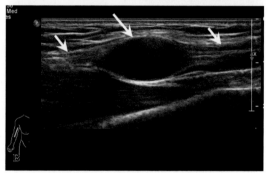

图9-2-23 肘前部正中神经内囊肿

A.横切面显示肘前部正中神经内囊肿（箭头），边界清楚；B.纵切面显示正中神经内囊肿（长箭头），其两侧可见神经结构（短箭头）

（三）肱三头肌钙化性肌腱炎（图9-2-24）

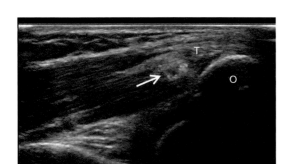

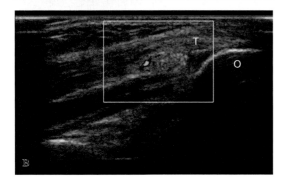

图9-2-24　肱三头肌钙化性肌腱炎

A.纵切面显示肱三头肌腱（T）远段内钙化灶（箭头）；B.PDI显示钙化灶内可见血流信号。T：肱三头肌腱；O.尺骨鹰嘴

（四）肱动脉假性动脉瘤伴附壁血栓（图9-2-25）

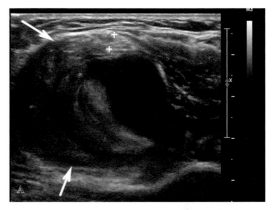

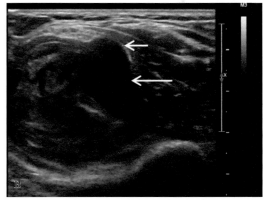

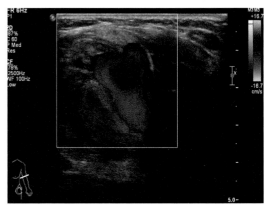

图9-2-25　左肘内上方肱动脉假性动脉瘤伴附壁血栓

患者，男，15岁，8年前有上臂外伤史　A.左肘内上方横切面可见囊实性包块（箭头），其浅侧可见正中神经（标尺）；B.横切面显示肱动脉（短箭头）与其深方动脉瘤（长箭头）相连通；C.CDFI显示瘤体内可见血流信号

（五）神经性关节病（图9-2-26）

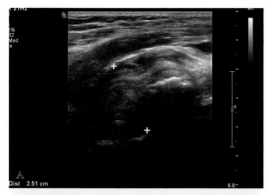

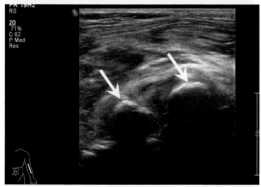

图9-2-26　脊髓空洞症，左侧肘关节滑膜炎伴多发骨赘

A.超声显示肘关节内滑膜明显增厚（标尺）；B.超声显示肘关节内可见多发骨赘形成（箭头）。X线显示左肘关节间隙消失，关节面增生硬化，部分骨质缺损，左肘关节呈脱位改变，关节边缘可见多发骨赘影

［文献回顾］神经性关节病，又称无痛性关节病、夏科关节病（Charcot关节病），是一种继发于神经感觉障碍和神经营养障碍的破坏性关节疾病，常见于40～60岁人群，男女比例为3：1。发病机制是中枢神经性疾病或周围神经性疾病导致患者失去关节深部感觉，而使关节经常遭受比正常大得多的冲击、震荡和扭转性损伤。同时，由于神经营养障碍，破损的软骨面和骨面不能有效修复，导致新骨形成杂乱无章。在感觉神经损伤的同时，有关交感神经也可丧失功能，引起其支配区域的血管扩张、充血和破骨细胞活性增强，进而导致骨吸收、融解和碎裂。上述因素联合作用，最终导致关节半脱位或完全脱位，甚至完全破坏。本病的最大特点是关节破坏的程度与疼痛症状不成正比。因此，超声检查发现严重的关节破坏时，应注意询问患者的病史，有助于对该病做出正确诊断。

第10章

手腕部超声诊断

第一节　手腕部应用解剖与超声检查

手腕部关节较多，主要有桡腕关节、腕骨间关节和腕掌关节等。桡腕关节即腕关节，由桡骨下端的腕关节面、尺骨下端的关节盘组成关节窝，手舟骨、月骨和三角骨共同组成关节头。关节囊松弛，四周有韧带加强。腕骨间关节为腕骨互相之间的连结，属微动关节。腕掌关节由远侧列腕骨与5个掌骨底构成。掌指关节由掌骨头和近侧指骨底构成。

超声检查手部、腕部要用10MHz以上的线阵探头，特别表浅的结构需要用一个耦合垫。手腕部检查可分为2个部分，即背侧和掌侧。

一、手腕部背侧

检查时患者取坐位，面对检查者，肘部屈曲，前臂旋前，手掌放置在检查床上，腕部取中立位或轻度屈曲。

（一）腕背侧肌腱

腕背部浅侧为伸肌支持带，其呈带状高回声，对腕伸肌腱起固定作用，并发出纤维隔将腕部的肌腱分为6个腔室，每一个腔室内都有一个腱鞘以包绕其内的一个或多个肌腱。第1个腔室位于桡骨远端的外侧，内含拇长展肌腱和拇短伸肌腱。第2个腔室位于Lister结节的桡侧，内含桡侧腕长伸肌腱、桡侧腕短伸肌腱，其分别止于第2掌骨底、第3掌骨底。第3个腔室内为拇长伸肌腱及其腱鞘，位于Lister结节的

尺侧，绕过结节后，经过桡侧腕长伸肌和短伸肌的浅侧，进入拇指，止于指骨远节底部。拇长伸肌腱构成鼻烟壶的尺侧边界，鼻烟壶的底部为桡骨茎突、手舟骨、大多角骨、拇指掌骨底部。拇长屈肌腱在桡骨远段骨折愈合期易发生撕裂。Lister结节有时可为沟槽形，此时拇长伸肌腱位于沟槽内，而不是位于其尺侧。第4个腔室内为第2～5指伸肌腱和示指固有伸肌腱，其共为一个腱鞘，伸肌支持带在此区域最厚，呈带状低回声。示指固有伸肌腱在约40%的人群中可缺如或退化，动态扫查有利于各肌腱的鉴别。第5个腔室内为小指固有伸肌腱及其腱鞘，位于远侧桡尺关节处。第6个腔室位于尺骨茎突底部附近的骨沟内，内为尺侧腕伸肌腱，该肌腱在类风湿关节炎中首先受累，血管翳的形成可导致尺骨茎突侵蚀性改变。

检查第1腔室，有时可见局部解剖变异。

（1）腔室内可见一垂直的分隔将第1腔室分为2个部分。

（2）副肌腱可出现在约75%的尸检中。

腔室内分隔超声上显示为一垂直的低回声带，其将第1腔室分为一个较大的掌侧腔室（内容纳拇长展肌腱）和一个较小的背侧腔室（内容纳拇短伸肌腱），副肌腱多为拇长展肌腱。由于数个副肌腱挤在一个狭小的腔室内，当超声显示困难时，可将探头逐步移向远侧，这时可显示各个肌腱分开，止于不同的部位。

伸肌腱的检查首先从Lister结节横切面开始，其桡侧为桡侧腕短伸肌腱、桡侧腕长伸肌腱，即第2腔室，其中桡侧腕短伸肌腱紧邻Lister结节，再向桡侧为拇短伸肌腱和拇长展肌腱（图10-1-1，图10-1-2），然后再将探头放在Lister结节上，紧邻其尺侧为拇长伸肌腱，即第3腔室。确定其是否为拇长伸肌腱，可让患者做拇指外展动作，此时可见拇长伸肌腱移动。再向尺侧为指伸肌腱（第4腔室）、小指固有伸肌腱（第5腔室）（图10-1-3），伸小指时可见小指固有伸肌腱移动。最后将探头放在腕部的尺侧以检查尺侧腕伸肌腱，动态检查有助于观察此肌腱有无脱位（图10-1-4，图10-1-5）。检查肌腱时应横切面与纵切面结合检查。第4腔室的腕伸肌支持带较别处稍厚，不要误认为增厚的腱鞘（图10-1-6）。

（二）手背侧肌腱

手指的伸肌腱要明显细于屈肌腱，其中心束止于中节指骨底部，2个侧束从两侧止于指骨

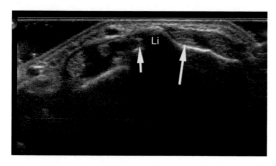

图10-1-1 横切面显示Lister结节（Li）桡侧的桡侧腕短伸肌腱（长箭头）及尺侧的拇长伸肌腱（短箭头）

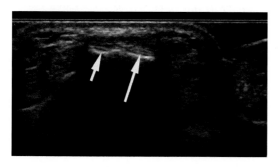

图10-1-2 横切面显示腕背部第1腔室[拇长展肌腱（长箭头）及拇短伸肌腱（短箭头）]

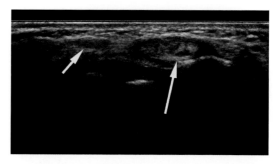

图10-1-3 横切面显示腕背侧第4腔室（长箭头）及第5腔室小指固有伸肌腱（短箭头）

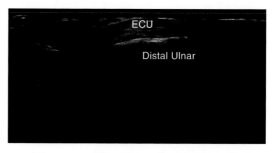

图10-1-4 横切面显示第6腔室内尺侧腕伸肌腱（ECU）。Distal Ulnar：尺骨远端

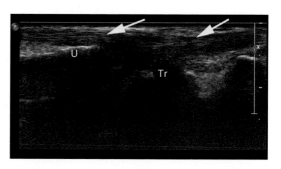

图10-1-5 纵切面显示尺侧腕伸肌腱（箭头）。U：尺骨；Tr：三角骨

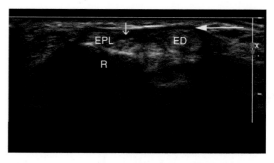

图10-1-6 超声显示第4腔室背侧的伸肌支持带较厚（长箭头），并可见其分出一纤维带（短箭头）止于桡骨（R）。EPL：拇长伸肌腱；ED：指伸肌腱

远节底部（图10-1-7，图10-1-8）。在示指和小指的伸肌腱，分别还有示指固有伸肌腱、小指固有伸肌腱的加入。

拇指背侧有3个肌腱，从桡侧到尺侧分别为拇长展肌腱、拇短伸肌腱、拇长伸肌腱。拇长展肌腱、拇短伸肌腱在腕部位于第1腔室内，经过桡骨茎突的骨沟内，分别止于第1掌骨底部和近节指骨底部，此2个肌腱构成手背鼻烟壶的桡侧边界。

拇长伸肌腱在腕部位于第3腔室，向远侧走行时，绕过桡骨远端的Lister结节，走行于桡侧腕长伸肌腱和桡侧腕短伸肌腱的浅侧，为手背鼻烟壶的尺侧边界，止于拇指远节。

（三）手腕部背侧韧带

1.腕背侧骨间韧带 腕背侧骨间韧带中最重要的2个韧带为舟月韧带、月三角韧带。检查时前臂旋前，腕部放在一个枕垫上，略屈曲。首先横切显示Lister结节，然后逐渐向远端移动，直至显示舟月韧带、月三角韧带。舟月韧带为手舟骨与月骨之间的三角形高回声结构，而月三角韧带为月骨与三角骨之间的带状高回声结构（图10-1-9，图10-1-10）。

2.三角纤维软骨复合体 是由背侧和掌侧桡尺韧带、关节盘（或三角纤维软骨）、尺月韧带、尺三角韧带、尺侧副韧带和半月板近似物构成，起增加腕关节尺侧和远端桡尺关节稳定性的作用。三角纤维软骨一端连于桡骨下端内侧的尺切迹下缘，另一端附着于尺骨茎突的内侧，故桡腕关节与桡尺远侧关节不相通。半月

板近似物由纤维结缔组织构成，位于三角纤维软骨尺侧的远侧。

检查时前臂旋前，腕部轻度桡偏，探头放在腕部尺侧纵切，首先显示尺侧腕伸肌腱，此肌腱可作为声窗。由于需要显示三角纤维软骨的桡骨附着部分，因此，要求探头有较高的穿透力，可用7～13MHz的探头。检查时，应适当增加增益，直至显示三角纤维软骨在桡骨附着处。三角

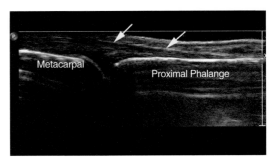

图10-1-8 手背侧肌腱
超声显示中指掌指关节处指伸肌腱（箭头）。Metacarpal：掌骨；Proximal Phalange：近节指骨

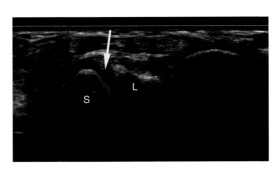

图10-1-9 舟月韧带
横切面于腕背部近侧、Lister结节远侧显示背侧舟月韧带，其呈三角形（箭头）。S：手舟骨；L：月骨

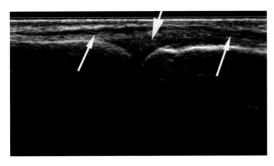

图10-1-7 手背侧肌腱
超声显示示指掌指关节指伸肌腱（长箭头）及纤维软骨板（短箭头）

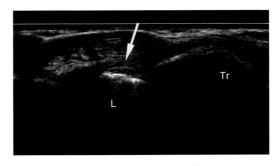

图10-1-10 月三角韧带
探头由上一切面向尺侧移动显示月三角韧带，其为月骨与三角骨之间的带状高回声结构。L：月骨；Tr：三角骨

纤维软骨呈三角形偏高回声结构，底部靠近尺侧腕伸肌腱，尖部附着在桡骨（图10-1-11）。

3.拇指尺侧副韧带 位于拇内收肌腱膜的下方，起自掌骨头，止于拇指近节底部。拇内收肌腱膜是由来自拇内收肌腱和拇短展肌腱的纤维组织构成的。检查时将探头放在拇指掌指关节的尺侧以纵切面扫查。正常拇指尺侧副韧带呈弧形偏低回声带覆盖掌指关节（图10-1-12），其浅侧为内收肌腱膜。内收肌腱膜由于较薄，正常情况下超声显示困难。

4.检查注意事项 Lister结节为腕背侧检查伸肌腱和腕部背侧韧带的一个重要的解剖标志。

二、手腕部掌侧

（一）屈肌支持带

屈肌支持带与腕骨构成腕管，内有指屈肌腱、正中神经。其内侧附着于豌豆骨与钩骨钩，外侧分为2层，浅层附着于舟骨结节和大多角骨，深层附着于大多角骨骨沟的内侧，在此2层之间有桡侧腕屈肌腱经过。

（二）指屈肌腱

1.指屈肌腱分区 其在解剖学上可分为5个区，从远侧到近侧分别为第1区到第5区。

（1）第1区（深肌腱抵止区）：只有指深肌腱，位于指浅屈肌腱在指骨中节止点的远侧。

（2）第2区（腱鞘区）：从A₁滑车到指骨中节，此区肌腱损伤后由于其周围狭小的空间易发生粘连。

（3）第3区（手掌区）：从A₁滑车到腕管远侧，蚓状肌位于此区。

（4）第4区（腕管区）：从腕管远端到腕管近端。

（5）第5区（前臂区）：从腕管近端至前臂远端肌腱起始部位。

2.腕掌侧 拇指屈肌腱和第2～5指屈肌腱走行在腕管内（图10-1-13）。拇长屈肌腱位于腕管的桡侧，第3指浅屈肌腱、第4指浅屈肌腱位于第2指浅屈肌腱、第5指浅屈肌腱的浅侧，4个指深屈肌腱相邻，位于第2指浅屈肌腱、

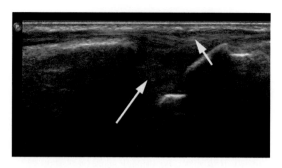

图10-1-11 三角纤维软骨（长箭头）

其浅侧为尺侧腕屈肌腱（短箭头）

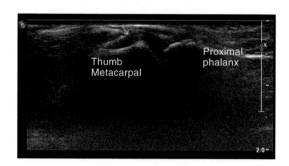

图10-1-12 拇指尺侧副韧带

纵切面显示拇指掌指关节尺侧的尺侧副韧带（箭头）。Thumb Metacarpal：拇指掌骨；Proximal phalanx：近节指骨

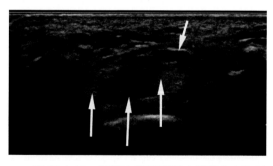

图10-1-13 腕管内指屈肌腱（长箭头）和正中神经（短箭头）

部分肌腱由于各向异性伪像而呈低回声

第5指浅屈肌腱后方。腕管顶部为屈肌支持带，腕骨底部为腕骨，近侧为舟骨结节（桡侧）和豌豆骨（尺侧），远侧为大多角骨（桡侧）和钩骨钩（尺侧）。腕管处横切时肌腱均呈高回声。检查时注意使声束垂直于肌腱，以避免出现各向异性伪像。腕管内除指屈肌腱外还有正中神经，其紧邻屈肌支持带深部，横切面显示为筛网状结构，中间的低回声为神经纤维束，高回

声为神经束膜回声。

在手掌部，指浅屈肌腱位于指深屈肌腱的浅侧（图10-1-14）。在掌指关节水平，指浅屈肌腱呈扁平状，逐渐变薄加宽，至近节指骨底部开始分裂，至指骨中部时，分裂为两半，形成"V"形裂隙。以后分裂的腱板纤维经过扭转，围绕深肌腱的侧方而至其背侧，彼此交叉至对侧，又形成一个倒"V"形裂沟，经过交叉的纤维最后止于中节指骨底。指深屈肌腱止于远节指骨底部（图10-1-15）。横切面检查可

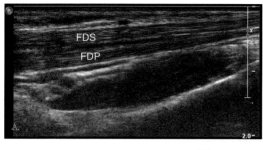
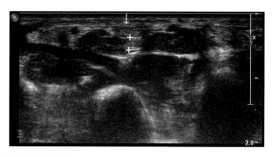

图10-1-14　掌部指屈肌腱

A.在手掌部纵切面显示指浅屈肌腱（flexor digitorum superficialis，FDS）与指深屈肌腱（flexor digitorum profundus，FDP）；B.在手掌部横切面显示指浅屈肌腱（箭头）与指深屈肌腱（标尺）

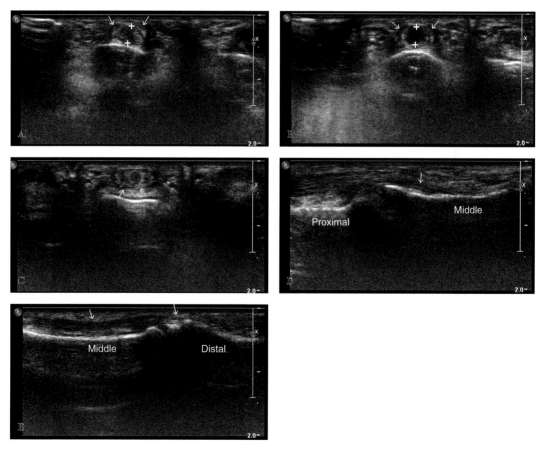

图10-1-15　指屈肌腱

A.探头放在近侧指骨，横切面显示指浅屈肌腱开始分为两束（箭头），从两侧包绕指深屈肌腱（标尺）；B.横切面显示指浅屈肌腱分为两束（箭头），包绕指深屈肌腱（标尺），由于各向异性伪像，指深屈肌腱呈低回声；C.近节指骨远端横切面显示指浅屈肌腱再结合（箭头）；D.纵切面显示指浅屈肌腱（箭头）止于中节指骨近段；E.纵切面显示指深屈肌腱（箭头）止于远节指骨底部。Proximal：近节指骨；Middle：中节指骨；Distal：远节指骨

更好地显示指浅屈肌腱和指深屈肌腱的位置关系。

3.指屈肌腱滑车系统 指屈肌腱腱鞘从掌骨颈部一直向远侧延伸至远侧指间关节，滑车是肌腱腱鞘的一个局部增厚，从近侧到远侧共有5个环状韧带分别为 $A_1 \sim A_5$，3个交叉韧带分别为 $C_1 \sim C_3$，滑车的作用为固定屈肌腱在指骨上，防止手指屈曲时肌腱发生脱位（图10-1-16，图10-1-17）。A_1、A_3、A_5 分别位于掌指关节、近侧指间关节、远侧指间关节，A_2、A_4 分别位于近节指骨、中节指骨的中部，A_2、A_4 在手指的生物力学上起着非常关键的作用，而 A_1 病变则为扳机指常见的发病原因。手指反复的运动可导致环状韧带增厚和屈肌腱肿胀，继而肌腱在狭窄的管道中受损，临床上称为扳机指，表现为绞锁和手指伸直时弹响。环状韧带的急性损伤可见于攀岩者，其发生是手指最大程度抗阻力屈曲所致。

超声在多数病例可显示 A_1 环状韧带和 A_2 环状韧带，表现为一薄的低回声环状结构止于掌板。超声可通过显示指屈肌腱脱位而间接诊断环状韧带损伤，即远离指骨的掌面。超声检查时，让患者做抗阻力屈指，可引发屈肌腱的脱位或加重脱位。

三、手腕部的常见变异

1.正中神经异常分支 可见于9%的正常人群，是正中神经提前分支。多数情况下患者可无症状，少数可导致腕管综合征。异常分支处多伴有正中动脉。

2.正中动脉 胚胎时期正中动脉可保证前臂和手部的血液供应，当桡动脉和尺动脉发育成熟后，正中动脉萎缩并伴随正中神经进入腕管内。异常正中动脉可进入腕管内，并加入掌浅弓，供应桡侧手指或形成一盲端，其发生率为2%～3%，一般多为双侧。其因为位置较为表浅，所以易受伤形成血栓。

3.副肌肉组织 临床上可无明显症状，或由于压迫邻近组织而出现症状。超声显示局部为低回声组织，内部呈正常肌肉组织结构。肌肉收缩时，局部可见隆起，厚度增加。

副小指展肌是腕部最常见的变异肌肉组织，可见于约24%的正常人。副小指展肌进入尺管内，一般无明显症状，但也有可能在小指外展或肌肉收缩时压迫尺神经。

指短伸肌见于2%～3%的正常人，其中约54%为双侧发生。该肌肉起自桡骨远段、桡-腕韧带和腕关节囊，止于第2指或第3指。示指伸肌及其肌腱在50%的人缺如，在此类人群中，指短伸肌止于第2指。患者一般情况下无症状，但也可表现为腕背侧痛性肿块，特别是做手腕重复性动作的人。其特征性表现为手指主动背伸时，肿块可增大。超声检查纵切面显示为肌肉组织回声，横切面显示其位于第2指伸肌腱和第3指伸肌腱之间（图10-1-18）。

腕管内有时可出现异常肌肉，如指浅屈肌肌腹过低或蚓状肌肌腹过高而进入腕管，则由于压迫正中神经而导致腕管综合征（图10-1-19）。

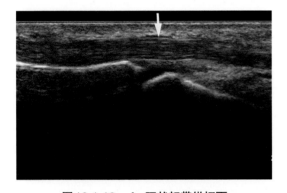

图10-1-16　A_1 环状韧带纵切面

纵切面显示第2掌指关节处 A_1 环状韧带（箭头），呈低回声

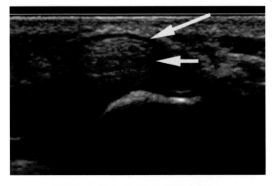

图10-1-17　A_1 环状韧带横切面

横切面显示第2掌指关节处 A_1 环状韧带（长箭头），呈低回声，其深部为指屈肌腱（短箭头）

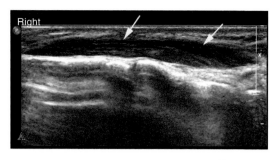
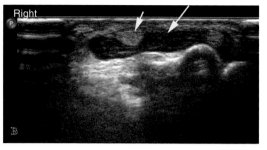

图 10-1-18　指短伸肌

A.纵切面显示手背指短伸肌（箭头），内部呈肌肉组织回声；B.横切面可见指短伸肌（长箭头）及其肌腱（短箭头）

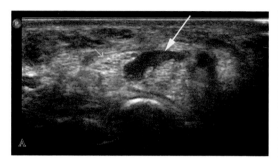
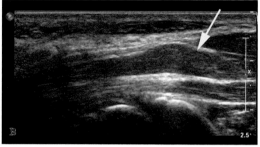

图 10-1-19　腕管内肌肉组织变异导致腕管综合征

A.横切面显示腕管内出现异常肌肉组织（长箭头），其为示指指浅屈肌异常肌腹，短箭头为增粗的正中神经；B.纵切面显示腕管内异常肌肉组织（长箭头），其内部为肌肉组织回声

第二节　手腕部常见病变超声诊断

一、手腕部肌腱、腱鞘炎

手腕部肌腱、腱鞘炎临床上较为常见，常见原因为肌腱劳损。肌腱经过骨的隆起部及关节时容易发生摩擦，因而在这些部位都有腱鞘保护，其起润滑和减少摩擦作用，如摩擦劳损过度，可产生肌腱腱鞘炎。其主要病理变化为腱鞘肥厚、无弹力，且紧紧包压肌腱，肌腱与腱鞘之间有时有轻度粘连。早期病例的肌腱除表面粗糙无光泽外，其外形大致正常。有时肌腱在腱鞘狭窄处变细，两端增厚呈梭形。除肌腱劳损外，感染、类风湿等其他病变也常累及肌腱。

（一）桡骨茎突狭窄性腱鞘炎（de Quervian病）

拇长展肌腱和拇短伸肌腱总腱鞘为手腕部发生腱鞘炎最多见的部位。拇长展肌腱和拇短伸肌腱在桡骨茎突进入一个腱鞘，该腱鞘外面覆有腕背侧伸肌支持带，内为桡骨茎突的纵行窄沟，管腔狭小且无弹性。2个肌腱在同一狭窄坚硬的腱鞘内走行，反复牵拉并相互摩擦，久之可发生腱鞘炎。

1.超声表现　可见拇长展肌腱和拇短伸肌腱增粗，腱鞘增厚，有时病变仅累及其中一个肌腱。PDI常于增厚的腱鞘内可见血流信号（图10-2-1，图10-2-2）。肌腱浅侧的伸肌支持带有时也可见增厚。

超声还可用于观察de Quervian病手术治疗后的并发症情况。例如，伸肌支持带过度松解，可导致拇长展肌腱和拇短伸肌腱的掌侧半脱位，此种情况非手术治疗常无效，需要手术治疗来固定此2个肌腱。其他并发症包括桡神经浅支

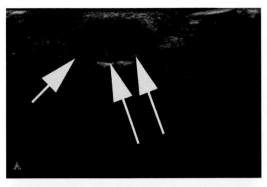

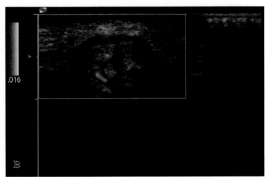

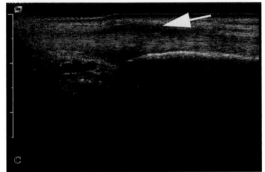

图10-2-1 拇长展肌腱和拇短伸肌腱腱鞘炎

A.横切面显示拇长展肌腱和拇短伸肌腱（长箭头）的腱鞘增厚、回声减低（短箭头）；B.PDI于腱鞘内可见丰富血流信号；C.纵切面显示拇长展肌腱腱鞘增厚（箭头）

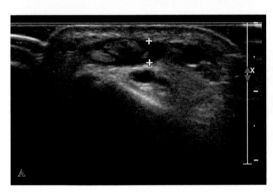

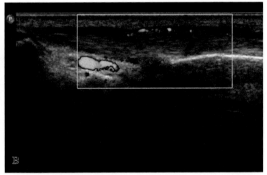

图10-2-2 拇长展肌腱和拇短伸肌腱腱鞘炎

A.横切面显示拇长展肌腱和拇短伸肌腱腱鞘增厚、回声减低（标尺）；B.PDI于腱鞘内可见丰富血流信号

的损伤（超声可显示神经损伤处低回声神经瘤形成）、肌腱粘连、手术松解不彻底等，动态超声检查可用来判断肌腱有无脱位。

2.检查注意事项 诊断时需注意此处的先天性变异。拇短伸肌腱在6%的正常人可缺如；拇长展肌腱可能呈多层状结构，不要误诊为纵行撕裂；拇长展肌腱在50%的人群中可出现数个副肌腱（图10-2-3）；约40%的人中拇长展肌腱与拇短伸肌腱之间可见分隔，因此，应用腱鞘内注药治疗时，应注意药物在腕背侧第1腔室内的扩散情况。

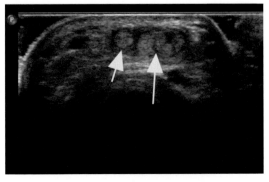

图10-2-3 拇长展肌腱可见多个副肌腱（长箭头），短箭头为拇短伸肌腱

（二）手腕部其他部位肌腱、腱鞘炎

除拇长展肌腱、拇短伸肌腱发生腱鞘炎外，手腕部其他肌腱也常发生腱鞘炎（图10-2-4～图10-2-12），其发生原因为慢性劳损和其他一些代谢和炎性病变。系统性红斑狼疮有时可导致肌腱断裂；淀粉样沉积可发生于腕部肌腱而导致腕管综合征；糖尿病和痛风可引起屈肌腱腱鞘炎；羟磷灰石沉积病最常累及尺侧腕屈肌腱近腕部附着处（图10-2-13），也可累及尺侧腕伸肌腱或其他屈肌腱而导致腕管综合征。外伤后软组织感染也可累及肌腱而导致感染性腱鞘炎（图10-2-14）。

拇指掌指关节处常见的病变为狭窄性腱鞘炎，表现为该处腱鞘增厚，拇指伸直时出现弹响（图10-2-15）。

二、手腕部外伤性病变

手腕部外伤后超声主要检查肌腱和韧带，怀疑骨折或脱位者应首先行X线检查。屈肌腱或伸肌腱的损伤可由直接损伤或肌肉突然收缩的间接损伤所致。根据病史和查体，临床上诊断肌腱完全断裂较为容易。但超声可显示肌腱断裂后肌腱断端的回缩情况，有助于制订手术计划。超声也可以用来观察肌腱缝合后是否再次发生断裂。完全断裂时超声较易诊断，但部分断裂时由于局部的瘢痕组织及术后改变，超声可能诊断较为困难。

（一）第1掌指关节尺侧副韧带撕裂

凡暴力使拇指过度外展都可造成第1掌指关节的尺侧副韧带断裂。断裂常发生在尺侧副韧带在近节指骨的止点处，断端常常向上翻转，卡在拇内收肌腱膜上方不能复位，称为Stener病变（图10-2-16）。患者多有明显的拇外展受伤史，伤后拇指的掌指关节内侧痛，向外侧搬动时，尺侧韧带松弛，关节有"开口"感。

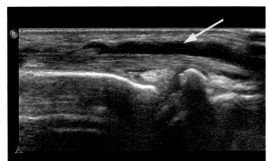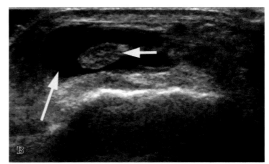

图10-2-4　桡侧腕屈肌腱腱鞘内积液
A.纵切面显示腱鞘扩张，内可见积液（箭头）；B.横切面显示腱鞘内积液（长箭头），包绕肌腱（短箭头）

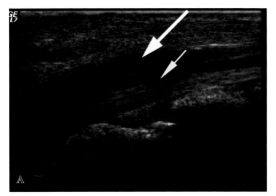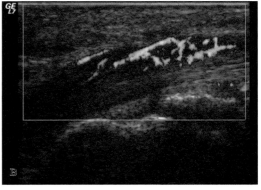

图10-2-5　桡侧腕屈肌腱腱鞘炎
A.纵切面显示腱鞘明显增厚，回声减低（长箭头），短箭头所指为肌腱；B.PDI于增厚的腱鞘内可见丰富血流信号

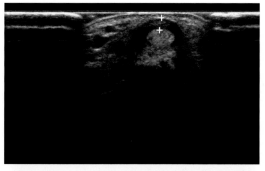

图 10-2-6　尺侧腕伸肌腱腱鞘炎

横切面显示腱鞘增厚，回声减低（标尺）

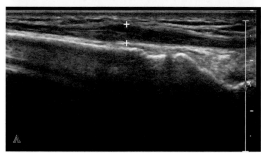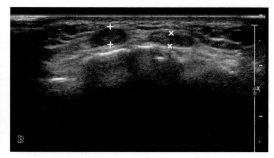

图 10-2-7　手腕背侧伸肌腱腱鞘炎

A.纵切面显示指伸肌腱腱鞘增厚（标尺）；B.横切面显示指伸肌腱腱鞘增厚（标尺）

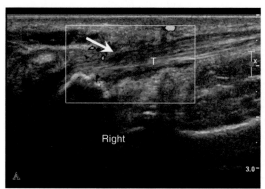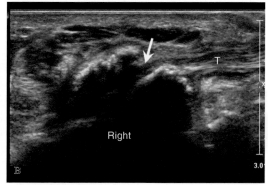

图 10-2-8　右侧桡侧腕屈肌腱腱鞘炎

A.超声显示桡侧腕屈肌腱腱鞘稍增厚，其内血流信号增多；B.超声显示桡侧腕屈肌腱远段。T：桡侧腕屈肌腱；Right：右侧

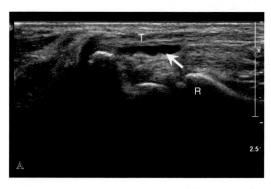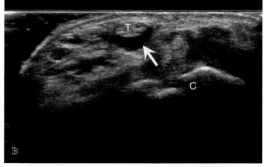

图 10-2-9　桡侧腕屈肌腱腱鞘炎

A.纵切面显示桡侧腕屈肌腱腱鞘内积液呈无回声（箭头）；B.横切面显示桡侧腕屈肌腱腱鞘内少量积液（箭头）。T：桡侧腕屈肌腱；R：桡骨远端；C：腕骨

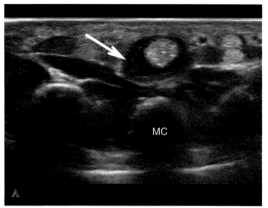

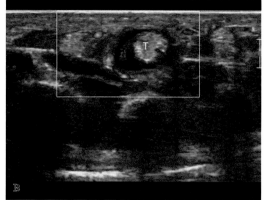

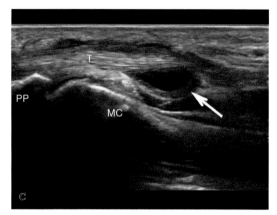

图10-2-10　手掌近掌指关节处中指指屈肌腱腱鞘炎

A.横切面显示中指屈肌腱腱鞘扩张，腱鞘壁增厚（箭头）；B.PDI显示腱鞘内血流信号增多；C.纵切面显示腱鞘扩张，内可见积液。T：指屈肌腱；MC：掌骨；PP：近节指骨

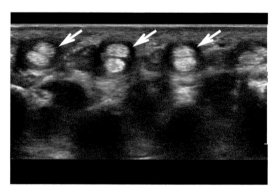

图10-2-11　指屈肌腱腱鞘炎

超声显示手掌处多个指屈肌腱腱鞘增厚，回声减低

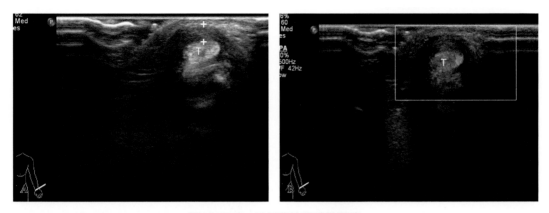

图10-2-12 尺侧腕伸肌腱腱鞘炎

A.横切面显示尺侧腕伸肌腱（T）腱鞘明显增厚（标尺）；B.PDI显示腱鞘内可见少许血流信号

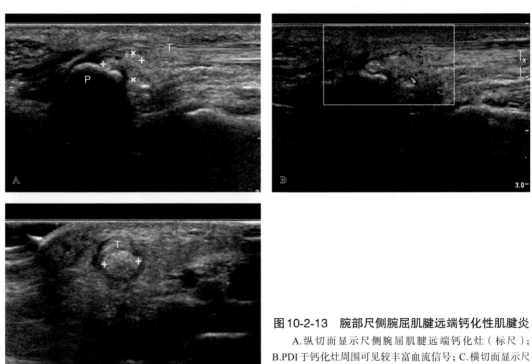

图10-2-13 腕部尺侧腕屈肌腱远端钙化性肌腱炎

A.纵切面显示尺侧腕屈肌腱远端钙化灶（标尺）；B.PDI于钙化灶周围可见较丰富血流信号；C.横切面显示尺侧腕屈肌腱内钙化灶（标尺）。T：尺侧腕屈肌腱；P：豌豆骨

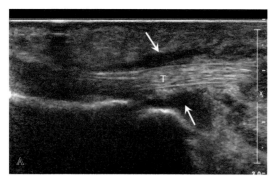
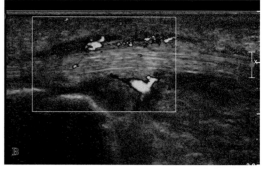

图10-2-14　示指感染性腱鞘炎伴局部红肿

A.纵切面显示示指指掌指关节处指屈肌腱腱鞘扩张，呈低回声（箭头）；B.CDFI于腱鞘内可见丰富血流信号。T：指屈肌腱

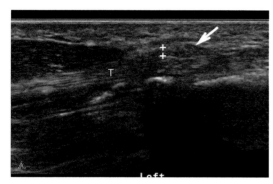
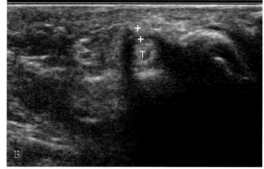

图10-2-15　左手拇指掌指关节处拇长屈肌腱狭窄性腱鞘炎

A.纵切面显示左手拇指掌指关节处指屈肌腱（T）滑车增厚（箭头）；B.横切面显示拇指掌指关节处指屈肌腱（T）滑车增厚（标尺）

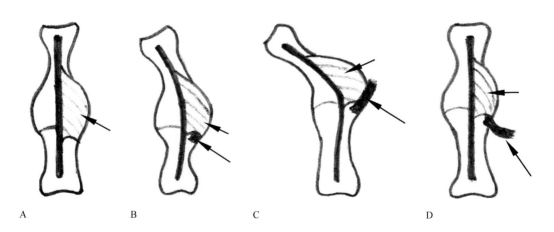

图10-2-16　Stener病变病理机制

A.正常情况下，第1掌指关节尺侧副韧带被拇指内收肌腱膜（箭头）覆盖；B.拇指外展损伤时，尺侧副韧带（长箭头）在内收肌腱膜（短箭头）下方自其远端附着处断裂；C.拇指进一步外展，尺侧副韧带断端（长箭头）可从拇指内收肌腱膜近缘向上翻转而位于内收肌腱膜（短箭头）上方；D.损伤外力消除、拇指恢复正常位时，尺侧副韧带断端（长箭头）被卡在拇指内收肌腱膜（短箭头）上方不能复位

超声表现　根据尺侧副韧带有无移位可分为2类表现。

（1）拇指内收肌腱膜下损伤：尺侧副韧带在内收肌腱膜下方部分或完全撕裂，但无移位。超声可见尺侧副韧带肿胀，回声不均，为韧带损伤伴周围血肿表现。

（2）拇指内收肌腱膜外损伤：尺侧副韧带断裂后，其断端向上翻转，被卡压在拇内收肌腱膜上方而不能复位。超声于内收肌腱膜下方未见尺侧副韧带结构，而于拇指掌指关节近侧可见不均质包块，内收肌腱膜自包块底部向远侧延伸。

超声对鉴别是尺侧副韧带内收肌腱膜下损伤还是腱膜外损伤具有重要意义。因腱膜下损伤时尺侧副韧带仍位于解剖原位，所以临床上可以通过非手术方法进行治疗，而腱膜外损伤则常需要手术治疗。

（二）手部肌腱损伤

超声检查指屈肌腱时，应从肌肉肌腱连接处扫查直至其止点处。检查扳机指时，探头可纵切放置在指屈肌腱和滑车处，并使患者做抗阻力伸指动作，肌腱的病变可位于掌骨远端。怀疑A₂滑车撕裂时，探头可纵切和横切放置在近端指骨和近侧指间关节，并使患者做抗阻力屈曲动作，可见肌腱呈"弦弓状"。检查屈肌腱有无撕裂时，应对5个可能发生损伤的区域进行检查。当腕关节伸直而手指从完全伸直位到各指间关节完全屈曲时，如指浅肌腱、指深肌腱都完整，手指的屈曲应从近侧指间关节开始，继以远侧指间关节，如仅存在远侧指深肌腱，运动的次序相反。诊断指浅屈肌腱是否损伤时，要注意排除指深屈肌腱的影响。由于指深屈肌腱共用一个肌腹，故可握住2个邻指于完全伸直位，以固定指深屈肌腱于紧张状态，使4个手指的指深屈肌均不能发生屈指作用。如指浅屈肌腱断裂，则不能主动屈曲近侧指间关节；如指浅屈肌腱未断裂，则能主动屈曲近侧指间关节；如指浅屈肌腱部分断裂，则该指活动时可因疼痛而受限。手指部单纯指深屈肌腱损伤时，因指浅屈肌腱功能正常，仅出现手指末节屈曲功能障碍。

检查伸肌腱的方法与屈肌腱相似，因为伸肌腱位置非常表浅，所以检查部位应多放一些耦合剂，如探头的中心频率＞10MHz，且聚焦区域能位于皮肤水平则可提高图像的质量。应注意伸肌腱的止点处有无撕裂。伸肌腱的侧束跨过远侧指间关节，应检查其止点处有无撕裂（图10-2-17，图10-2-18）。

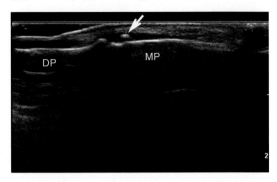

图10-2-17　手指远侧指间关节处伸肌腱撕脱骨折，有外伤史

长轴切面显示环指远侧指间关节处伸肌腱撕脱骨折片（箭头），其近侧肌腱增粗、回声减低。DP：远侧指骨；MP：中节指骨

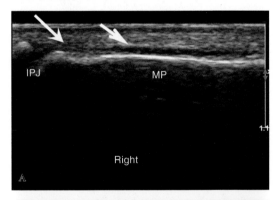

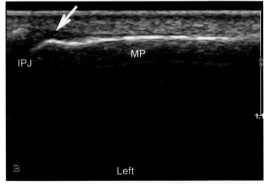

图10-2-18　指伸肌腱断裂

A.纵切面显示远侧指间关节处未见指伸肌腱结构（长箭头），近侧肌腱增粗（短箭头）；B.对照侧指伸肌腱显示正常（箭头）。MP：中节指骨；IPJ：指间关节

超声表现 肌腱完全断裂时，可见肌腱两断端回缩，时间长者可见断端之间充填低回声瘢痕组织（图 10-2-19 ~ 图 10-2-24）；部分断裂时可见肌腱部分纤维尚连续（图 10-2-25）。超声还可用于观察肌腱断裂缝合术后肌腱愈合情况及与周围组织粘连情况（图 10-2-26 ~ 图 10-2-29）。

三、类风湿关节炎

类风湿关节炎（rheumatoid arthritis，RA）是以关节受累为主的慢性自身免疫性疾病，早期表现为对称性多发性关节炎，以关节滑膜最

先受累，继而累及关节软骨和软骨下骨，最终导致全关节破坏。

（一）临床表现

1. 本病以青壮年女性多见。
2. 双侧对称性多关节受累，以小关节为主，

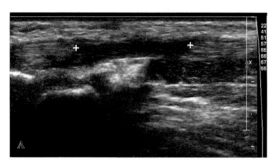

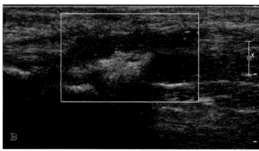

图 10-2-19 外伤后 2 个月手指屈肌腱断裂
A. 纵切面显示示指屈肌腱断裂后两断端之间为低回声瘢痕组织（标尺）；B.PDI 显示局部较丰富的血流信号

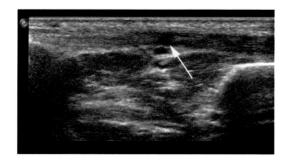

图 10-2-20 手指伸肌腱完全断裂
超声显示肌腱连续性中断，局部呈低回声（箭头）

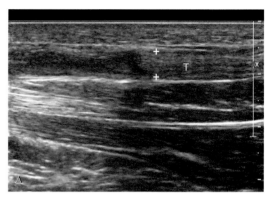

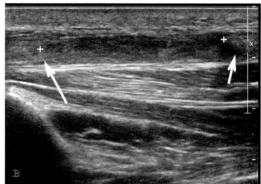

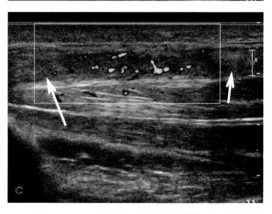

图 10-2-21 前臂远段被玻璃扎伤后，中指指浅屈肌腱断裂
A. 长轴切面显示前臂远段中指指浅屈肌腱（T）近侧断端（标尺）；B. 超声显示中指指屈肌腱的近侧断端（短箭头）与远侧断端（长箭头）；C.PDI 显示肌腱断端之间的瘢痕组织内可见较丰富血流信号

指骨间关节和腕关节是主要靶器官。近侧指骨间关节最常发病，常呈梭状肿大；其次为掌指（跖趾）关节、腕关节、膝关节、肘关节、踝关节、肩关节及髋关节等。小关节发生特征性变形，最常见的为手指在掌指关节处向外侧半脱臼，形成特征性尺侧偏移畸形。

3.本病起病隐匿，存在反复发作的关节疼痛肿胀和明显晨僵现象。

4.晚期由于肉芽肿可造成软骨或软骨下骨破坏和骨吸收，并被纤维瘢痕组织所代替，使关节发生纤维性骨性融合，导致关节强直，半脱位，病程常迁延数十年。

5.红细胞沉降率加快，类风湿因子阳性。

6.25%类风湿关节炎有皮下类风湿结节形成，结节的中央为纤维素性坏死，周围为栅栏

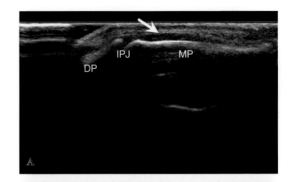

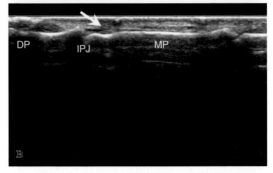

图10-2-24　右手中指远侧指间关节伸肌腱断裂

A.纵切面显示中指远侧指间关节处指伸肌腱断端（箭头），稍增粗；B.超声显示对照侧远侧指间关节处正常指伸肌腱（箭头）。MP：中节指骨；DP：远节指骨；IPJ：指间关节

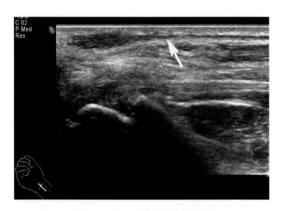

图10-2-22　掌长肌腱断裂

腕部纵切面显示掌长肌腱（箭头）断裂，可见近侧断端（标尺）

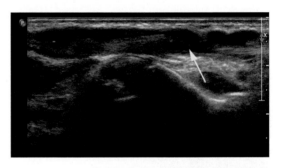

图10-2-25　手背近腕部第4指伸肌腱大部分断裂

超声显示肌腱大部分断裂（箭头），腱鞘内可见积液

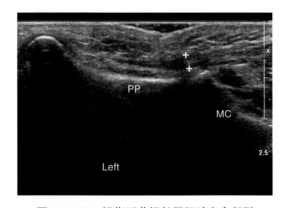

图10-2-23　拇指近节拇长屈肌腱完全断裂

掌指关节处显示拇长屈肌腱近侧断端（标尺）。PP：拇指近节；MC：第1掌骨

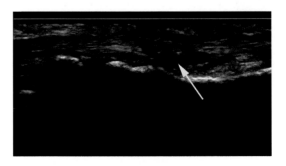

图10-2-26　屈肌腱断裂缝合术后

缝合处肌腱稍增粗、回声减低，内可见缝线强回声（箭头）

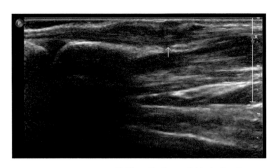

图10-2-27 手背第2指伸肌腱缝合术后
肌腱稍增粗（箭头），回声欠均匀

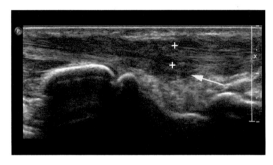

图10-2-28 手腕背侧伸肌腱（标尺）与周围瘢痕组织粘连（箭头）

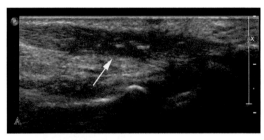

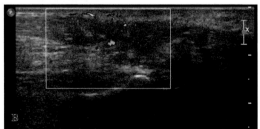

图10-2-29 尺侧腕屈肌断裂缝合术后
A.肌腱缝合术后局部增粗，回声减低；B.PDI于缝合处可见丰富血流信号

状组织细胞和慢性炎细胞。

7.受累关节附近可发生腱鞘炎，以腕周的伸肌腱鞘炎、屈肌腱鞘炎最容易发生，滑囊炎

也较为常见。

（二）主要病理改变

1.关节病理改变 主要病变为滑膜血管增生和炎性细胞浸润。类风湿关节炎的滑膜病变可分为炎症期、血管翳形成期和纤维化期。炎症期表现为血管充血、水肿、纤维蛋白渗出及滑膜增厚。之后，滑膜内血管明显增生，并有血管周围纤维组织及大量淋巴细胞、巨噬细胞、浆细胞、中性粒细胞及成纤维细胞增生，形成肉芽肿样血管翳。血管翳是类风湿关节炎滑膜病变的一个病理特征。血管翳和软骨交界处可见血管、单核细胞及成纤维细胞进入软骨内，形成"血管翳-软骨结合区"，局部基质金属蛋白酶增加、蛋白聚糖减少或缺失及细胞因子分泌增加，从而导致软骨破坏。病变进展，血管翳可逐渐覆盖软骨，并引起骨侵蚀和破坏。

2.血管炎 血管炎是类风湿关节炎关节外表现的主要病理基础。镜下可见病变组织内中小动脉血管内膜增生、纤维化及微血栓形成。血管周围以淋巴细胞浸润为主。在类风湿关节炎血管炎中一种特征性表现为类风湿结节，典型的类风湿结节由3层组织组成，内层中心为类纤维蛋白坏死灶，中间层为放射状或栅栏状排列的巨噬细胞，外层为淋巴细胞和浆细胞浸润的纤维肉芽组织。

（三）X线检查

类风湿关节炎关节病变发展的X线所见一般如下：正常 ——→关节周围软组织肿胀 ——→关节邻近骨的骨质疏松 ——→软骨破坏和骨侵蚀 ——→关节间隙变窄 ——→关节面不规则、关节半脱位和变形 ——→关节破坏、强直。

在滑膜炎早期，常无明显X线征象。随着关节滑膜充血增厚，关节囊内渗出和关节周围软组织发生肿胀，局部软组织变得层次不清。随着关节软骨的破坏，关节间隙变窄，关节面骨皮质出现细小的囊状骨质糜烂缺损。病程晚期，骨质脱钙显著，从而发生普遍性骨质疏松，骨的细致结构消失，骨皮质菲薄，可发生关节半脱位。关节间隙变窄甚至消失，呈纤维或骨质强直。

类风湿关节炎不仅可累及关节，还可累及肌腱。伸肌腱较常被累及，严重病例可累及腕部伸肌腱和尺侧肌腱。超声显示腱鞘增厚，内可见积液。探头加压可鉴别腱鞘滑膜增厚与腱鞘内积液：积液可被压缩而增厚的滑膜不能被压缩。肌腱也可表现为增厚，内部回声减低、不均匀。肌腱病变的并发症为肌腱断裂。在类风湿关节炎患者中，肌腱断裂多发生于拇长伸肌腱与小指伸肌腱。

（四）超声在类风湿关节炎诊疗中的作用

1.超声可定量评价滑膜增生程度，即可通过测量关节腔内滑膜的最大厚度来进行评价。

2.超声可鉴别关节腔内积液与滑膜增生。积液可被压缩，而增生的滑膜不能被压缩。PDI于增生滑膜内常可见血流信号（图10-2-30）。

3.病变累及关节周围肌腱时，可见腱鞘内积液、滑膜增厚（图10-2-31）。

4.超声可显示骨侵蚀性病变，显示为骨皮质缺损，其内充填实性低回声病变（图10-2-32，图10-2-33）。

5.在病变进展期，关节软骨边界模糊、逐渐变薄。

6.超声引导下可进行滑膜活检和关节腔内注药治疗，可有效避免将药物注入肌腱内引起的并发症。

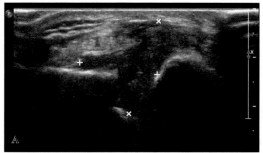
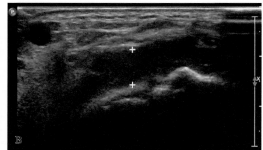
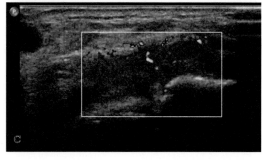

图10-2-30　腕背侧类风湿关节炎

A.纵切面显示手腕背侧关节腔内低回声病变（标尺）；B.横切面显示手腕背侧关节腔内低回声病变（标尺）；C.PDI于低回声病变内可见丰富血流信号

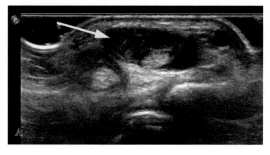
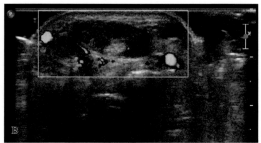

图10-2-31　类风湿关节炎累及肌腱

A.横切面显示手背伸肌腱腱鞘明显增厚（箭头），回声减低；B.PDI于增厚的腱鞘内可见丰富血流信号

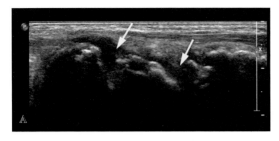

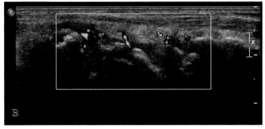

图 10-2-32　腕掌侧类风湿关节炎

A.超声显示腕关节腔内可见低回声病变（箭头），其深部关节面不平，可见缺损；B.PDI于低回声病变内可见丰富血流信号

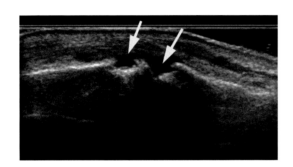

图 10-2-33　第 1 掌指关节类风湿关节炎

纵切面可见第1掌指关节面缺损（箭头），内见低回声病变

四、腕关节周围占位病变

（一）腱鞘囊肿

腱鞘囊肿为关节或腱鞘附近发生的囊肿，常见于腕部、足部与膝部，是腕部最常见的占位病变，也是腕部超声检查的主要适应证之一。囊肿多为单房，有时可为多房，房中含澄清胶冻状液体。其发病认为是关节或腱鞘附近的致密结缔组织发生黏液样变性所致，也有学者认为其与慢性小创伤有关。囊肿壁外层由致密的结缔组织构成，内层为一光滑的白膜。囊肿有的起源于腱鞘，有的起源于关节囊或韧带。

1.临床表现　腕部腱鞘囊肿多见于腕背侧，背侧舟月腱鞘囊肿较为常见，与背侧舟月韧带的撕裂有关。腕部掌侧的囊肿多位于腕桡侧，起自舟大多角骨关节，向近侧可扩展到桡骨远段，导致桡动脉和正中神经的感觉浅支受压。手指部的腱鞘囊肿多位于第3指、第4指近段的掌侧。患者常诉局部肿块，检查时可见肿块外形光滑，触诊时可有饱满感，有的可硬如软骨。一般本病只有轻度酸胀，对关节活动影响轻微。

2.超声表现　囊肿一般为圆形、椭圆形或分叶状的无回声或低回声结节，内为单房或有分隔（图10-2-34，图10-2-35）。CDFI于较大囊肿的囊壁上可见血流信号，有时可见囊肿与桡腕关节相通的细小通道（图10-2-36）。因囊肿与桡腕关节腔相通，所以囊肿的大小可随时间发生变化。腕掌侧部位的囊肿可以表现为搏动性肿块，因桡动脉常可跨在肿块上（图10-2-37）。诊断时应与桡动脉的假性动脉瘤相鉴别。多普勒超声显示腱鞘囊肿内无血流信号。

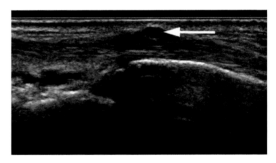

图 10-2-34　腱鞘囊肿

纵切面显示桡侧腕屈肌腱浅侧腱鞘囊肿（箭头）

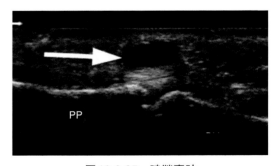

图 10-2-35　腱鞘囊肿

纵切面显示囊肿位于掌指关节掌侧（箭头）。PP：近节指骨

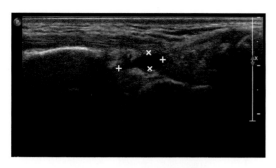

图10-2-36　腕背侧腱鞘囊肿

超声可见囊肿（标尺）由细小管道与深部关节相通

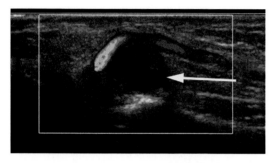

图10-2-37　手腕桡侧腱鞘囊肿

超声可见囊肿（箭头）将桡动脉向前顶起

　　超声诊断腱鞘囊肿具有较高的准确性，尤其是一些隐性囊肿，超声可明确囊肿的位置、大小及其与周围血管、神经、肌腱和关节的关系。

（二）血管球瘤

　　血管球瘤是一种起源于神经肌性动脉球的少见软组织良性肿瘤，好发于中年女性，平均年龄为44岁。神经肌性动脉球是小动静脉间的一种神经平滑肌装置，可调节外周血流以控制血压及温度，整个血管球被一种精细的成胶原网所包绕，其中有大量无髓鞘的感觉神经纤维及交感神经，最外层包有纤维组织膜。正常神经肌性动脉球主要位于肢端真皮、皮下组织，因此血管球瘤好发于肢端，且75%的肢端病变位于指尖或甲床区，软组织病变可向骨内侵犯。本病病因未明，可能是各种理化刺激，尤其是反复的冷刺激，引起局部血管球过度收缩舒张，继而增生肥大而形成。肿瘤生长使无髓鞘的感觉神经纤维不断受到压力刺激而引起疼痛。

　　1.临床表现　典型血管球瘤可表现为间歇性剧痛、难以忍受的触痛及疼痛有冷敏感性三联征。位于甲下者可通过指甲看到肿瘤呈蓝色或紫色，局部的指甲可因肿瘤压迫而发生弧度改变。

　　2.超声表现　于甲下可见实性低回声结节，边界清楚，其内可见丰富动脉血流信号（图10-2-38～图10-2-40）。部分结节常规灰阶超声显示不清，但应用PDI可见局部非常丰富的血流团。因此，当临床怀疑血管球瘤而灰阶超声未发现肿瘤时，应进一步行PDI检查，以免漏诊。部分血管球瘤可见位于除甲下的其他部位（图10-2-41）。

（三）腱鞘巨细胞瘤

　　腱鞘巨细胞瘤为手部第二常见的肿瘤性病变，一般生长缓慢，掌侧多于背侧，为关节外的色素沉着绒毛结节性滑膜炎，可分为局限型和弥漫型。局限型和弥漫型腱鞘巨细胞瘤的区别并不在于组织学的差异，而是临床和影像学上的不同。

　　1.临床表现　局限型腱鞘巨细胞瘤大多位于指（趾）小关节旁，呈局限性结节状生长，边界清楚，体积小，容易摘除，术后很少复发。而弥漫型腱鞘巨细胞瘤大多位于大关节旁，尤其是踝关节；肿瘤在关节周围弥漫浸润性生长，常环绕关节1周，边界不清，体积大，甚至可以破坏骨，临床不易切净，术后容易复发。临床上约85%的腱鞘巨细胞瘤位于指骨间关节旁，少数位于趾骨间关节或大关节旁。肿块体积较小，生长缓慢。

　　2.超声表现　手指腱鞘巨细胞瘤显示为边界清楚的实性结节，常位于指屈肌腱周围（图10-2-42，图10-2-43）。由于肿瘤对邻近指骨的压迫，指骨有时可见局部凹陷（图10-2-44～图10-2-46）。少数肿瘤可位于膝关节等大关节周围，显示为实性低回声团块（图10-2-47）。手术切除后，应用超声可对局部肿瘤的复发情况进行随访观察。

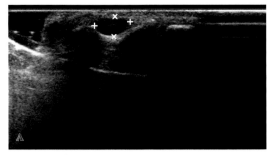
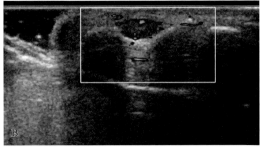
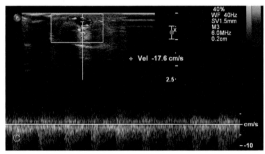

图10-2-38 甲下血管球瘤

A.甲下实性低回声结节（标尺），其深部指骨受压局部凹陷；B.PDI于其内可见丰富血流信号；C.PW显示结节内为动脉血流频谱

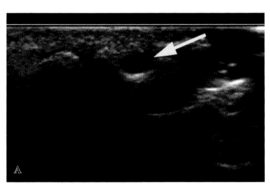
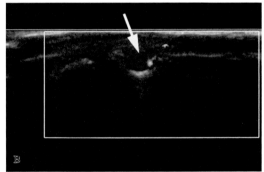

图10-2-39 第2趾甲下血管球瘤

A.趾甲下偏内侧可见低回声结节（箭头），边界清楚；B.PDI于其内可见丰富血流信号（箭头）

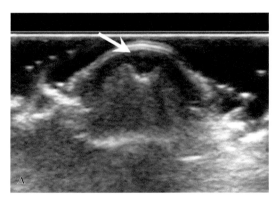
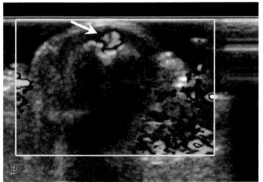

图10-2-40 右侧示指甲下远端血管球瘤

A.横切面显示甲下低回声结节（箭头）；B.PDI显示结节内可见较丰富血流信号（箭头）

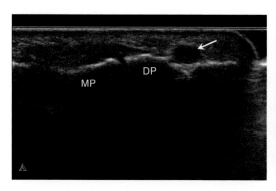
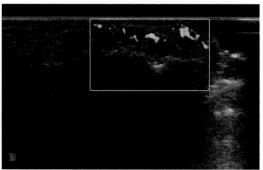

图 10-2-41　血管球瘤

A.纵切面显示示指远节指腹处低回声结节（箭头），边界清楚；B.PDI于结节内可见少许血流信号。DP：远节指骨；
MP：中节指骨

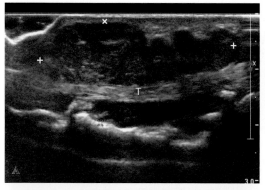
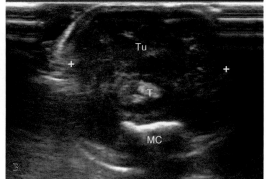

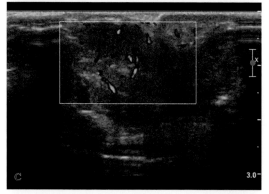

图 10-2-42　小鱼际处腱鞘巨细胞瘤

A.纵切面显示手掌尺侧小指屈肌腱周围可见低回声团块（标尺），形态不规则；B.横切面显示团块（Tu）包绕小指屈肌腱（T）；C.PDI显示团块内可见较丰富血流信号。T：指屈肌腱；MC：掌骨

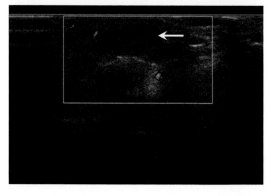

图 10-2-43　拇指腱鞘巨细胞瘤

超声于拇指指间关节拇长肌腱桡侧可见一低回声结节（箭头），其内可见较丰富血流信号

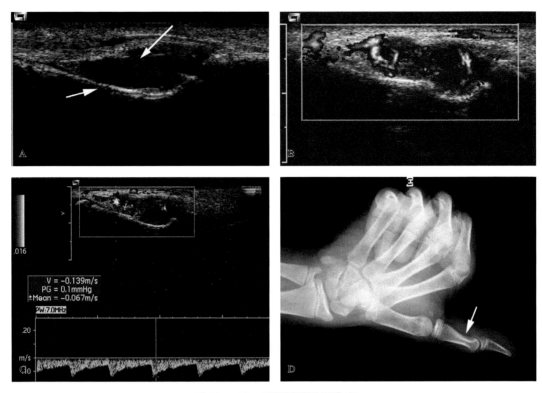

图 10-2-44　手指腱鞘巨细胞瘤

A.超声显示拇指中节实性低回声结节（长箭头），其深部指骨受压凹陷（短箭头）；B.PDI于结节内可见丰富血流信号；
C.PW显示结节内为动脉血流频谱；D.X线显示指骨受压变形（箭头）

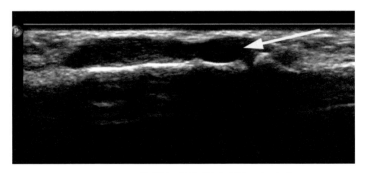

图 10-2-45　指骨间关节背侧腱鞘巨细胞瘤

超声显示肿瘤为低回声病变（箭头），紧邻指骨

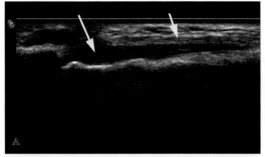
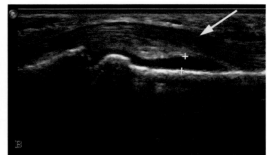
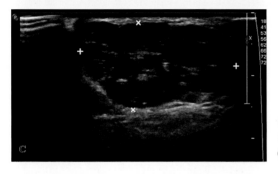

图10-2-46　手指腱鞘巨细胞瘤

A.环指近节腱鞘巨细胞瘤，肿瘤呈低回声（长箭头），位于指伸肌腱（短箭头）深部；B.肿瘤（标尺）包绕近节指骨，部分位于指屈肌腱（箭头）深部；C.肿瘤大部分（标尺）位于指骨桡侧

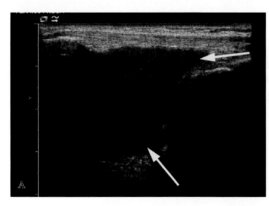
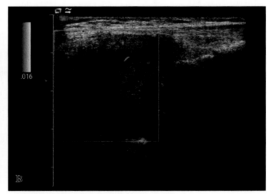

图10-2-47　膝关节髌韧带后方腱鞘巨细胞瘤

A.超声显示髌韧带后方实性团块（箭头），呈低回声；B.PDI于团块内可见丰富血流信号

五、其他典型病例

（一）骨性关节炎（图10-2-48，图10-2-49）

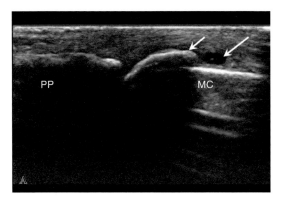

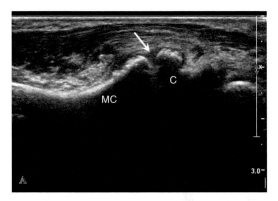

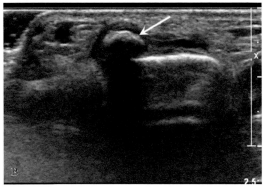

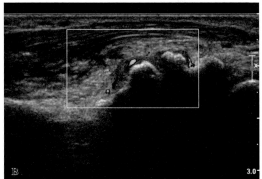

图10-2-48　掌指关节骨性关节炎

A.超声显示第2掌指关节腔内少量积液（长箭头），掌骨远端可见骨赘突出（短箭头）。B.超声显示关节腔内游离体（箭头），动态观察可见其在关节腔内移动。MC：掌骨；PP：近节指骨

图10-2-49　第1掌腕关节骨性关节炎

A.长轴切面显示第1掌腕关节骨赘形成，其内滑膜增生，呈低回声（箭头）；B.PDI显示增生的滑膜内可见丰富血流信号。CT显示局部骨质增生硬化。C：腕骨；MC：第1掌骨

（二）掌腱膜挛缩（图10-2-50）

（三）拇指鱼刺（图10-2-51）

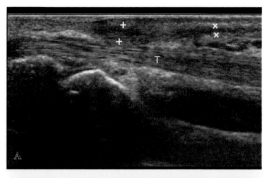

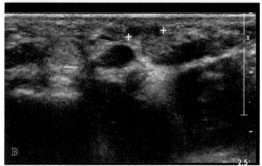

图10-2-50 掌腱膜挛缩

A.纵切面显示手掌处皮下低回声带，厚薄不均（标尺）；B.短轴切面显示皮下低回声区（标尺）。T：指屈肌腱

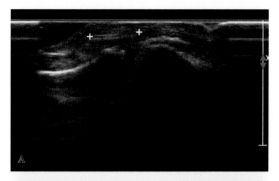

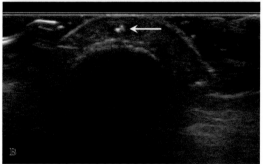

图10-2-51 拇指鱼刺

A.纵切面显示拇指指间关节处鱼刺回声（标尺），长约7mm；B.横切面显示鱼刺呈点状强回声（箭头）

（四）拇指狭窄性腱鞘炎（图 10-2-52）

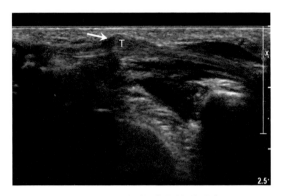

图 10-2-52　拇指狭窄性腱鞘炎

患儿，男，2 岁。超声显示拇指掌指关节处 A₁ 滑车稍增厚（箭头），其近侧肌腱（T）显著增粗

（五）腕管远侧异常示指指浅屈肌肌腹（图 10-2-53）

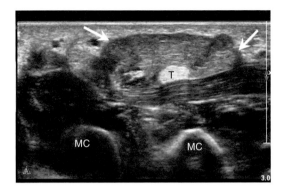

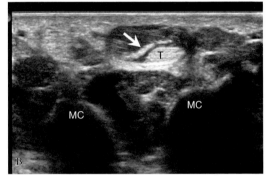

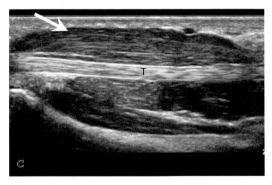

图 10-2-53　腕管远侧异常示指指浅屈肌肌腹

A.横切面显示腕管远侧示指指浅屈肌肌腹（箭头），其深方可见指深屈肌腱；B.自图 A 向远侧可见指浅屈肌肌腹内逐渐出现肌腱回声（箭头）；C.纵切面显示腕管远侧示指指浅屈肌肌腹回声（长箭头）。T：指深屈肌肌腱

（六）外伤后肌腱断裂（图10-2-54）

（七）腕管内痛风石（图10-2-55）

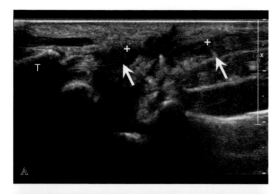

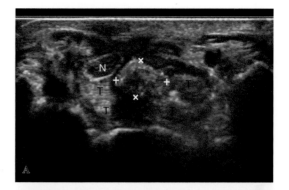

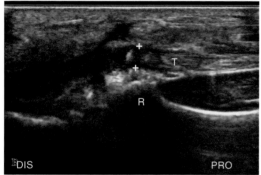

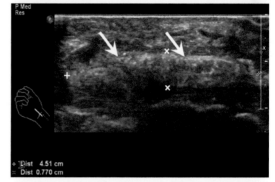

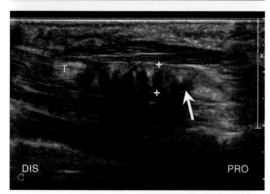

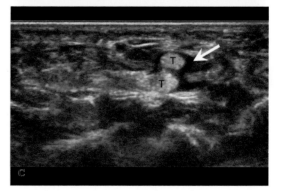

图10-2-54　外伤后肌腱断裂

前臂远端玻璃伤后20d，拇指屈曲障碍。A.前臂远端纵切面显示桡侧腕屈肌腱完全断裂，可见肌腱的近侧和远侧断端（箭头），标尺所示为两断端的距离；B.腕部纵切面显示拇长屈肌腱（T）完全断裂，标尺所示为近侧断端；C.于手掌部腕管远侧可见拇长屈肌腱（T）远侧断端（箭头），断端回缩增粗，内回声不均（标尺）。T：大多角骨结节；R：桡骨远端；DIS：远侧；PRO：近侧

图10-2-55　腕管内痛风石

腕管综合征术后2个月，桡侧三个半手指仍麻痛。超声显示腕管内指屈肌腱内痛风石。患者既往有痛风病史10余年。A.腕部横切面显示正中神经（N）增粗，其深方可见痛风石（标尺），呈强回声团，T：腕管内屈肌腱；B.腕管内纵切面显示指屈肌腱内强回声团（箭头与标尺），可见其随手指屈曲而移动；C.腕管稍远侧横切面显示指屈肌腱（T）腱鞘内可见积液（箭头），提示腱鞘炎

第*11*章

髋部超声诊断

第一节　髋部局部解剖与超声检查

髋关节由髋臼和股骨头构成。髋臼周缘有关节唇即髋臼唇以增加关节窝的深度。髋关节的关节囊厚而坚韧，上方附于髋臼唇，下方前面附于转子间线，后面包被股骨颈内侧的2/3，股骨颈外侧1/3在囊外。关节囊壁有韧带加强，其中最强韧的为前方的髂股韧带，其上端附于髂前下棘，下端附于转子间线，呈扇形展开。

髋部超声检查分为4区，即前部、内侧、外侧和后部。

一、髋关节前部

此区主要检查髋关节腔、髂腰肌肌腱及其滑囊。

超声检查时患者取仰卧位，髋关节和膝关节伸直。将探头平行于股骨颈，斜矢状位扫查，股骨颈位于搏动的股动脉外侧，此时可清晰地显示股骨颈的强回声骨皮质及覆盖于其上的薄的关节囊回声（图11-1-1，图11-1-2）。向上移动探头，可显示髋臼前缘。股骨头呈圆形结构，其表面覆盖一层低回声的透明软骨。

超声可显示前上盂唇，其为三角形的等回声结构，附着于髋臼周缘（图11-1-3），其下方浅侧紧邻髂股韧带（图11-1-4）。超声仅能显示前上盂唇，而临床上大部分盂唇撕裂都发生在前上盂唇。

在股骨头-颈交界处超声可显示髋关节腔积液和关节内滑膜病变。当关节腔内有积液时，

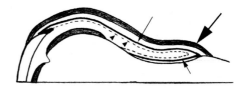

图 11-1-1　矢状面显示髋关节前部关节囊

细长箭头：关节囊浅层；短箭头：关节囊深层；虚线：关节腔滑膜层；粗长箭头：髂股韧带

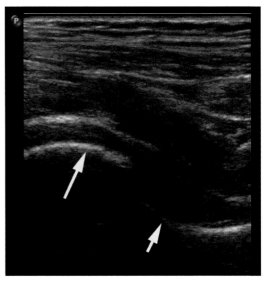

图 11-1-2　超声显示髋关节股骨头（长箭头）和股骨颈（短箭头）

股骨颈前方的关节囊可被推移。关节囊厚度一般不超过5mm。关节腔内有积液或滑膜增生病变时，可见股骨颈的强回声骨皮质与关节囊之间的距离增大。超声检查时，应与对侧比较以利于病变的发现。

髋关节前部的肌肉从外向内依次为阔筋膜张肌、股直肌、缝匠肌、髂腰肌和耻骨肌。

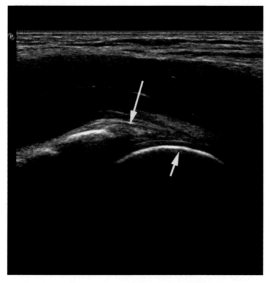

图 11-1-3 髋关节前上盂唇

超声显示髋关节前上盂唇（长箭头）呈三角形等回声，其深侧为股骨头（短箭头）及关节软骨

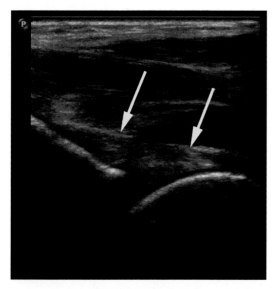

图 11-1-4 髂股韧带

超声显示髂股韧带呈纤维带状回声（箭头），其近端附着于髂前下棘和髋臼缘，远端止于转子间线

股直肌近端有直头、斜头和反折头3个肌腱。直头肌腱起自髂前下棘，向下延续为浅表腱膜组织，覆盖股直肌近段的前面；斜头起自髋臼上缘，向下延续为呈矢状位走行的中心腱，中心腱位于股直肌近侧肌腹内；反折头较细，与前关节囊相融合，然后股直肌跨过髋关节前部，向下经大腿前部止于髌骨。扫查时探头首先纵切放在股骨头和股骨颈，然后探头可向上和向外移动直至显示一个骨性的凸起——髂前下棘，股直肌直头即起于此（图11-1-5）。斜头位于直头的外侧，其后方可见明显声影，声影的产生可能与斜头和直头连接处纤维束方向改变有关，不要误认为肌腱内钙化（图11-1-6）。横切面检查可见股直肌位于缝匠肌深部，其内侧为髂腰肌（图11-1-7）。

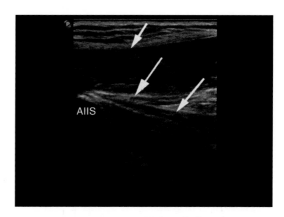

图 11-1-5 股直肌直头

纵切面显示股直肌直头（长箭头），起自髂前下棘（AIIS），其浅侧为缝匠肌（短箭头）

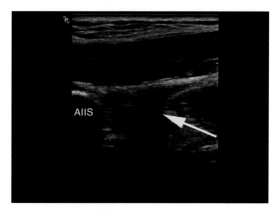

图 11-1-6 股直肌斜头后方伴明显声影（箭头）（AIIS：髂前下棘）

缝匠肌起自髂前上棘，位于髋关节的前部和浅侧，斜向内下走行，构成股三角的外界（图11-1-8）。

髂腰肌由髂肌和腰肌组成，经腹股沟韧带的深部出盆腔，经髋关节的前内侧止于股骨小转子。在髋关节水平，髂腰肌位于股动静脉外侧，其肌腱位于肌腹的后部，肌腱后方紧邻髋关节囊（图11-1-9，图11-1-10）。由于髂腰肌远端止于股骨小转子，超声检查时应让患者髋部外旋、膝屈曲45°，即蛙式位，以显示其远段。检查时，探头可首先横切放置于股骨干前内侧的近段，缓慢向上移动探头，可发现股骨干近段内侧的骨性隆起结构——股骨小转子，此时顺时针旋转探头可显示髂腰肌肌腱附着于股骨小转子。

髂腰肌滑囊位于髂腰肌肌腱与髋关节囊之间。正常髂腰肌滑囊一般长5～7cm，宽2～4cm，为髋部最大的滑囊。正常情况下超声难以显示髂腰肌滑囊，当滑囊内有积液或滑囊壁增厚时，超声可显示。人群中约15%的髂腰肌滑囊与髋关节腔相通。

股三角内有血管神经束，从内向外依次为股静脉、股动脉和股神经。横切面超声可较容易显示股神经，其呈网格状低回声结构（图11-1-11）。

二、髋关节内侧

耻骨肌位于股动脉的内侧，起自耻骨上支，

向下、外、后走行，止于股骨小转子的下方。耻骨肌构成股三角的底部。股血管位于其浅侧和外侧。因此，股血管是定位耻骨肌的一个解

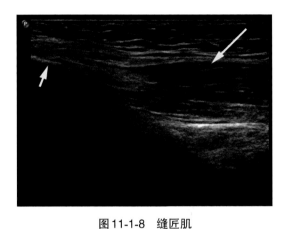

图11-1-8　缝匠肌
超声显示缝匠肌纵切面（长箭头），其上端起自髂前上棘（短箭头）

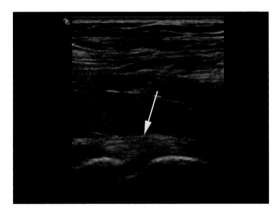

图11-1-9　纵切面显示髋关节前方髂腰肌肌腱（箭头）

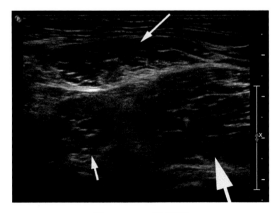

图11-1-7　髂腰肌
于腹股沟韧带下方横切显示缝匠肌（长箭头），其深面内侧为髂腰肌（短粗箭头），外侧为股直肌（短细箭头）

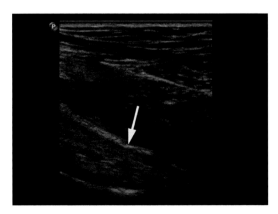

图11-1-10　髂腰肌远端肌腱（箭头）附着于股骨小转子

剖学标志。

三、髋关节外侧

此区主要检查股骨大转子及其周围的滑囊、肌腱。臀大肌上部肌纤维组织与下部浅层肌纤维合成一个肌腱止于髂胫束，下部深层纤维止于股骨的臀肌粗隆。臀中肌肌腱止于股骨大转子外侧。臀小肌肌腱止于股骨大转子前部。

患者取侧卧位，腿伸直，患侧朝上。此区检查中，股骨大转子是一个骨性标志结构，检查前可首先触及股骨大转子。检查时探头纵切放置在大转子上，大转子呈强回声结构，表面略不平。股骨大转子滑囊主要包括3个滑囊，即臀大肌转子囊、臀中肌转子囊、臀小肌转子囊。臀大肌转子囊位于大转子外侧、臀大肌深面和臀中肌肌腱之间，可为一个或数个；臀中肌转子囊位于大转子外侧的前上部与臀中肌肌腱之间；臀小肌转子囊较小，位于大转子前骨面与臀小肌肌腱之间。检查臀中肌腱和臀小肌腱时需进行纵切面和横切面超声检查。髋部超声检查时，一定要检查大转子，因大转子滑囊炎可单独出现。怀疑臀大肌或髂胫束在股骨大转子上弹响时，可让患者先外旋后伸直髋关节以进行动态超声检查。

从股骨大转子向近侧扫查，可检查臀大肌、臀中肌和臀小肌。臀小肌肌腱附着在大转子前部；臀中肌肌腱附着在大转子2个部位，一个为外侧骨面（呈矩形），另一个为上后骨面（呈

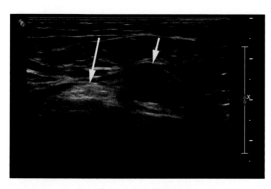

图 11-1-11　股神经
探头横切显示股神经（长箭头），位于股动脉（短箭头）外侧

圆形）（图11-1-12）。髂胫束位于大转子前方，呈偏高回声结构，其近侧为阔筋膜张肌，可见其被筋膜包绕，上端起自髂前上棘。

四、髋关节后部

患者取俯卧位，腿和膝伸直。检查臀肌和腘绳肌，腘绳肌由股二头肌的长头、半腱肌和半膜肌组成，起自坐骨结节（图11-1-13）。坐骨结节是臀部内下部超声检查的骨性标志，可从体表触及。股二头肌和半腱肌合成一个共同的肌腱起自坐骨结节的外侧面，而半膜肌腱起自其下内侧。此部位可检查坐骨神经（详见第6章第五节坐骨神经及其分支超声检查与常见病变）。

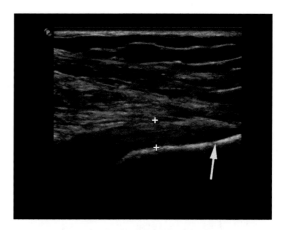

图 11-1-12　超声显示臀中肌肌腱（标尺）附着于股骨大转子（箭头）

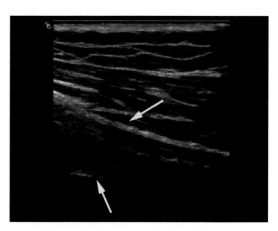

图 11-1-13　超声显示腘绳肌腱上端（箭头）附着于坐骨结节

第二节 髋部常见病变超声诊断

一、髋关节腔积液与髋关节炎

髋部疼痛的患者于髋关节腔常可发现积液。积液的原因可为感染或非感染性关节炎、创伤、肿瘤等。如患者有髋部疼痛及髋关节内积液，应首先除外化脓性髋关节炎。超声可迅速判断关节腔内有无积液，并可引导积液的抽吸以进行积液的化验检查。

髋关节感染最多见的病因为细菌感染，但也可由真菌、分枝杆菌、病毒、寄生虫所致。金黄色葡萄球菌感染最为常见，占成年人关节积脓的70%，链球菌和淋病双球菌也较为常见。感染的途径通常为血源性感染。髋关节感染的易发因素：患者免疫功能低下；全身性疾病如糖尿病、镰状细胞贫血和药物成瘾；关节已经受损；医源性因素如髋关节置换等。诊断的确定需要依靠关节腔积液的培养。感染的有效治疗有赖于早期诊断、关节腔的引流和抗生素治疗。

检查髋关节积液时，患者腿伸直，并轻度外展，探头平行于股骨颈。积液在超声上可呈无回声或低回声，其回声与积液的性质有关（浆液性、血性或感染性）（图11-2-1，图11-2-2）。患侧与正常侧的关节腔厚度差异2mm以上有诊断意义。有时关节腔内增厚的滑膜也呈低回声，难以与积液相鉴别（图11-2-3）。如应用PDI于低回声病变内探及血流信号，则可证实病变为增厚的滑膜。但如果患者较胖，髋关节滑膜位置较深，超声则不能敏感显示增厚滑膜内的血流信号。超声引导下滑膜活检由于可清晰显示针尖的位置，因此可安全有效地进行。

二、髂腰肌滑囊炎

髂腰肌滑囊为髋部最大的滑囊，位于髂腰肌肌腱与髋关节前部之间，有减少关节活动时肌腱与关节之间摩擦的作用。约15%的髂腰肌滑囊与髋关节相通，可为先天性或后天获得性。髂腰肌滑囊炎的病因包括类风湿关节炎、骨性关节炎、痛风和假性痛风、色素沉着绒毛结节性滑膜炎、创伤和感染等。正常情况下由于滑囊呈塌陷状，因此超声不能显示。当滑囊出现病变而扩张时，超声才能显示。除滑囊本身病变外，髂腰肌滑囊也可以由于髋关节病变而出现积液。由于部分患者髂腰肌滑囊与髋关节腔相通，因此，当髋关节腔内出现积液时，积液可流入滑囊内。如髋关节腔积液量较大，积液

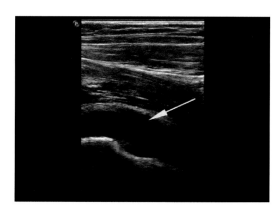

图11-2-1 髋关节腔积液（箭头）（关节囊被向前推移）（1）

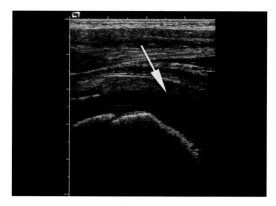

图11-2-2 髋关节腔积液（箭头）（关节囊被向前推移）（2）

流入滑囊后可显著减轻关节腔内的压力，从而可减少压力对关节内结构的破坏。髋关节腔内的积液、滑膜增生结节、游离体都可流入滑囊内。由于滑囊与股血管和股神经关系密切，当滑囊显著扩张时，有时会压迫股静脉和股神经，从而出现相应的临床表现。

（一）临床表现

患者股三角区肿胀、疼痛和压痛，并可因股神经受压而出现股前侧及小腿内侧放射痛。患侧大腿常处于屈曲位，如将其伸直、外展或内旋，即可引起疼痛。增大的滑囊压迫股静脉而引起下肢水肿。增大的滑囊还可扩展至腹膜后压迫膀胱和肠管。急性期，髋部多呈屈曲、外旋畸形。慢性期，髋部可伸直，活动时髋部有吱喳音、疼痛或弹响。

（二）超声表现

超声于髋关节囊前方可见髂腰肌滑囊增大，内呈无回声或低回声，可伴有分隔，囊内可见增生的滑膜呈结节状偏高回声（图11-2-4～图11-2-9）。在长期类风湿患者，扩张的髂腰肌滑囊有时可显示为类实性的低回声包块，且体积较大，易被误诊为软组织肿瘤。滑囊有时可向盆腔内扩展，位于髂骨与髂腰肌之间。

（三）鉴别诊断

髂腰肌滑囊炎应与盂唇旁囊肿相鉴别。盂唇旁囊肿可见于髋关节前部，常由于盂唇撕裂后局部黏液变性而形成，其形成原因与肩部盂唇旁囊肿、膝部半月板囊肿类似。临床上表现为腹股沟区肿块，可无痛或仅有轻微疼痛。超

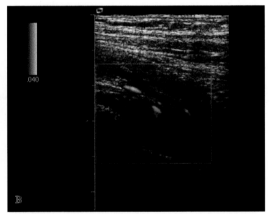

图11-2-3　髋关节炎

A.纵切面显示髋关节腔前部扩张，内可见实性低回声区（箭头）；B.PDI于低回声区内可见少许血流信号

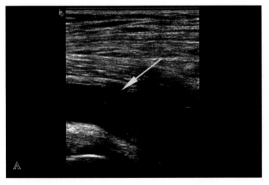
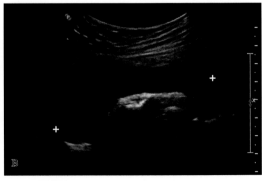

图11-2-4　髂腰肌滑囊积液

A.纵切面显示髂腰肌深部囊性包块，内部透声差（箭头）；B.凸阵探头显示髂腰肌滑囊积液（标尺），上界达盆腔

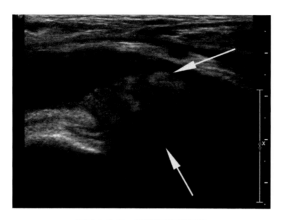

图11-2-5　髂腰肌滑囊炎

超声显示滑囊内积液及滑膜增生（箭头）

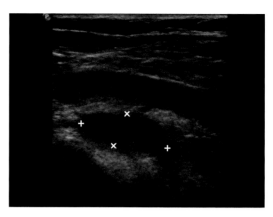

图11-2-6　髂腰肌滑囊积液（标尺）（其前部为股静脉）

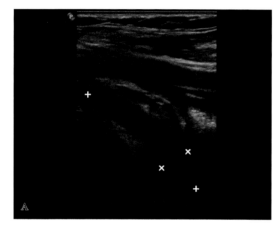

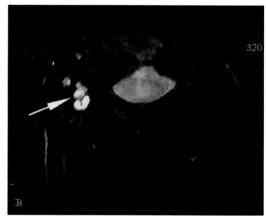

图11-2-7　右侧髂腰肌滑囊积液

A.超声显示髂腰肌滑囊积液（标尺）位于股浅静脉后方，易误诊为股静脉血栓；B.MRI显示右侧髂腰肌滑囊积液呈高信号（箭头）

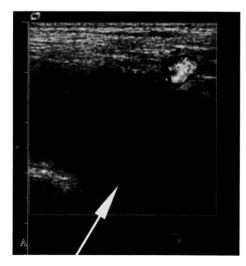

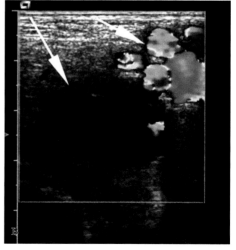

图11-2-8　髂腰肌滑囊积液

A.纵切面显示髂腰肌滑囊积液，呈一囊性包块（箭头），部分内壁较厚；B.横切面显示滑囊积液（长箭头）位于股动静脉（短箭头）后外侧

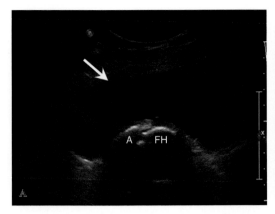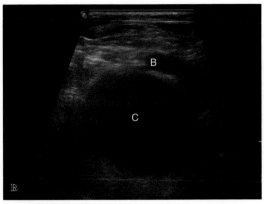

图11-2-9 髂腰肌滑囊积液

A.纵切面显示髂腰肌滑囊积液（箭头）；B.横切面显示包块（C）位于股动脉（B）深方。A：髋臼；FH：股骨头

声上可见囊肿呈分叶状，低回声囊性包块，边界清楚，内部有时可见分隔。其体积一般较髂腰肌滑囊小，探头加压时不易被压扁。

（四）检查注意事项

应注意观察髂腰肌滑囊是否与髋关节腔相通，如能显示滑囊与关节腔相通的部位，则可证实滑囊增大为关节腔病变所致。

三、坐骨臀肌滑囊炎

坐骨臀肌滑囊炎常见于久坐工作者和老年瘦弱的妇女，发病与长期坐位或机械性摩擦、损伤有关，这些致病因素导致滑囊壁发生充血、水肿、肥厚等无菌性炎症反应。

（一）临床表现

坐骨臀肌滑囊炎临床表现主要为局部疼痛、不适感及肿块。患者常不能久坐，臀肌收缩时可产生疼痛并发射至臀部。滑囊肿大明显时，可刺激邻近的坐骨神经干而出现坐骨神经痛的症状。

（二）超声表现

坐骨结节与臀大肌之间可见囊性包块，内为无回声或可见沉积物呈低回声，随体位改变而移动；慢性者囊壁可见增厚或囊内可见多发分隔（图11-2-10～图11-2-14）。

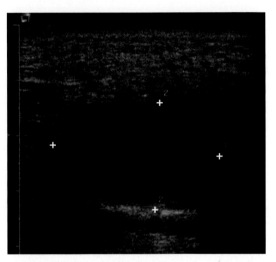

图11-2-10 坐骨臀肌滑囊积液（标尺），囊壁较厚，囊内透声差

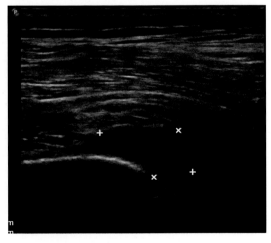

图11-2-11 坐骨臀肌滑囊积液（标尺），紧邻坐骨结节后方

四、髂腰肌血肿

髂腰肌由腰大肌及髂肌组成，分别起自腰椎体侧面及横突和髂窝向下会聚，经腹股沟韧带，止于股骨小转子。其外有一筋膜包被，形成一间室，其内有股神经通过。当外伤时由于髂腰肌断裂或撕脱，而髂腰肌筋膜完整，撕裂肌肉出血，在筋膜室内可形成巨大血肿，使其内压力增高，导致股神经受压缺血。

（一）临床表现

患者多有血液病史、服用抗凝血药史或外伤史。外伤所致损伤多由髋关节屈曲位突然过伸而致，表现为患者髋部疼痛，随之出现髂窝部肿块或饱满感。查体可见伤侧髋关节呈屈曲位，髂窝处肿胀、压痛，有时可触及包块，被动伸髋时疼痛症状明显。病情进展可出现股神经、股外侧皮神经受累表现，如股四头肌肌力下降、大腿前侧及小腿前内侧皮肤感觉减退，膝反射减弱或消失等。

（二）超声表现

超声显示髂腰肌肿胀增厚，内可见血肿回声。急性期血肿可呈高回声，内部回声不均匀，探头加压可使疼痛加剧（图11-2-15）。数日之后血肿可呈低或无回声，CDFI显示其内未见明显血流信号（图11-2-16）。动态观察，可见血肿逐渐缩小（图11-2-17）。

（三）鉴别诊断

髂腰肌血肿应与髂腰肌脓肿相鉴别。髂腰肌脓肿典型临床表现为腰腿痛、发热、跛行三联征，起病初期全身中毒症状明显。超声检查可见髂腰肌内正常肌肉结构消失，脓液稀薄时可呈无回声，脓液内组织碎屑多时可见细密点状回声。超声引导下穿刺抽吸可抽出脓性液体。

五、大转子疼痛综合征

大转子疼痛综合征为大转子周围肌腱、滑囊病变所致的临床综合征，其病理特征与冈上肌肌腱病变、三角肌下囊炎相似。臀中肌肌腱

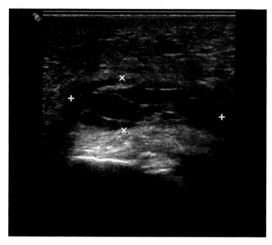

图11-2-12 坐骨臀肌滑囊炎
超声显示滑囊积液内可见多条分隔（标尺）

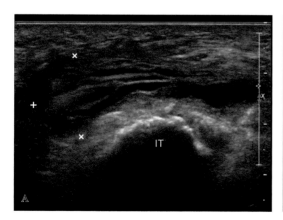
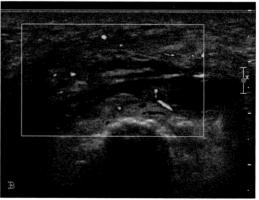

图11-2-13 坐骨臀肌滑囊炎
A.横切面显示坐骨结节处滑囊积液（标尺），内见多条分隔；B.PDI显示分隔内可见较丰富血流信号。IT：坐骨结节

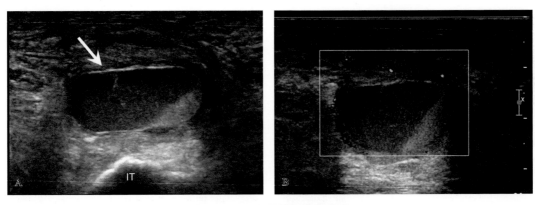

图 11-2-14　坐骨臀肌滑囊积液

A.超声显示左侧坐骨结节处滑囊积液（箭头），其内透声差；B.PDI显示囊壁周边可见较丰富血流信号。IT：坐骨结节

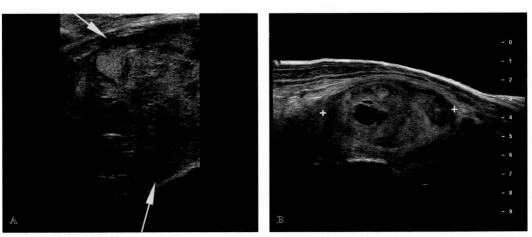

图 11-2-15　急性腰大肌血肿

A.血肿呈不均质偏高回声；B.超声宽景成像显示血肿呈不均质偏高回声（标尺）

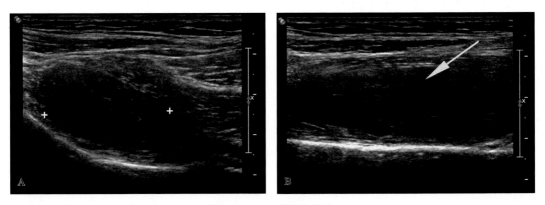

图 11-2-16　髂腰肌血肿

A.横切面显示髂腰肌内血肿，呈不均质低回声（标尺）；B.纵切面显示血肿呈低回声，内部可见不规则无回声区（箭头）

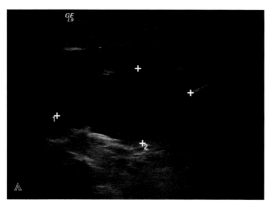
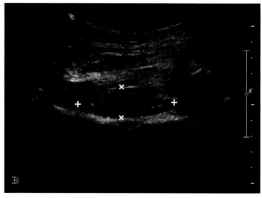

图 11-2-17　髂腰肌血肿治疗后显著缩小

A.发病4h，髂腰肌血肿约为8.7cm×5.0cm（标尺）；B.治疗3d后复查显示血肿显著缩小（标尺），大小约为 6.0cm×1.9cm，患者疼痛也显著减轻

病时，可伴发肌腱的撕裂与钙化，而此部位的臀小肌肌腱病较为少见。

（一）临床表现

慢性持续性髋外侧疼痛，患侧卧位、长时

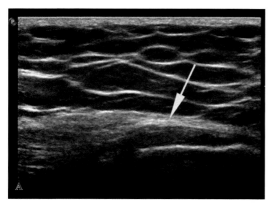

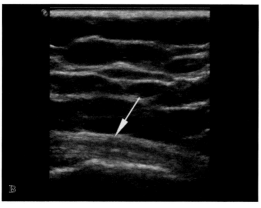

图 11-2-18　臀中肌肌腱病

A.患侧臀中肌肌腱增厚，回声减低（箭头）；B.健侧臀中肌肌腱内部呈纤维带状高回声（箭头）

间站立、由坐位站起时、上楼梯、跑步等可加重疼痛。约50%的患者疼痛可放射至大腿外侧，偶尔至膝下。检查时，大转子外侧和后部可有压痛。

（二）超声表现

病变可累及臀中肌肌腱的前部和后部、臀小肌肌腱，肌腱可单独受累，也可同时受累，其中以臀中肌肌腱的前部最易受累。臀中肌肌腱病或臀小肌肌腱病显示为肌腱回声减低，内部纤维结构显示不清；肌腱可增厚（图11-2-18～图11-2-20）；有时肌腱内可见钙化灶、骨赘或撕裂（图11-2-21）。钙化显示为肌腱内强回声灶，后方可伴声影或无明显声影；骨赘显示为从大转子表面突入肌腱内的强回声突起；撕裂显示为肌腱内边界清晰的无回声裂隙。大转子

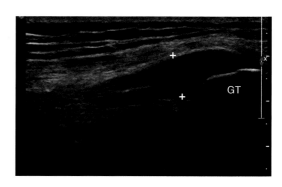

图 11-2-19　臀中肌肌腱病

臀中肌肌腱显著增厚，回声减低（标尺）。GT：股骨大转子

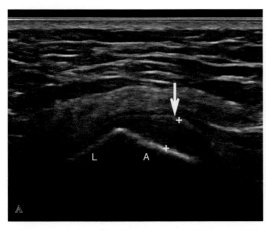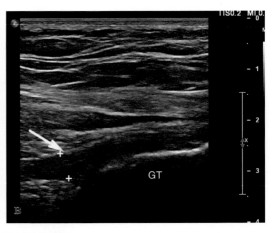

图 11-2-20　臀小肌肌腱病

A.横切面显示股骨大转子处臀小肌肌腱增厚，回声减低（箭头）；B.纵切面显示臀小肌肌腱增粗，回声减低（箭头）。A：股骨大转子前骨面；L：股骨大转子外侧骨面；GT：股骨大转子

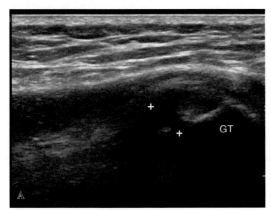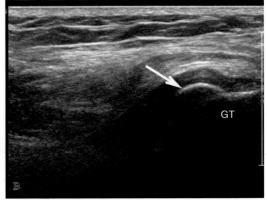

图 11-2-21　股骨大转子处臀中肌肌腱钙化性肌腱炎

A.超声显示臀中肌肌腱增厚，回声减低（标尺）；B.另一切面显示臀中肌肌腱增厚，回声减低，内可见钙化灶（箭头）。GT：股骨大转子

滑囊炎时，滑囊内可见积液（图 11-2-22）。

六、腘绳肌损伤

　　腘绳肌由股二头肌的长头、半腱肌和半膜肌组成，当人体前屈触摸足趾时，可明显感觉到股后该肌拉伸后的紧张度。腘绳肌的上端有一个共同的起点，即坐骨结节，下端分别跨过2个关节（髋关节和膝关节）止于胫骨和腓骨。股二头肌短头只跨过1个关节，即膝关节，不属于腘绳肌。

　　腘绳肌损伤较为常见，且损伤后肌肉组织愈合较慢，易再次发生损伤。腘绳肌中，股二

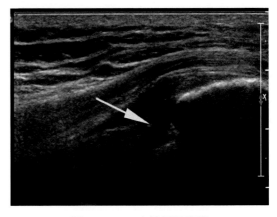

图 11-2-22　大转子滑囊炎

超声可见臀中肌肌腱下滑囊积液呈无回声（箭头）

头肌长头损伤最多见，其次为半膜肌，再次为半腱肌，近段损伤较远段多见。

（一）临床表现

急性损伤者多有横踢或下劈动作致腘绳肌过伸损伤史，自述大腿后侧疼痛剧烈，局部肿胀明显，多有皮下瘀斑，经冷敷、制动等非手术治疗后症状缓解，但仍感疼痛不适。查体于大腿后侧中上1/3处可触及条索状硬块，压痛明显，直腿抬高受限，抗阻力屈膝试验阳性。陈旧性损伤病例，断裂肌肉产生多少不等的瘢痕，因瘢痕组织挛缩，使肌肉出现短缩现象，可影响屈髋。

（二）超声表现

急性肌肉撕裂伤可见肌纤维连续性中断，局部可见血肿。血肿吸收期可见呈低回声的肉芽组织逐渐充填血肿腔（图11-2-23）。慢性期，损伤范围大者局部可见瘢痕组织形成，呈偏高回声，内部肌纤维结构显示不清（图11-2-24）。腘绳肌腱的慢性劳损可导致肌腱病，超声显示肌腱增厚，回声减低；附着处坐骨结节表面不平滑（图11-2-25～图11-2-28）。伴有撕裂者，于肌腱内部可见无回声裂隙（图11-2-29）；有时于肌腱内可见钙化（图11-2-30）。

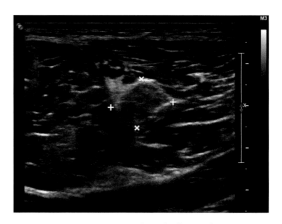

图11-2-24　腘绳肌损伤后1年

局部瘢痕组织形成，回声增高（标尺）

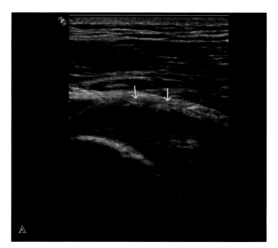

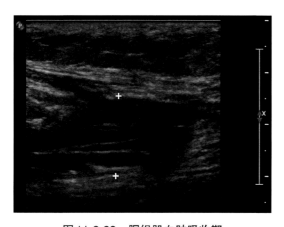

图11-2-23　腘绳肌血肿吸收期

超声可见低回声组织逐渐充填血肿腔（标尺）

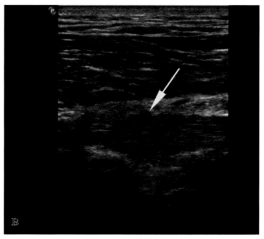

图11-2-25　腘绳肌腱病

A.腘绳肌腱增厚，回声减低（箭头）；B.健侧腘绳肌腱（箭头）

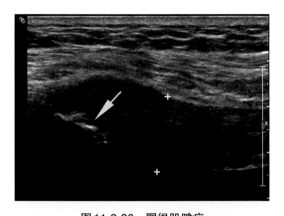

图11-2-26 腘绳肌腱病

腘绳肌腱显著增厚、回声减低（标尺），附着处坐骨结节表面不规则（短箭头）

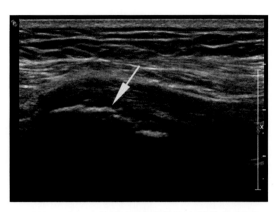

图11-2-27 腘绳肌腱附着处坐骨结节表面不规则改变（箭头）

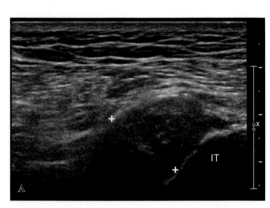

图11-2-28 腘绳肌腱病

A.超声显示左侧腘绳肌腱于坐骨结节处增厚，约1.8cm，回声减低（标尺）；B.超声显示右侧腘绳肌腱于坐骨结节处增厚，约1.5cm，回声减低（标尺）。IT：坐骨结节

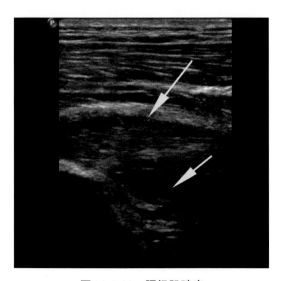

图11-2-29 腘绳肌腱病

腘绳肌腱显著增厚（长箭头），内部可见微小撕裂（短箭头）

七、股内收肌损伤

位于大腿内侧的内收肌群，起于耻骨支的前面，除股薄肌止于胫骨上端的内侧以外，其他均止于股骨嵴。股内收肌的主要功能是内收大腿，其次是使大腿外旋。髋部内收肌损伤为常见运动损伤，多由过度劳损或急性创伤所致。损伤多为髋部过度外展、腹壁肌肉过伸所致，常见于足球及橄榄球运动。最易损伤的肌肉为长收肌和股薄肌。

（一）临床表现

股内收肌损伤后大腿内侧疼痛肿胀，跛行，髋关节内收、外展时感觉剧痛，活动受限。患肢的髋、膝呈半屈曲状被动体位。慢性者局部无明显肿胀，但股骨内侧上1/3压痛明显，肌肉较硬，

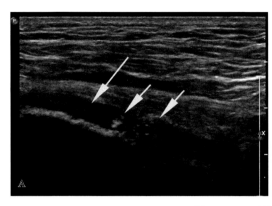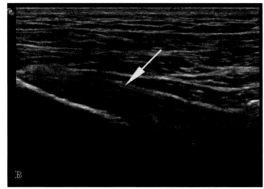

图 11-2-30　腘绳肌腱病伴钙化

A.患侧腘绳肌腱深层回声减低（长箭头），可见数个钙化（短箭头）；B.健侧腘绳肌腱（箭头）

大腿内侧近端疼痛。髋部内收肌损伤的预后与撕裂的范围、撕裂部位有关。一般情况下，如撕裂发生在长收肌的肌肉-肌腱移行处，则损伤较轻，1～2周可迅速恢复。当肌腱断裂伴撕脱骨折时，则常常需要1～3个月的愈合时间。

（二）超声表现

内收肌撕裂伤可表现为肌纤维局部中断，可见不规则积液（图11-2-31）。严重者可见耻骨撕脱骨折，耻骨骨皮质中断，可见强回声骨片突出（图11-2-32）。肌腱断裂者亚急性期或慢性期可见回缩肌腱增厚，呈一边缘较钝的低

回声肿块，后方可见声衰减。

八、髋部弹响

髋部弹响是指髋关节在做某些运动时出现听得见或感觉到的声音或咔嗒声，是青少年常见病变。弹响时患者局部可出现疼痛，多影响工作或日常活动。髋部弹响可由多种关节内或关节外的病因所致，因此明确其病因具有重要意义。关节内弹响多与关节本身的异常有关，如关节内游离体、滑膜骨软骨瘤病、盂唇撕裂等，这些骨软骨碎片或纤维软骨碎片可被卡压在髋臼与股骨头之间导致弹响。X线、CT或MRI可很好地显示上述

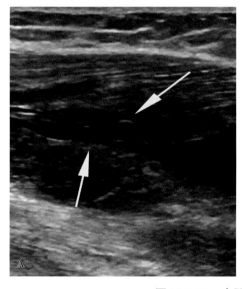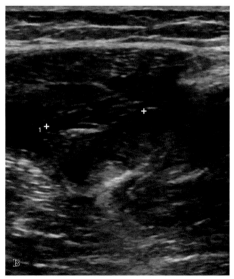

图 11-2-31　大腿内收肌部分撕裂

A.纵切面显示内收肌内部肌纤维中断，局部可见积液（箭头）；B.横切面显示内收肌部分撕裂（标尺）

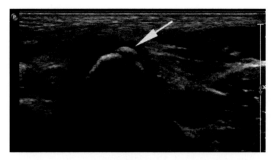

图11-2-32 左侧耻骨结节处内收肌撕脱骨折
耻骨结节骨皮质回声中断，可见骨碎片突出（箭头）

病变而协助做出诊断。超声由于不能全面显示髋关节内的病变，因而对诊断由髋关节内部病变所致的弹响价值有限。关节外弹响可分为内侧弹响和外侧弹响。髋关节内侧弹响是髂腰肌及其肌腱在髂耻隆起往复滑动引起的弹响；髋外侧弹响是由于髂胫束后缘或臀大肌腱部的前缘增厚，在髋关节屈曲、内收或内旋活动时，增厚的组织自大转子的突出部滑过时发出弹响。

（一）髂腰肌肌腱弹响

在解剖上，髂腰肌肌腱与髂耻隆起关系密切，当髋关节屈曲、外展、外旋时髂腰肌肌腱位于髂耻隆起外侧。在髋关节弹响患者，髋关节由屈曲、外展、外旋位恢复到伸直、内收、内旋位时，髂腰肌肌腱首先在髂耻隆起处受阻，然后克服阻力后突然向内侧移位，导致弹响出现。

超声检查由于可动态观察髂腰肌肌腱移动情况，因而对诊断髂腰肌肌腱弹响具有较大价值。检查髂腰肌肌腱弹响时，一般让患者先屈曲和外展髋关节，然后做伸直、内收、内旋动作，也可让患者自己活动以引发弹响。动态扫查时，探头横切显示髂腰肌肌腱和髂耻隆起，实时观察髂腰肌肌腱的运动状况。正常情况下髋关节活动时可见髂腰肌肌腱平滑地在髂耻隆起上滑动。如超声显示的肌腱异常移动与患者所感觉的弹响或疼痛同时发生，则可明确诊断。超声检查时还应观察局部有无其他病变，如髂腰肌肌腱有无增厚或撕裂、髂腰肌滑囊有无积液等。

（二）髂胫束弹响

髋外侧弹响的病变累及覆盖股骨大转子的

软组织，多为髂胫束病变，也可为臀大肌前缘病变。髋部伸直位时，髂胫束位于股骨大转子后方。髋部屈曲位时，髂胫束滑过大转子位于其前方。弹响可发生在髂胫束滑过大转子处。

1.临床表现 弹响时患者可伴有疼痛或无明显疼痛症状。查体时，患者可取侧卧位，患侧在上，检查者的手放置于大转子上，让患者主动屈髋。如有弹响，检查者的手部会感受到髂胫束在髋部的弹响。如在大转子近侧端加压后，患者屈髋不能再引发弹响，则可明确诊断。

2.超声检查 超声检查时，患者取侧卧位，患侧朝上。由于多数患者只有在站立位时才能引发髋部弹响，因此有时需要让患者取站立位进行检查。探头横切放置在股骨大转子外侧。检查时注意探头要轻放，不要加压，避免妨碍髂胫束或臀大肌腱的滑动。阳性者可见髂胫束或臀大肌腱在大转子滑动受阻，继而克服阻力猛地滑至大转子前方，同时伴局部弹响（图11-2-33，图11-2-34）。

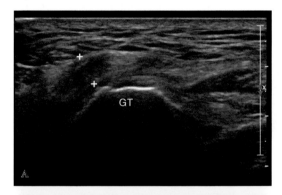

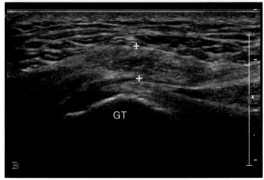

图11-2-33 髂胫束弹响

A.髋部伸直位于股骨大转子（GT）处横切面显示髂胫束增厚（标尺），位于股骨大转子后方；B.屈髋时髂胫束（标尺）移向股骨大转子（GT）前方，并引起弹响

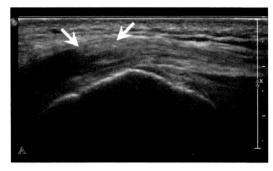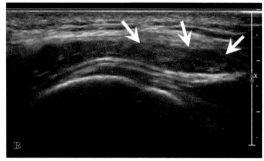

图 11-2-34　髋部弹响征

A.股骨大转子处横切面显示髂胫束增厚（箭头），髋部伸直位时其位于大转子后方；B.髋部屈曲位可见髂胫束（箭头）移向前方，同时引起弹响

3.检查注意事项　对于临床怀疑有髋部弹响的患者，要首先进行X线检查以除外髋部骨骼及髋关节腔病变，然后再进行动态超声检查。如超声检查阴性，还应进行CT或MRI等检查以进一步明确诊断。

九、Morel-Lavallée病变

Morel-Lavallée病变为发生在皮下组织深层与深筋膜之间的由闭合性套状撕脱伤所致的血肿。皮下组织从深筋膜处撕脱导致血管和淋巴管断裂，局部腔隙形成，内充填以血液、淋巴液、液化的脂肪组织、坏死组织碎屑。该病变多发生于股骨大转子附近、下腰部和臀部，少见于膝部或其他部位。该病变既往也被称为软组织创伤后囊肿、假性囊肿、Morel-Lavallée积液等。患者常有局部损伤病史，诉局部肿胀，疼痛，查体可见局部肿胀处有波动感，局部皮肤感觉减退。

超声表现　于病变处皮下与深筋膜之间可见边界清楚的积液，急性期积液呈无回声，探头加压可见积液被挤压而移位；慢性期积液可呈低回声（图11-2-35），周边囊壁增厚，积液内可见被分隔的脂肪小叶，呈高回声。

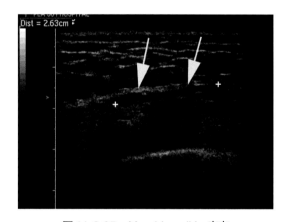

图 11-2-35　Morel-Lavallée病变

股骨大转子上方皮下与深筋膜之间可见积液，呈无回声

十、其他典型病例

（一）肌腱病（图11-2-36～图11-2-38）

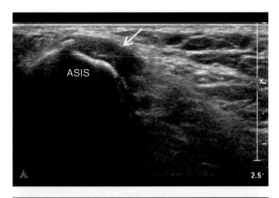

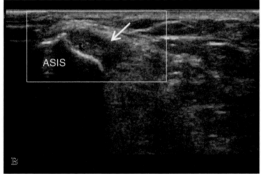

图11-2-36 阔筋膜张肌起点处肌腱病
A.纵切面显示髂前上棘后方阔筋膜张肌肌腱增厚，回声减低（箭头）；B.PDI显示肌腱（箭头）内血流信号增多。ASIS：髂前上棘

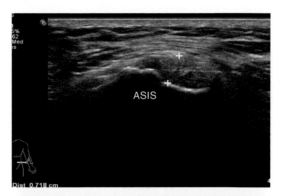

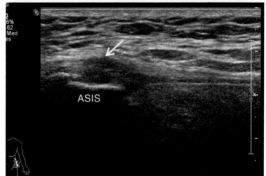

图11-2-37 髂前上棘后方阔筋膜张肌肌腱病
A.横切面显示阔筋膜张肌肌腱增厚，回声减低；B.纵切面显示阔筋膜张肌近段增厚（箭头），回声减低。ASIS：髂前上棘

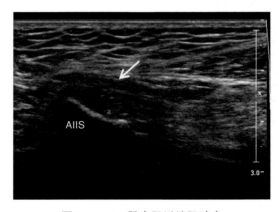

图11-2-38 股直肌近端肌腱病
纵切面显示股直肌近端增厚（箭头），回声减低。
AIIS：髂前下棘

（二）股直肌钙化性肌腱炎（图11-2-39～图11-2-41）

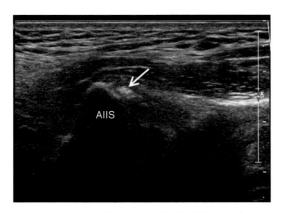

图11-2-39 股直肌起点处钙化性肌腱炎
超声显示股直肌起点处强回声钙化灶（箭头），局部压痛明显。AIIS：髂前下棘

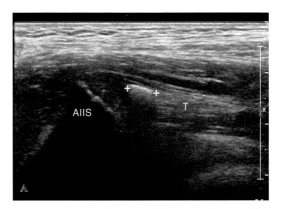

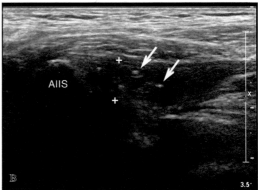

图11-2-41 股直肌腱钙化性肌腱炎
患者局部压痛明显。A.纵切面显示股直肌腱（T）内较大钙化灶（标尺）；B.纵切面显示股直肌腱内数个较小钙化灶（箭头）。AIIS：髂前下棘

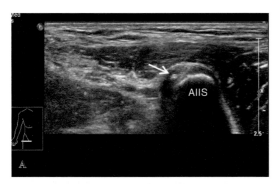

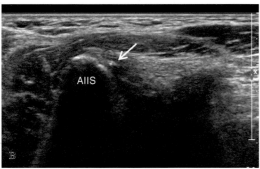

图11-2-40 股直肌腱钙化性肌腱炎
A.横切面显示股直肌腱内钙化灶（箭头）；B.纵切面显示股直肌腱内钙化灶（箭头）。AIIS：髂前下棘

（三）股疝（图11-2-42）

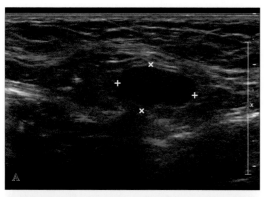

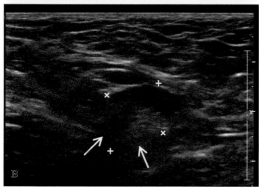

图11-2-42　股疝

患者，女，50岁。A.于腹股沟韧带下方股静脉内侧可见囊性结节（标尺），大小为1.6cm×0.9cm；B.Valsalva动作后可见脂肪组织（箭头）从深方疝入囊性包块（标尺）内

（四）股外侧皮神经卡压（图11-2-43～图11-2-45）

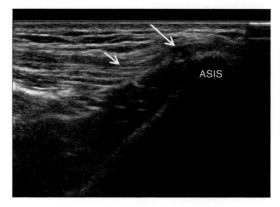

图11-2-43　股外侧皮神经卡压

横切面于髂前上棘（ASIS）内侧可见股外侧皮神经增粗（长箭头）、回声减低。短箭头显示为腹股沟韧带

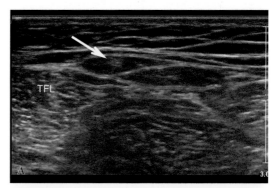

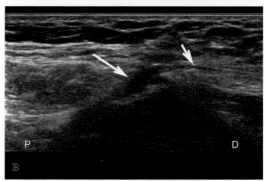

图11-2-44　股外侧皮神经卡压

A.横切面显示髂前下棘内下方股外侧皮神经，呈稍高回声（箭头）；B.纵切面显示髂前上棘上方股外侧皮神经增粗（长箭头），该处稍远侧神经恢复正常（短箭头）。TFL：阔筋膜张肌；P：近侧；D：远侧

（五）腹直肌肌腱病（图11-2-46）

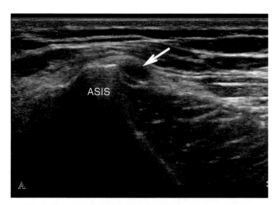

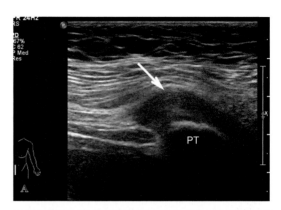

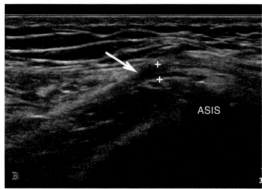

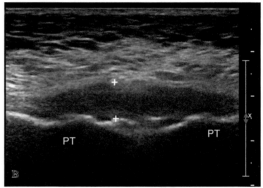

图11-2-45 股外侧皮神经卡压

A.横切面显示髂前上棘内侧股外侧皮神经增粗、回声减低（箭头）；B.纵切面显示股外侧皮神经增粗（箭头）。ASIS：髂前上棘

图11-2-46 耻骨结节处腹直肌肌腱病

A.纵切面显示腹直肌肌腱止点处增厚（箭头），回声减低；B.横切面显示耻骨结节处腹直肌肌腱增厚（标尺），回声减低。PT：耻骨结节

（六）股神经损伤（图11-2-47）

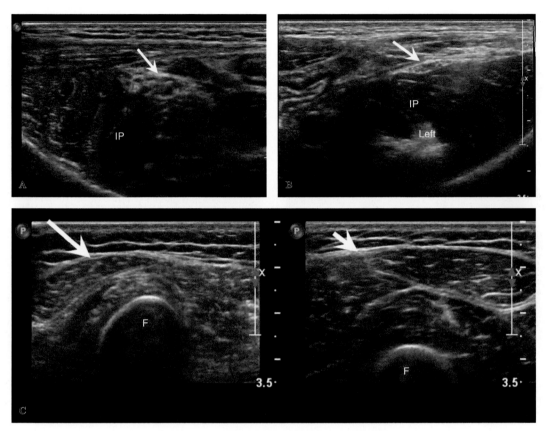

图11-2-47 盆腔及腹股沟区股神经损伤增粗

A.横切面显示患侧盆腔段股神经增粗（箭头），其深方为髂腰肌（IP）；B.超声显示对照侧股神经（箭头），其深方为髂腰肌（IP）；C.双侧对比，显示患侧股四头肌明显变薄，回声增高（长箭头），短箭头显示为对照侧正常股四头肌。F：股骨

（七）髋臼唇撕裂（图11-2-48）

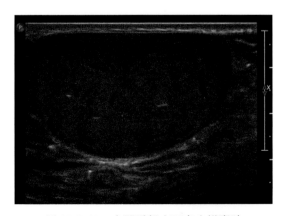

图11-2-48 髋臼唇撕裂

超声显示髋臼唇内无回声裂隙（箭头）。Ac：髋臼；FH：股骨头

（八）皮下表皮样囊肿（图11-2-49）

图11-2-49 大腿后部皮下表皮样囊肿

超声显示大腿皮下低回声包块，边界清楚，内呈低回声，并见多个条状无回声区

（九）腱鞘巨细胞瘤（图11-2-50）

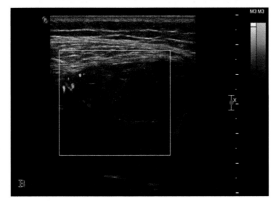

图11-2-50 大腿下段股骨与肌层之间弥漫性腱鞘巨细胞瘤局部恶变

A.纵切面显示左侧大腿下段股骨与肌层之间囊实性包块（标尺）；B.PDI显示包块实性区内可见血流信号

（十）皮下良性囊性包块（图11-2-51）

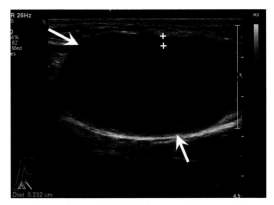

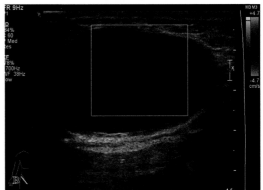

图11-2-51 腹股沟区内侧皮下良性囊性包块

A.超声显示腹股沟区内侧皮下囊性包块（箭头），囊壁厚0.2cm；B.PDI显示囊壁内未见明显血流信号。手术病理为良性囊性病变，囊壁为纤维结缔组织，内见大量慢性炎性细胞

（十一）子宫圆韧带静脉曲张（图11-2-52，图11-2-53）

［文献回顾］子宫圆韧带静脉曲张在妊娠中较为少见，因其伴行静脉的纡曲扩张而形成，可发生于子宫圆韧带走行的任何区段，包括子宫肌层、腹股沟管及大阴唇，其中以腹腔段和腹股沟管多见。其病理生理机制主要为妊娠期雌激素介导的平滑肌松弛、心排血量和循环容量的增加、下肢静脉回流增加及子宫增大造成的盆腔内静脉压迫等。临床上常表现腹股沟区肿块，直立时可缓慢增大。超声表现为腹股沟区多房囊性包块，CDFI于其内可见较丰富静脉血流信号。囊性包块可向盆腔内延伸至子宫壁。

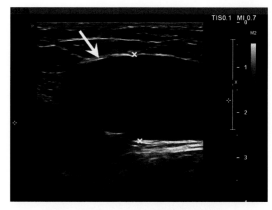

图11-2-52　子宫圆韧带静脉曲张
患者，女，26岁，妊娠5个月

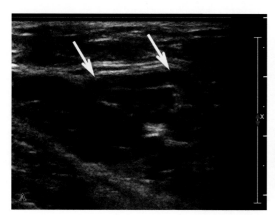

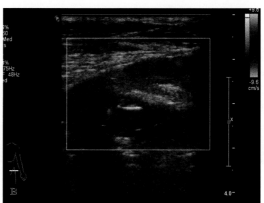

图11-2-53　左侧腹股沟区圆韧带静脉曲张，患者妊娠6个月
A.左侧腹股沟区皮下可见多房囊性包块（箭头）；B.CDFI于包块内可见静脉血流信号

第12章

膝部超声诊断

第一节 膝部局部解剖与超声检查

膝关节由股骨、胫骨及髌骨构成。腓骨小头与胫骨组成胫腓关节，其不参与膝的活动。膝关节超声检查可分为前、内、外和后4个部分。首先检查关节前部，然后是内侧和外侧，最后检查后部。一般可用7.5MHz的线阵探头，少数情况下，检查腘窝时可用5MHz的探头。检查膝关节的前部、内侧、外侧时最好采用纵切面，而检查腘窝时，可首先应用横切面。

一、膝关节前部

检查时，患者取仰卧位，膝后垫一小枕，使膝关节屈曲20°～30°，以使伸肌系统处于拉伸状态，有助于减少超声伪像。检查前交叉韧带的中远段、股骨滑车软骨时可让患者膝关节完全屈曲。

（一）股四头肌腱、膝前部关节隐窝

股四头肌腱由股直肌、股内侧肌、股外侧肌、股中间肌的肌腱相合而成，止于髌骨上缘（图12-1-1）。止点分3层，股直肌腱最浅，其纤维大部分覆盖髌骨前面的粗糙面，向下延伸为髌腱；股内外侧肌腱次之；股中间肌腱最深。股四头肌是伸膝的主要装置，其肌力比腘绳肌大2～3倍。

膝关节前部有多个隐窝，其中最大的为髌上囊。髌上囊位于髌骨上方、股四头肌腱深部，前方为股四头肌腱后脂肪垫，后方为股骨前脂肪垫。膝关节腔前部积液除位于股四头肌腱后方的髌上囊外，还可位于髌骨两侧隐窝（图12-1-2）。膝关节前部较小的关节隐窝还见于髌下Hoffa脂肪垫内（图12-1-3～图12-1-6）、外侧半月板前角下方、胫骨外侧平台前方。

检查时探头纵切放在大腿远端前面的中线处。首先检查髌上囊，其下方的标志为髌骨底部。保持纵切，探头可从内侧向外侧扫查，以检查整个髌上囊和股四头肌腱。由于仰卧位时，髌上囊并不是最低位，因此，还应仔细检查髌骨内侧和外侧隐窝以发现少量积液，或者可以通过用手挤压膝关节内侧和外侧隐窝的方法以使积液流向髌上囊，如挤压后髌上囊积液增加则为异常征象。将探头横切放置在髌骨的两侧，以检查髌骨内外侧隐窝。测量滑膜的厚

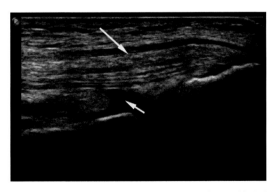

图12-1-1　纵切面显示股四头肌腱（长箭头）和髌上囊（短箭头）

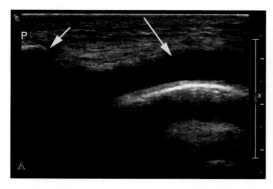
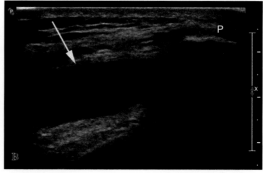

图 12-1-2　膝关节内外侧隐窝

A.横切面显示膝关节内侧隐窝，其内见较多积液（长箭头），短箭头为髌骨；B.横切面显示膝关节外侧隐窝，其内见较多积液（箭头）

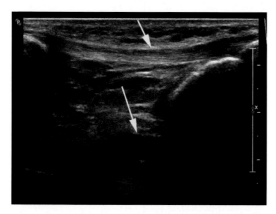
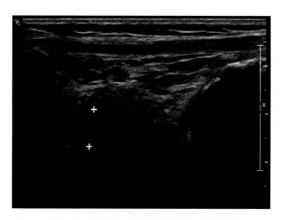

图 12-1-3　髌下关节隐窝少量积液（长箭头），短箭头为髌腱

图 12-1-4　髌下关节隐窝积液（标尺）

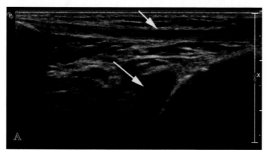
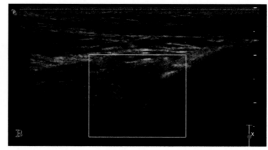

图 12-1-5　膝关节类风湿关节炎

A.髌下关节隐窝可见滑膜增生呈低回声（长箭头），短箭头为髌腱；B.PDI 于其内可见较丰富血流信号

度时，可将探头放置在髌上囊位置，并用力按压，将囊内的积液挤向关节腔的其他部位，以准确测量滑膜的厚度，因髌上囊与膝关节腔是相通的，此法也可用于鉴别增厚的滑膜与低回声的积血或积液。膝关节伸直位时，股四头肌等容收缩或踝关节抗阻力背屈可将膝关节腔内积液挤向头侧以便于髌上囊内积液显示。膝关节腔内积液量较少时，仰卧位由于重力作用，积液可位于髌骨内外侧隐窝而不是髌上囊内，因此检查时应注意对髌骨内外侧隐窝的检查。此区检查时还应注意观察髌骨表面有无异常。

检查注意事项

（1）膝关节轻度屈曲位时，可减少股四头肌腱各向异性伪像的发生。

（2）检查髌前皮下囊时，局部多涂耦合剂，探头要轻放。

（二）髌骨下方软组织

膝关节轻度屈曲（30°～45°），探头纵切放置在髌骨下方的中线，可显示髌腱的近中段，向下方移动探头可检查髌腱的下段及其在胫骨粗隆的附着点。髌腱较宽，所以检查时应从内向外移动探头以检查整个髌腱，然后探头旋转90°横切面检查髌腱（图12-1-7）。检查时应注意使声束垂直于肌腱以避免各向异性伪像的产生。此部位其他需要检查的结构包括髌腱深部的髌下脂肪垫、髌下浅滑囊和髌下深滑囊。正常情况下，髌下深滑囊内可见少量积液，不要误诊为滑囊炎。检查皮下滑囊时，探头一定要轻放，否则会将少量积液挤到别处。

（三）关节软骨

检查膝关节软骨时，膝关节完全屈曲，以使股骨滑车软骨暴露。探头横切放置在髌骨近侧以检查股骨滑车处的软骨，超声显示为边界清楚的低回声带，浅侧和深侧边界清晰、平滑。股骨滑车软骨厚1.8～2.5mm，中间部的软骨

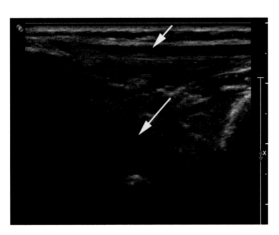

图12-1-6　膝关节类风湿关节炎

髌下关节隐窝内可见滑膜增生，呈低回声（长箭头），短箭头为髌腱

较两侧的软骨稍厚（图12-1-8）。由于不同个体之间软骨的厚度差异较大，因此可通过双侧对比检查以判断关节软骨是否存在异常。关节有炎症时，膝关节屈曲可能受限，此时，对侧膝关节可采用与患侧相同的屈曲角度。

（四）前交叉韧带

膝关节交叉韧带的主要功能为防止胫骨前后错动及膝关节旋转不稳。前交叉韧带起自

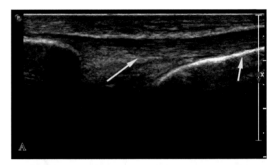

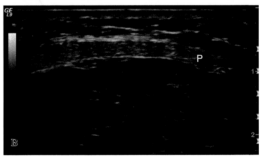

图12-1-7　髌腱

A.纵切面显示髌腱（长箭头），其上端附着于髌骨，下端附着于胫骨粗隆（短箭头）；B.横切面显示髌腱（P）

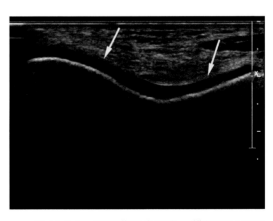

图12-1-8　膝关节完全屈曲，横切面显示股骨滑车软骨（箭头），呈带状低回声

股骨髁间窝的外侧面，向前内下方止于胫骨髁间隆起的前方。检查前交叉韧带应使膝关节处于屈曲位，以减少骨性结构的重叠，使髁间窝前部利于显示。膝关节屈曲的范围可从45°～60°到膝关节完全屈曲。膝关节屈曲位时可显示前交叉韧带的中远段（图12-1-9），但急性创伤后由于膝关节韧带损伤或关节腔内有积血，膝关节屈曲可能受限。前交叉韧带由于位置较深，可用5MHz线阵或凸阵探头进行检查。探头方向应沿前交叉韧带的长轴走向，即探头应放在髌下正中线的内侧，探头的上端向外、下端向内旋转30°（即检查右侧膝关节时，探头逆时针旋转30°；检查左侧膝关节时，探头顺时针旋转30°）。前交叉韧带的长轴检查结束后，探头旋转90°，检查韧带的横切面。

二、膝关节内侧

检查膝关节内侧时，患者可侧卧、膝关节伸直，也可仰卧、小腿外旋。首选体位为侧卧位，因为此体位可使膝关节伸直，并有利于局部加压扫查。检查内容主要包括膝胫侧副韧带、内侧半月板体部、股胫关节内侧、鹅足腱止点。在膝关节水平冠状切面扫查膝胫侧副韧带和内侧半月板。

（一）膝胫侧副韧带

胫侧副韧带超声显示为3层结构。浅层为偏高回声，为胫侧副韧带浅层，厚2～4mm，宽1～2cm，长12cm；中间呈低回声，为脂肪组织或胫侧副韧带滑囊；深层为偏高回声，为胫侧副韧带深层，包括股骨-半月板韧带和半月板-胫骨韧带（图12-1-10）。胫侧副韧带浅层的上端附着在股骨内上髁。股骨内上髁为股骨内侧的一个小的骨性隆起，位于膝关节上方约3cm处。胫侧副韧带深层较薄弱、易损伤。检查时应注意从前向后、从上至下依次扫查整个膝胫侧副韧带，避免遗漏。

（二）内侧半月板

膝部半月板内外各一，位于股骨内外侧髁与胫骨平台之间，为保护膝关节稳定的重要结构之一。其主要功能为充填关节间隙，使关节吻合；缓冲股骨与胫骨间的撞击力。内侧半月板位于股骨与胫骨之间，因其内为纤维软骨而在超声上呈偏高回声（图12-1-11）。超声检查时膝关节轻度外翻，可使关节间隙稍增大，从

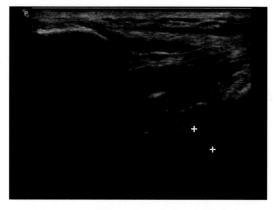

图12-1-9　纵切面显示前交叉韧带的中远段（标尺）

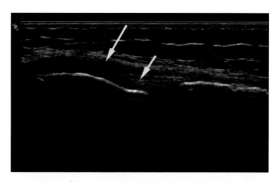

图12-1-10　胫侧副韧带浅层（长箭头）和深层（短箭头）

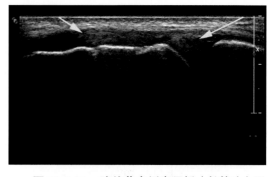

图12-1-11　膝关节内侧半月板（长箭头）及胫侧副韧带（短箭头）

而能更好地显示内侧半月板。正常半月板呈偏高回声，冠状切面上呈三角形，三角形的尖部朝向关节内；底部紧邻呈线状偏高回声的关节囊。显示内侧半月板体部后，将探头继续向前移动，以显示半月板前角（图12-1-12）。

检查注意事项　检查半月板时，可适当调高增益，以利于显示半月板深部的边界。膝关节轻度外翻，可使关节间隙增大而有利于显示内侧半月板。

（三）膝内侧肌腱

鹅足腱由缝匠肌、半腱肌及股薄肌的肌腱共同组成，鹅足腱在胫骨的附着处位于胫侧副韧带胫骨附着处的前下方。在胫侧副韧带胫骨附着处超声难以将这3个肌腱区别开。检查时首先显示胫侧副韧带在胫骨远端附着处，在其浅侧可见鹅足腱的断面，其呈小的椭圆形结构（图12-1-13），此时将探头上端向后旋转45°后，可显示鹅足腱长轴（图12-1-14）。此区还应观察鹅足囊有无积液。

检查时，患者膝屈曲45°，检查者手放在患足内侧，对抗足的屈膝和内旋，可使鹅足腱紧张，以更好地显示肌腱，从上向下依次为缝匠肌腱、股薄肌腱、半腱肌腱。

检查注意事项

（1）由于胫侧副韧带浅层长约5cm，前后径长数厘米，因此，检查时注意全面扫查。

（2）胫侧副韧带浅层的最远端为寻找鹅足腱的标志结构。

三、膝关节外侧

检查膝关节外侧时，患者可采用以下体位之一。

（1）膝关节伸直并内旋。

（2）身体侧卧，膝关节外侧朝上。

（3）俯卧位以检查膝后外侧结构。

检查内容从前向后有髂胫束、腘肌腱的起点、膝腓侧副韧带和股二头肌腱。膝外侧超声检查时，可利用某些骨性标志进行定位，此处的解剖学标志为胫骨Gerdy结节、腓骨头和股骨外侧髁的腘肌腱沟。

（一）髂胫束

髂胫束起于髂前上棘，止于胫骨的Gerdy结节，其前上部分2层包绕阔筋膜张肌。检查时，首先纵切面显示髌腱，然后探头向外侧移动，在髌腱外侧矢状位斜切可显示髂胫束，其为薄的纤维状高回声结构，远端附着于胫骨

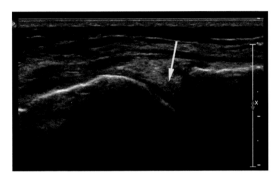

图12-1-12　探头自图12-1-11位置向前移显示内侧半月板前角（箭头）

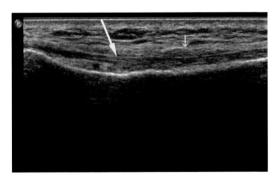

图12-1-13　于胫侧副韧带远段（长箭头）的浅侧可见鹅足腱横切面（短箭头）呈小的椭圆形结构

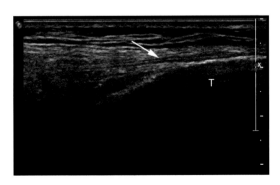

图12-1-14　超声显示鹅足腱长轴（箭头）
其远端附着于胫骨上段（T）

近端的 Gerdy 结节（图 12-1-15，图 12-1-16）。检查髂胫束时，应重点观察其走行于股骨外侧髁的部分，此区是髂胫束摩擦综合征的病变部位。

（二）腘肌腱

腘肌起自股骨远端的后外侧，向内下走行，止于胫骨。在腘肌腱沟内的腘肌腱部分较易显示，但腘肌腱远段由于位置较深显示较为困难（图 12-1-17）。腘肌腱在膝外侧副韧带的下方，包含于关节滑膜之中。此处有膝外侧关节隐窝，即膝关节腔与腘肌腱腱鞘交通处。膝关节腔积液时，积液可出现在腘肌腱腱鞘的后部、内侧、下部、包绕腘肌腱（图 12-1-18）。此区检查时，可利用一个重要的标志结构——腘肌腱沟，其为股骨外上髁下方的一个骨性凹陷，腘肌腱走行其中。检查时探头放在膝关节外侧的偏后部，冠状扫查可显示腘肌腱沟。当声束不垂直于腘

肌腱时，肌腱可呈低回声。

（三）膝腓侧副韧带、股二头肌腱

膝腓侧副韧带呈圆柱状，起自股骨外上髁，止于腓骨小头，有防止膝关节内翻成角、限制内旋的作用。韧带与外侧半月板之间无联系，两者由疏松结缔组织相隔。屈膝时韧带松弛，伸至150°时开始紧张，伸直时最紧张，因此膝关节伸直并呈内翻可使韧带紧张，有助于超声检查。外侧半月板体部和外侧股胫关节位于膝腓侧副韧带的深部。

膝腓侧副韧带和股二头肌腱均止于腓骨头，两者呈"V"字形排列，腓侧副韧带上段偏前，股二头肌腱上段偏后，腓骨头为显示此两个结构的解剖学标志（图 12-1-19，图 12-1-20）。正常膝腓侧副韧带呈薄的、带状偏高回声结构，厚3～4mm，其远端腓骨头附着处显示稍增厚，回声欠均匀，与股二头肌腱的加入和各向

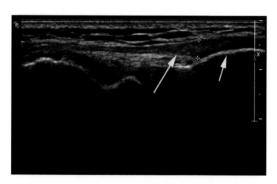

图 12-1-15 纵切面显示髂胫束远端（长箭头）附着于胫骨近端的 Gerdy 结节（短箭头）

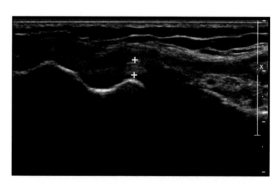

图 12-1-17 腘肌腱（标尺）位于股骨外上髁下方的腘肌腱沟内

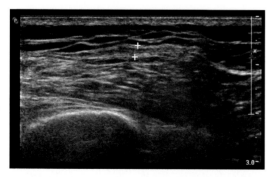

图 12-1-16 横切面显示大腿下段水平的髂胫束（标尺）

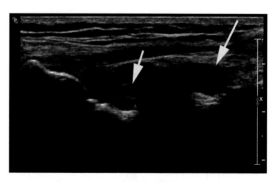

图 12-1-18 膝腓侧关节隐窝内积液（长箭头）包绕腘肌腱（短箭头）

异性伪像有关。腓总神经位于股二头肌腱的后内侧。

（四）检查注意事项

1.膝外侧超声检查时注意应用某些骨性解剖结构来进行定位。

2.膝关节外翻位时，膝腓侧副韧带可呈波浪状，检查时可将膝关节伸直并放置于对侧小腿上以拉直膝腓侧副韧带。

3.正常外侧半月板体部可回声不均匀。

4.正常股二头肌腱远端在腓骨头附着处常显示稍增厚、回声减低，此为正常超声表现，切勿认为肌腱病。这是由于股二头肌腱在腓骨头附着处常分为浅支和深支，并包绕腓侧副韧带。超声可在长轴切面和短轴切面上显示股二头肌肌腱与腓侧副韧带的位置关系。应用高分辨率超声有助于鉴别股二头肌腱与腓侧副韧带。

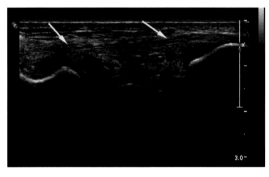

图 12-1-19　膝腓侧副韧带（箭头）下端附着于腓骨头

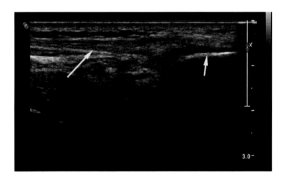

图 12-1-20　股二头肌腱（长箭头）下端附着于腓骨头（短箭头）

四、膝关节后部

检查膝关节后部即腘窝时，患者可采用俯卧位，踝部可垫一软枕。首先应用横切面检查，检查内容包括腘动脉、腘静脉、胫神经、腓肠肌的内外侧头、半膜肌腱远段、小腿筋膜。腘动脉、腘静脉、胫神经排列的顺序为从深至浅、从内至外。

（一）Baker囊肿

Baker囊肿位于腘窝内侧，囊肿的颈部位于半膜肌腱与腓肠肌内侧头之间（图12-1-21）。Baker囊肿较大时，超声较易显示，但无囊肿时，如何识别局部解剖结构则需要正确的检查方法。首先可以在小腿后中部横切，此时可见腓肠肌内侧头和外侧头位于比目鱼肌浅侧。然后探头在内侧头的内侧向上移至腘窝，此时可见半膜肌腱紧邻腓肠肌内侧头肌腱的内侧。由于腓肠肌内侧头肌腱与半膜肌腱走行相互倾斜，因此横切面超声检查时，如一个肌腱呈高回声，另一个肌腱可能由于各向异性伪像而呈低回声，不要误诊为小的囊肿。半膜肌腱的浅侧为半腱肌腱。

（二）半膜肌腱

半膜肌腱下端有几个附着点，主要附着在胫骨的后内侧。检查时探头冠状切面放置在膝关节内侧的后1/3，可显示胫骨骨皮质的一个局部凹陷，为半膜肌腱沟，内为半膜肌腱（图12-

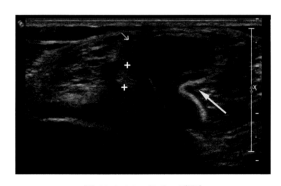

图 12-1-21　Baker囊肿

囊肿的颈部位于腓肠肌内侧头（长箭头）与半膜肌腱（标尺）之间，半膜肌腱浅侧为半腱肌腱（短箭头）

1-22）。半膜肌腱滑囊炎时超声可见肌腱附着处周围的积液（图12-1-23）。而检查半腱肌腱时，可首先横切面显示半膜肌腱，然后在半膜肌腱浅侧寻找半腱肌腱。

（三）半月板

探头在膝后内侧矢状切面，在胫骨半膜肌腱沟的上方，可显示内侧半月板的后内部分，即三角形的高回声结构。此部位的半月板应仔细检查，因为其是半月板撕裂的好发部位，半月板撕裂显示为低回声或无回声裂隙。撕裂伴发囊肿时，在附近区域可见囊肿。探头继续向外侧移动以检查外侧半月板后角，后角病变有时较难确定，因腘肌腱走行在其后方，有时易被误认为半月板撕裂。内侧半月板的后角紧紧附着在呈线状高回声的关节囊上，其间无任何其他组织；外侧半月板的后角则不同，因为外侧半月板的中后部与关节囊之间隔以腘肌腱及关节后部隐窝，显示为外侧半月板与关节囊之间的低回声结构，易被误诊为半月板撕裂。

（四）后交叉韧带

后交叉韧带起自股骨髁间窝的内侧面，向后下方止于胫骨髁间嵴的后部，较粗大，粗细程度约是前交叉韧带的2倍。检查后交叉韧带时，可采用5MHz的线阵或凸阵探头。将探头纵切放置在腘窝中线，股骨远端后部和胫骨近端为解剖学标志，然后探头旋转30°（检查右侧膝关节时为逆时针旋转，检查左侧膝关节时为顺时针旋转），然后略微向内侧或外侧移动以显示整个后交叉韧带。正常后交叉韧带长轴显示为位于髁间窝后部的低回声带状结构（图12-1-24），由于其周围为关节腔内的呈高回声的脂肪组织，因此其边界较为清楚。长轴切面上，其胫骨端较其股骨起点处显示得清楚。然后，探头旋转90°横切面检查，并从内上向外下移动以检查整个韧带。此区域还可观察膝关节后隐窝（图12-1-25）。

（五）髁间窝

探头放在腘窝中部，横切面显示股骨内外侧髁之间的髁间窝，髁间窝超声上呈高回声，其内为前后交叉韧带和脂肪组织（图12-1-26）。当前交叉韧带撕裂时，髁间窝的外侧壁可见血肿回声。

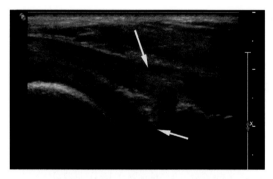

图12-1-22 半膜肌腱（长箭头）
其深部内侧半月板后角呈三角形等回声（短箭头）

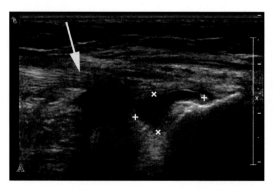
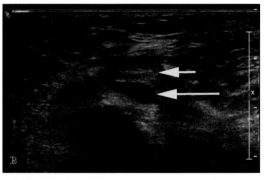

图12-1-23 半膜肌腱滑囊炎
A.纵切面显示半膜肌腱（箭头）与附着处胫骨之间滑囊积液（标尺）；B.横切面显示半膜肌腱（短箭头）及其深部滑囊积液（长箭头）

（六）其他结构

腓肠豆是位于腓肠肌外侧头内的一个籽骨，见于10%～30%的正常人，而双侧发生率在有此籽骨的人群中占60%～80%。超声显示其为腓肠肌腱内的一个小的圆形强回声结构，后方伴声影（图12-1-27）。腓肠豆与腓骨头之间有腓肠豆腓侧韧带，超声显示其为带状高回声结构。

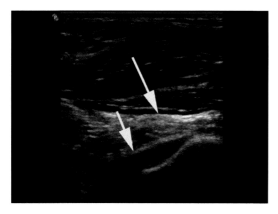

图12-1-24　超声显示后交叉韧带（短箭头）及膝关节后脂肪垫（长箭头）

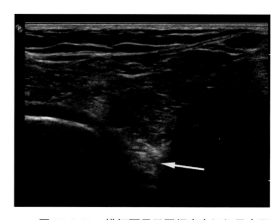

图12-1-26　横切面显示髁间窝内组织呈高回声（箭头）

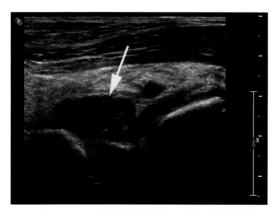

图12-1-25　膝关节后隐窝内积液伴滑膜增生（箭头）

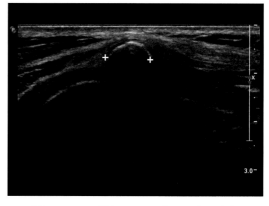

图12-1-27　纵切面显示腓肠肌外侧头内呈弧形强回声的籽骨（标尺）

第二节　膝部常见病变超声诊断

一、膝关节周围肌肉、肌腱急慢性损伤

（一）髌腱病变

1.髌腱撕裂　髌腱完全撕裂较为少见，多发生于年轻的从事高强度运动的运动员，损伤部位多位于髌腱的髌骨附着处。肌腱断裂后，其两断端可见回缩，断端之间可见无回声积液，有时还可伴肌腱附着处撕脱骨折（图12-2-1）。部分撕裂为髌腱的部分纤维连续性中断，局部可见无回声积液。超声还可用于观察髌腱断裂

缝合术后肌腱的愈合情况（图12-2-2）。

髌腱部分撕裂需要与髌腱病相鉴别：急性部分撕裂一般有外伤史，低回声区域边界较为清楚；而肌腱病一般病程较长，其发生与肌腱的慢性劳损有关，超声显示髌腱局灶性或弥漫性增厚，回声减低，病灶边界不清。

2.髌腱病　最常累及髌腱的近端止点处，

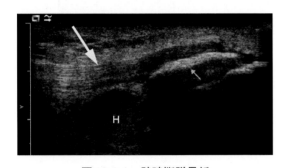

图12-2-1　髌腱撕脱骨折
纵切面显示髌腱（长箭头）下端附着处骨质撕脱骨折（短箭头），髌腱后方可见积血（H）

为反复微小创伤和劳损所致。该处的病变又称跳跃膝（Jumper knee），多见于从事踢、跑、跳的运动员，如足球、篮球运动员，其发生与肌腱附着处血供较差、运动所致局部微小撕裂伤及黏液变性有关。病理检查显示肌腱内部微小撕裂、黏液变性及组织修复改变。

（1）临床表现：临床上表现为慢性反复的膝前部疼痛和髌腱髌骨附着处压痛。起初症状仅出现在运动后，以后逐渐发展为持续性疼痛直至肌腱断裂。临床上本病需与滑囊炎或髌骨软骨软化相鉴别。

（2）超声表现：病变常累及髌腱上段中部的深层肌腱组织，局部肌腱增厚，回声减低，有时可伴有小的撕裂（图12-2-3，图12-2-4），髌腱的两侧肌腱组织多不被累及。慢性期，病变内血流信号可见增多，并可见钙化；髌骨下缘骨皮质不规则（图12-2-5）或出现碎裂骨块，可能为慢性撕脱骨折所致。

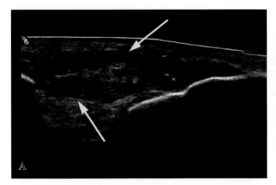
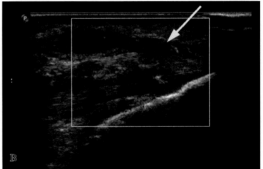

图12-2-2　髌腱断裂缝合术后2个月复查
A.纵切面显示髌腱连续性好，但较正常增粗，部分区域回声减低（箭头）；B.PDI于其内可见丰富血流信号

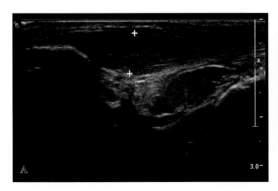
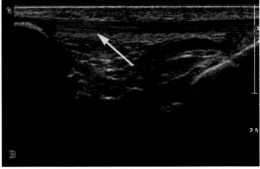

图12-2-3　跳跃膝
A.纵切面显示髌腱上端梭形增厚，内回声减低（标尺），其附着处髌骨下缘尚平滑；B.健侧髌腱（箭头）

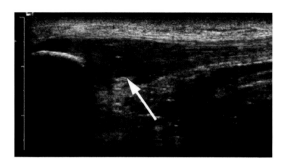

图12-2-4 跳跃膝

超声显示髌腱上段增厚（箭头），回声减低，内见无回声裂隙，髌腱中远段未见异常

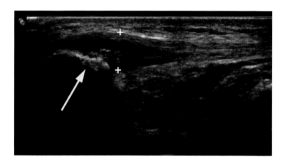

图12-2-5 跳跃膝

髌腱上端增厚（标尺），附着处髌骨不平滑（箭头）

髌腱病也可累及髌腱的中段、下段或整个髌腱。如累及整个髌腱，其发生原因多与运动无关，而多见于患有代谢性疾病、关节假体置入或其他关节病变的患者。超声可见髌腱弥漫性增粗，回声减低，病变可累及髌腱的近段、中段、远段（图12-2-6～图12-2-9）。

（3）鉴别诊断：当怀疑髌腱病变时，超声应常规检查髌骨，以除外髌骨骨折或其他病变。髌骨骨折时，超声显示髌骨连续性中断。如超声检查提示髌骨骨折，则应进一步进行X线片和CT检查，以明确骨折片的数量、大小和部位。另外，髌腱病应与髌骨支持带损伤相鉴别。髌骨支持带将髌骨与膝关节内侧和外侧连接起来，在膝关节伸屈活动中起固定作用。膝关节不稳时，髌骨支持带可发生损伤。由于膝关节生理性外翻，髌骨常向外侧移位，因此，髌骨内侧支持带最易发生损伤。损伤后可见髌骨支持带增厚，回声减低，如伴有撕裂，局部可见低回声裂隙。检查时还应注意髌骨支持带在髌骨边缘附着处有无撕脱骨折。

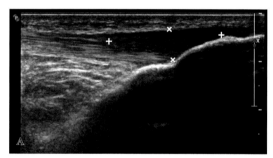
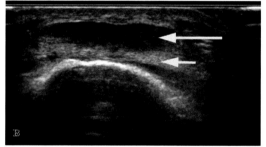

图12-2-6 髌腱病

A.纵切面显示髌腱下端增厚，回声减低（标尺）；B.横切面显示髌腱浅层回声减低（长箭头），髌腱深层回声正常（短箭头）

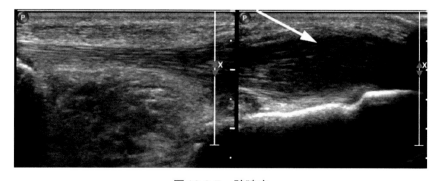

图12-2-7 髌腱病

髌腱中下段增厚，回声减低（箭头），并可见低回声裂隙

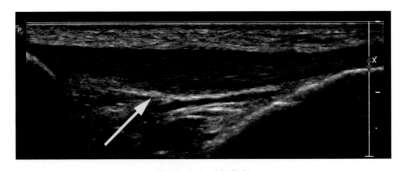

图 12-2-8　髌腱病

髌腱弥漫性增厚，以中段显著（箭头）

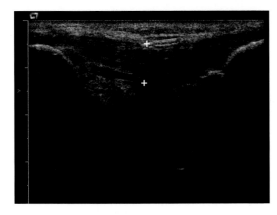

图 12-2-9　髌腱病

髌腱弥漫性显著增粗，回声减低（标尺）

3.胫骨粗隆骨软骨病　本病又称Osgood-Schlatter病变或胫骨结节骨骺炎。病变累及胫骨粗隆，多见于喜好运动的青少年，特别是年龄在10～15岁的少年，男性多于女性。患者常有运动史，其发生是由于胫骨上端胫骨粗隆生长区部分反复紧张或牵拉，表现为髌腱和髌腱附着于胫骨止点周围软组织的炎症反应。该病还可伴有撕脱性损伤，即肌腱受到过度牵拉而从胫骨上撕脱，并带有一块小骨片。

（1）临床表现：临床表现为膝关节前下方疼痛，通常活动后加重，而休息后减轻。查体可见膝关节前下方胫骨粗隆处有一明显的骨性包块，压痛明显。

（2）超声表现：髌腱远端可见增厚肿胀，软骨也显示肿胀，髌下皮下囊或髌下深囊可见积液。病变后期可见骨化中心处的骨碎片。相似表现可发生在髌骨远端和髌腱近端，称为Sinding-Larsen-Johansson病变。两者均发生于青少年，被认为与髌腱在其尚未成熟的骨附着处的牵拉伤有关。PDI于病变处肌腱、滑囊内可见丰富血流信号。

（二）股直肌损伤

股直肌为股四头肌中最表浅的肌肉，起自髂前下棘，跨过髋关节止于髌骨上缘，其主要功能为伸膝和屈髋。股直肌损伤在临床上较为常见。

1.股直肌解剖特点与损伤机制　股直肌近端有直头、斜头和反折头3个肌腱，直头肌腱起自髂前下棘，向下延续为腱膜组织，覆盖股直肌近段的前面；斜头起自髋臼上缘，向下延续为呈矢状位走行的中心腱，中心腱位于股直肌近侧肌腹内。起自浅表腱膜的肌肉纤维较为表浅，呈单羽状止于远端肌腱，而起自中心腱内侧面和外侧面的肌肉纤维呈双羽状向下止于远端肌腱。因此，股直肌包括2类肌肉，即表浅的单羽状肌肉和中心部的双羽状肌肉。

股直肌常见损伤原因为肌肉拉伤。与腓肠肌内侧头损伤相似，其损伤原因与股直肌跨过2个关节、Ⅱ型纤维占较大部分、常在肌肉被动牵拉状态下收缩有关。任何暴力使已强烈收缩的股四头肌猛烈被动拉伸者，可使股四头肌发生完全断裂或部分断裂。损伤可累及股直肌的近段和远段。远段损伤常累及肌肉-肌腱移行处，此处肌肉纤维止于其后方扁平的肌腱，此肌腱构成股四头肌腱的浅层。远段损伤临床较易诊断，因损伤处近侧肌腹回缩后常可表现为局部肿块。股直肌近段的损伤在临床易被忽视，由于其位置较深和内部较为特殊的结构导致中心腱损伤时常不伴有明显的肌肉回缩。

2.临床表现 损伤后可出现膝部剧痛，髌骨上方肿胀，有时可见皮下淤血，髌骨上方股四头肌腱处压痛，断端分离较远，伤后不久者可看出或扪出断裂处的凹陷。完全断裂者伤肢即刻失去主动伸膝功能；部分断裂者，虽能主动伸膝，但伸力较差。

3.超声检查 通过超声检查股直肌近段时，探头可横切，从上至下逐层扫查，重点观察中心腱的结构。正常中心腱位于股直肌上段中部，呈矢状位，厚约1.5mm，其内侧和外侧均可见肌肉内呈高回声的纤维脂肪分隔止于中心腱。等容收缩时，横切面可见股直肌接近球形且回声减低，与肌肉纤维缩短、低回声的肌肉纤维体积增大有关。

股直肌远段撕裂后，可见断端肌肉回缩增厚（图12-2-10）。股直肌近段损伤时，可有以下表现。

（1）股直肌肿胀不明显，中心腱尚完整，中心腱周围肌肉组织损伤后出血，回声弥漫性增高，包绕中心腱，部分中心腱结构显示不清。

（2）股直肌近段肿胀，横切面显示近球形，中心部可见较大范围不均质回声区，呈低回声、高回声混杂，并包绕中心腱，其为肌肉内出血和血肿形成。此两型周边区域的肌肉组织未受累及。

（3）如为股直肌在中心腱附着处完全撕裂，局部较大血肿形成，断端肌肉回缩增厚，而中

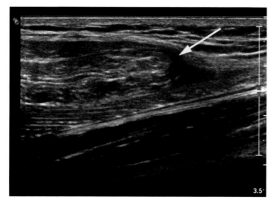

图12-2-10 股直肌远段肌肉-肌腱移行处断裂

纵切面显示股直肌下段断裂，近端断端回缩增厚（箭头）

心腱显示为血肿中心部的连续带状回声。

4.检查注意事项 超声检查肌肉时，探头可适度加压。因在肌肉损伤处，探头的适度加压可引起局部疼痛而有利于发现病变。

（三）髂胫束摩擦综合征

髂胫束摩擦综合征，又称跑步膝（runner knee），多见于跑步及竞走运动员，为髂胫束在股骨外侧髁反复摩擦所致。在其远侧1/3处，髂胫束紧邻股骨外侧髁。由于股骨外侧髁比较隆突，当膝关节伸屈时，髂胫束在外侧髁处前后来回活动摩擦刺激（伸膝时其移向外侧髁前方，屈膝时移向后方）。久之，两者之间水肿充血产生无菌性炎症，甚至形成滑囊炎而出现症状。晚期滑囊和髂胫束粘连影响伸屈功能，髂胫束可变性、挛缩。

1.临床表现 以运动中和运动后出现膝关节外侧疼痛为其特点，多在伸膝、屈膝时发生，常伴有弹响或摩擦感。查体可见膝外侧股骨外侧髁处轻度肿胀、压痛，膝伸屈时该处疼痛。

2.超声表现 髂胫束在股骨外侧髁处增厚，回声减低，其周围组织水肿、局部压痛。部分患者可见髂胫束滑囊扩张，内为无回声积液。

3.鉴别诊断 髂胫束摩擦综合征应与髂胫束止点处病变相鉴别。髂胫束止点处肌腱病患者在止点部位可有疼痛和压痛，其疼痛部位比髂胫束摩擦综合征更靠远侧，临床上有时易与髌腱远端外侧病变相混淆。超声可显示为髂胫束止点处增厚，回声减低，内部结构显示不清（图12-2-11，图12-2-12），PDI可见丰富血流信号，探头加压时局部可出现疼痛。由于正常髂胫束在其胫骨附着处较其近侧组织稍增厚，且回声略偏低，因此诊断髂胫束远端肌腱病时应与对侧髂胫束相比较，并结合临床表现。

二、膝关节周围急慢性韧带损伤

膝关节韧带的运动损伤非常多见，损伤因外力大小及方向的不同，可出现不同程度的病理变化，可为韧带过度牵扯（表面看不出断裂而内部纤维有断裂）、韧带的部分或完全撕裂、韧带上下两端附着处的撕脱骨折。

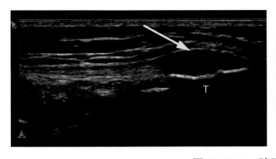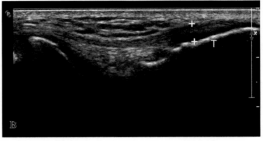

图 12-2-11　髂胫束止点处病变

A.超声显示髂胫束胫骨附着处增厚，回声减低（箭头）；B.健侧髂胫束（标尺）。T：胫骨

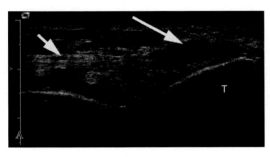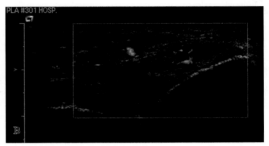

图 12-2-12　髂胫束止点处病变

A.髂胫束胫骨附着处增厚，回声减低（长箭头），其近端髂胫束显示清晰，未见异常（短箭头）；B.PDI 于病变内可见丰富血流信号。T：胫骨

（一）膝关节胫侧副韧带损伤

膝胫侧副韧带损伤包括部分断裂和完全断裂。损伤为膝屈曲时，小腿突然外展外旋或大腿突然内收内旋时产生。损伤部位多位于韧带浅层的近段和深层的股-半月板韧带，有时韧带近端可见撕脱骨折。

1.临床表现　损伤后急性期局部软组织可肿胀，膝关节内侧区域有放射痛。检查时如发现膝关节腔内有积液，则常预示着关节腔内同时发生病变，如半月板或前交叉韧带损伤。韧带部分断裂时，查体发现胫侧韧带损伤部位有压痛，外展小腿时局部疼痛加剧，但无异常膝外翻活动；完全断裂时，可出现异常的关节内侧开口活动。恢复期可见韧带钙化，为股骨内上髁胫侧副韧带附着点发生钙化或骨化现象。胫侧副韧带损伤的治疗效果取决于关节腔内是否同时出现病变。单独的胫侧副韧带损伤可采用非手术治疗，如合并半月板和前交叉韧带损伤，则需要进行关节镜治疗。

2.超声表现　胫侧副韧带损伤可分为 3 度。Ⅰ度为单纯韧带拉伤，无关节不稳，超声显示韧带水肿增厚，回声减低；Ⅱ度为韧带部分撕裂伴中度关节不稳，超声显示为韧带增厚、局部可见无回声裂隙（图 12-2-13～图 12-2-15）；Ⅲ度为韧带完全撕裂伴重度关节不稳，超声可见韧带浅层和深层连续性中断，断裂处可见低回声的积液或血肿。

韧带损伤后愈合期韧带浅层上段股骨附着处常可形成钙化灶，称为"Pellegrini-Stieda"病变，超声上显示为强回声钙化灶，后方伴声影（图 12-2-16）。

（二）膝腓侧副韧带损伤

膝腓侧副韧带损伤较胫侧副韧带损伤少见，即使发生也远不如内侧严重。因为正常人下肢都有轻度膝外翻，且膝的外侧又有髂胫束、股二头肌、腘肌保护，其加强了膝腓侧副韧带的作用，所以不易损伤。腓侧副韧带呈索条状，于膝关节屈曲时松弛，因此不易因旋转力产生撕裂，而常常因小腿的突然内收而致伤。一旦发生严重损伤，常常合并其他组织的损伤，如关节囊、髂胫束、腓肠肌的外侧部分、腘肌腱与股二头肌，甚至引起腓总神经损伤而导致垂足。

1.临床表现　腓侧副韧带断裂多发生在止点处，多数伴有腓骨小头撕脱骨折，故主要症状为膝关节外侧局限性疼痛、腓骨小头附近肿胀、皮下淤血、局部压痛、膝关节活动障碍。

2.超声表现　韧带拉伤或部分撕裂时可见腓侧副韧带局限性增厚或弥漫性增厚，内部回声减低，纤维束结构显示不清（图12-2-17，图12-2-18）。完全断裂时，则可见韧带连续性中断，两断端之间可见积液，断端回缩。

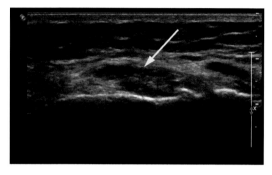

图12-2-13　膝胫侧副韧带上段部分撕裂
超声显示韧带增厚，内见多条无回声裂隙（箭头）

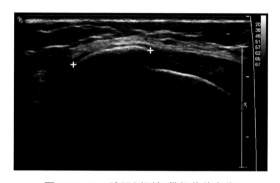

图12-2-16　膝胫侧副韧带损伤恢复期
于韧带上端可见强回声钙化（标尺），边界清楚，后方伴声影

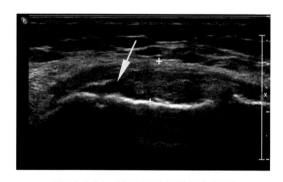

图12-2-14　膝胫侧副韧带部分撕裂
膝内侧纵切面显示胫侧副韧带上段显著增厚（标尺），近股骨附着处深层组织回声减低，可见无回声裂隙（箭头）

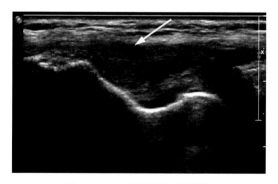

图12-2-17　腓侧副韧带拉伤
纵切面显示韧带显著增厚、回声减低（箭头）

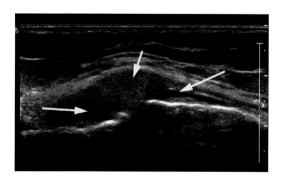

图12-2-15　膝胫侧副韧带深层撕裂
纵切面显示胫侧副韧带深层撕裂，局部可见条形无回声积液（长箭头）；短箭头为内侧半月板，向外明显凸出

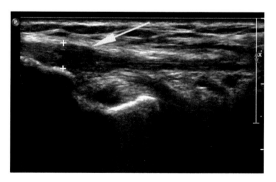

图12-2-18　腓侧副韧带上段拉伤
超声显示韧带稍增厚、回声减低（标尺）

（三）急性前交叉韧带损伤

前交叉韧带起自股骨髁间窝的外侧面，向前内下方止于胫骨髁间隆起的前方，当膝关节完全屈曲和内旋胫骨时，此韧带牵拉最紧。前交叉韧带控制胫骨相对于股骨向前移动的距离，当膝关节伸直、扭转或侧屈超过了正常的限度，尤其是这几个不正常的动作同时联合作用时，很容易造成前交叉韧带损伤。少部分损伤是直接暴力所致，而大部分是足部固定不动，腿伸直时突然减速或变向的动作所致，常见于运动员，特别是那些要求急停急动、跳跃或是绕开对手或障碍物的运动项目。

前交叉韧带损伤是比较严重的膝关节损伤，对患者的膝关节功能影响较大。早期诊断并及时治疗对患者膝关节功能的恢复具有重要意义。前交叉韧带损伤可分为3度。Ⅰ度损伤为韧带纤维受到牵拉，但未撕裂，膝关节轻度压痛和肿胀，活动时膝关节尚有力；Ⅱ度损伤为韧带纤维部分撕裂，膝关节轻度压痛，中度肿胀，活动时膝关节可无力；Ⅲ度损伤为韧带纤维完全撕裂，膝关节失去稳定性，关节可重度肿胀，活动无力。

1.临床表现　急性损伤者，受伤当时患者自觉关节内有撕裂感，随即产生疼痛及关节不稳，不能完成正在进行的动作和走动。一般受伤后1h之内膝关节即出现肿胀，为关节内出血的表现。由于关节积血与疼痛的逐渐加重及肌肉的保护性痉挛，患者膝关节往往呈屈曲位，拒绝任何搬动或活动。查体可发现膝关节向前活动度加大。慢性前交叉韧带损伤主要表现为膝关节不稳。通常前交叉韧带损伤后2～4周，疼痛和肿胀便会消失，但膝关节不稳定会持续存在。膝关节经常打软，或出现绞锁，有时会有疼痛和肿胀。慢性前交叉韧带损伤的患者往往还伴有其他组织如韧带、软骨、滑膜、半月板等损伤。

2.超声表现　检查前交叉韧带的标准切面是患者俯卧、膝关节放松时的腘窝横切面，此切面可显示股骨髁间窝及前交叉韧带的起点部位——股骨髁间窝的外侧壁。正常髁间窝内充填以脂肪和结缔组织，呈偏高回声（图12-2-19）。腘动脉在股骨外侧髁的后方可作为解剖标志。由于在大多数患者中，超声不能直接显示前交叉韧带，因此前交叉韧带损伤的诊断主要根据间接征象，即髁间窝外侧壁前交叉韧带附着处的低回声血肿。因为交叉韧带是关节内、滑膜外的结构，所以当滑膜完整无损伤时，前交叉韧带水平处的血肿并不是关节腔积血，只能由韧带损伤所致。当病变位置较深时，可采用频率略低的凸阵探头进行检查。

超声对于前交叉韧带撕裂的诊断价值主要在于对韧带急性损伤的诊断。由于血肿吸收约需要10周的时间，因此，损伤后10周内进行超声检查可发现异常。但如在慢性前交叉韧带损伤的基础上发生急性前交叉韧带撕裂，则血肿

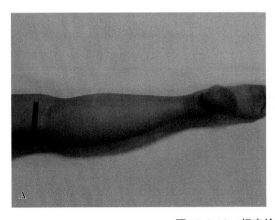
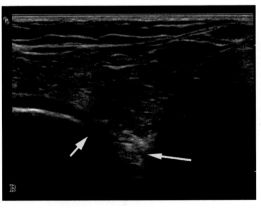

图12-2-19　超声检查前交叉韧带损伤

A.探头横切放置在股骨髁间窝；B.横切面显示股骨髁间窝脂肪组织（长箭头）及股骨髁间窝的外侧壁（短箭头）

可能不太明显。

（四）后交叉韧带损伤

后交叉韧带是保持膝关节稳定的重要结构之一，主要限制胫骨向后方脱位，其损伤在膝关节韧带损伤中较为少见。通常的损伤机制是过度屈曲、过度伸展或胫骨屈曲时被迫向后移位，如车祸时弯曲的膝关节撞到前方仪表盘。后交叉韧带断裂后会引起膝关节后向不稳及旋转不稳，从而影响膝关节功能。后交叉韧带发生断裂时，常伴有其他结构损伤，如前交叉韧带和膝侧副韧带损伤。

1.临床表现　患者均有膝关节损伤史，伤后出现膝关节后向不稳定而影响运动功能。查体可见后抽屉试验阳性、后向旋转不稳检查阳性、胫骨下塌征阳性（胫骨因重力作用而下沉，致使胫骨上端明显凹陷，胫骨结节较健侧明显低下）。

2.超声表现　超声可显示后交叉韧带中远段及其在胫骨附着处，为条形低回声结构。在胫骨髁间隆起处正常后交叉韧带厚约4.6mm（3.7～7.1mm）。怀疑韧带损伤时，应注意韧带的厚度、内部回声、后方边界。损伤时可见韧带弥漫性增厚，内部回声不均匀，后侧边界不清，有时可呈波浪状（图12-2-20）。韧带的增厚与韧带水肿、出血、韧带内部及周围的积液有关。后交叉韧带厚度＞8～10mm时，可提示后交叉韧带损伤。双侧对比检查对于判断后交叉韧带是否损伤更有价值。

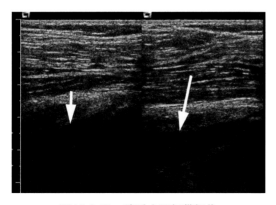

图12-2-20　膝后交叉韧带损伤

超声显示患侧后交叉韧带增厚（长箭头），短箭头为健侧膝后交叉韧带

三、腓肠肌内侧头远段损伤

腓肠肌内侧头远段肌肉-肌腱移行处损伤较为常见，临床又称"网球腿"，其损伤与突然强有力的足部跖屈同时伸膝动作有关，此动作导致腓肠肌内侧头同时主动收缩与被动拉伸而损伤。其损伤多为运动所致的损伤，也可发生在日常活动中。腓肠肌内侧头和外侧头向远侧止于一较宽的腱膜，此腱膜位于比目鱼肌腱膜浅侧，两层腱膜近端被一薄层的疏松结缔组织所分隔，远端则融合在一起形成跟腱的近侧端。

（一）临床表现

损伤时患者常突然感觉小腿后部中1/3处疼痛，后迅速出现小腿肿胀、局部皮肤瘀斑。查体可见小腿后部肿胀，腓肠肌内侧头走行区压痛显著。患肢常不能负重站立或趾尖站立。撕裂范围较小时，可采取休息、冰敷等措施，而较大范围的撕裂需要抗感染、抗凝血、局部固定等治疗。少数情况如并发筋膜间隔综合征才考虑手术治疗。

（二）超声表现

应用超声检查腓肠肌时，要进行横切面和纵切面检查。横切面检查可显示撕裂累及的宽度，以判断是部分撕裂还是完全撕裂；纵切面检查可观察肌肉断裂后回缩的程度及血肿扩展的范围（图12-2-21）。

腓肠肌内侧头撕裂后，超声有多种表现，其与撕裂的范围和超声检查时间有关。较小撕裂时，于腓肠肌内侧头肌腹远段及其腱膜远段之间可见形态不规则的不均质回声区，其回声与周围肌肉组织相似或略高，与损伤后局部出血有关（图12-2-22），仔细观察肌肉内纤维脂肪分隔的回缩程度有助于明确诊断。较大的撕裂，于腓肠肌内侧头远侧常可见液体回声，为局部血肿形成。内侧头部分撕裂累及1/2的宽度或完全撕裂时，由于内侧头腱膜撕裂可导致血肿向上延伸至腓肠肌内侧头与比目鱼肌之间，有时可达小腿近侧1/3段甚至腘窝（图12-2-23）。

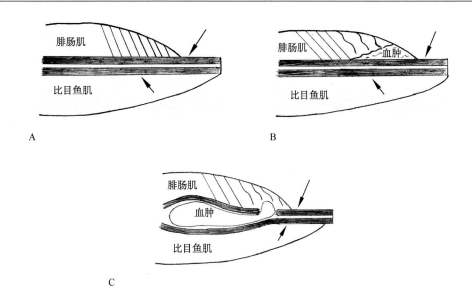

图12-2-21　腓肠肌内侧头撕裂

A.正常腓肠肌内侧头腱膜（长箭头）和比目鱼肌腱膜（短箭头）；B.腓肠肌内侧头从其腱膜处撕裂，腱膜尚完整（长箭头），肌肉断端回缩，局部可见血肿；C.腓肠肌内侧头较大的部分撕裂或完全撕裂常累及腓肠肌腱膜（长箭头），导致腱膜撕裂，血肿沿腓肠肌腱膜和比目鱼肌腱膜之间向小腿上部扩展，短箭头为比目鱼肌腱膜

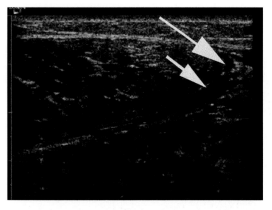

图12-2-22　腓肠肌内侧头远端部分撕裂（长箭头）伴腓肠肌腱膜和比目鱼肌腱膜之间少量积血（短箭头）

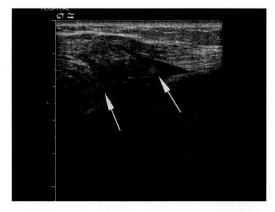

图12-2-23　腓肠肌内侧头下段从腱膜处完全撕裂（箭头）

（三）检查注意事项

1.怀疑腓肠肌内侧头损伤时，要扫查全面，尤其是其前内侧边缘处，因较小的撕裂常发生于此，容易被漏诊。

2.部分或完全撕裂鉴别困难时，可轻柔被动伸屈患者的踝部，以进行动态超声检查。检查时，探头纵切放置在撕裂部位。腓肠肌内侧头完全撕裂者，踝部屈伸时内侧头无移动，而其深部的比目鱼肌可见滑动。当撕裂后短期内局部积液尚不明显时，动态超声检查有助于判断内侧头有无撕裂及撕裂范围。

四、跖肌及其肌腱损伤

跖肌及其肌腱的损伤是小腿后上部疼痛的重要鉴别诊断之一，易与小腿后部其他病变相混淆，尤其是腓肠肌内侧头撕裂。跖肌起自股骨外侧髁上方，其肌腹较小呈梭形，向下延续为细长的肌腱。肌腱向后内侧走行跨过腘窝，然后走行在腓肠肌内侧头与比目鱼肌之间，最后于跟腱内侧止于跟骨。跖肌在7% ～ 20%的人群中可缺如。跖肌腱常见的撕裂部位为小腿中段。

（一）临床表现

跖肌腱断裂多发生在患者突然伸直膝关节，足踝跖屈踏地向上跃起，如打网球接高球时，由于跖肌肌腹小，不能胜任此强有力的应力动作而发生损伤。患者可突觉小腿后上方似被外物击中，异常疼痛，多被迫停止活动。检查时沿跖肌走行方向有明显触痛。由于断裂后的跖肌收缩，在膝后外侧及胫后中段可触及更为明显的触痛点或小结。

（二）超声表现

正常跖肌于小腿近段横切面可显示其肌腹为三角形结构，比目鱼肌为其底，腓肠肌2个头分别为其两边。探头保持横切向上可追踪至最上端股骨外侧髁附着处。由于跖肌腱构成部分肌腹的内侧边界，因此横切面肌腱显示为位于三角形肌腹内侧缘处的稍微增厚的高回声结构。纵切面跖肌腱显示为位于腓肠肌与比目鱼肌之间的纤维带状结构（图12-2-24）。

跖肌腱严重损伤时，于肌肉-肌腱移行处可发生撕裂，撕裂后断端肌腹可回缩和增厚，表现为腓肠肌和比目鱼肌之间一个软组织肿块，局部可见较大血肿。小腿中部的肌腱撕裂也较多见，表现为肌腱连续性中断，沿肌腱走行区域可见积液，多呈管形，位于腓肠肌内侧头与比目鱼肌之间。慢性肌腱损伤后局部可见低回声组织，为纤维组织或肉芽肿组织形成。当肌腱连续性完整而局部仅见积液时，可为肌腱拉伤所致。

（三）鉴别诊断

跖肌及其肌腱损伤应与小腿深静脉血栓、Baker囊肿破裂相鉴别。小腿深静脉血栓时，可见病变两端与静脉管腔相延续。Baker囊肿破裂

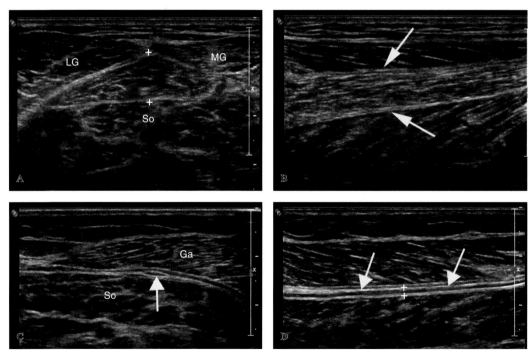

图12-2-24 跖肌及其肌腱

A.小腿后部上段横切面显示跖肌（标尺）呈三角形，位于腓肠肌外侧头（LG）、内侧头（MG）与比目鱼肌（So）之间；B.纵切面显示跖肌（箭头），位于腓肠肌与比目鱼肌之间；C.小腿后部中段横切面显示跖肌腱（箭头）为一小的椭圆形结构，位于腓肠肌内侧头（Ga）与比目鱼肌（So）之间；D.纵切面显示跖肌腱（箭头）

时，沿病变向上追踪探查，常可发现病变上端位于腘窝内侧，来源于位于腓肠肌内侧头与半膜肌腱之间的Baker囊肿。

五、半月板撕裂

半月板撕裂为膝关节最常见的运动创伤，主要为间接暴力所致。最易损伤的姿势为膝关节由屈曲位向伸直位运动，同时伴有旋转，即通常所说的研磨力量，因此产生半月板损伤必须有4个因素，即膝半屈、内收或外展、重力撞压和旋转力量。损伤可在前角、体部或后角。撕裂的形状有纵裂、横裂、边缘分离、水平裂、"T"形裂、斜裂或多处撕裂。半月板撕裂后，由于失去正常张力，经过一定时期后可以发生纤维软骨变性。

（一）临床表现

受伤后膝关节剧痛，伸不直，并且肿胀。慢性期，膝关节肿胀不明显，但自觉关节疼痛，活动时有弹响，并有关节绞锁现象。

（二）超声表现

正常半月板超声呈等回声，内部回声均匀。撕裂时，超声可见半月板内部条形低回声区（图12-2-25，图12-2-26）。

（三）检查注意事项

尽管超声可以发现一些半月板撕裂，但超声诊断半月板损伤的敏感性远不及MRI，因此，临床怀疑半月板撕裂而超声无阳性发现时，要进一步行MRI检查。

六、半月板囊肿

半月板囊肿多见于20～30岁的成年人，男性比女性多见，外侧半月板囊肿比内侧半月板囊肿多见，约80%的患者合并半月板撕裂。外侧半月板囊肿多见于半月板的中1/3处，此处为半月板的薄弱区；内侧半月板囊肿好发于内侧半月板的后1/3，位于胫侧副韧带的后方。半月板囊肿的形成可能与下列因素有关：一为关节腔积液从半月板裂口处向关节外突出积聚所

致；二为半月板挤压伤后发生退变所致。术中可见囊肿内为黄色果冻样的黏稠液体。囊肿可与半月板紧密相连或通过窦道与之相连。囊肿可压迫周围组织、血管、神经甚至股骨、胫骨。

（一）临床表现

疼痛和肿块为最常见的症状。疼痛可能与关节囊或半月板周围软组织牵拉有关。多数患者可在膝关节间隙处触及肿物，并诉肿物大小会随关节的屈伸活动而发生变化，肿物在关节伸直或稍屈曲时明显，屈曲时缩小。囊肿硬度差异较大，可较软，有波动性，或较硬如骨。

（二）超声表现

超声上半月板囊肿可为无回声或低回声，与囊肿内部积液的黏稠度有关，有时囊肿内可见分隔或实性回声，实性回声可能为退变的半

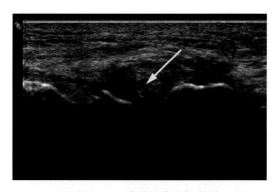

图12-2-25 膝外侧半月板撕裂
膝外侧纵切面可见外侧半月板肿胀，内见条形低回声裂隙（箭头）

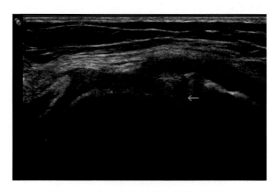

图12-2-26 膝内侧半月板前角损伤
半月板内可见条形低回声裂隙（箭头）

月板碎片（图 12-2-27）。外侧半月板囊肿较易向外扩张，而内侧半月板囊肿由于半月板与关节囊结合较紧密而较难扩张。但当内侧半月板囊肿突破关节囊后，囊肿也可扩张得较大，有时可扩展到离半月板较远的部位。长期或较大的囊肿可导致邻近胫骨平台骨皮质受压性改变。

（三）鉴别诊断

半月板囊肿应与腱鞘囊肿、退变外突的半月板鉴别。

1.腱鞘囊肿的发生与结缔组织黏液变性有关，囊壁内衬结缔组织，其内为黏液样液体，很少与关节腔相通。膝部的腱鞘囊肿多见于近侧胫腓关节（图 12-2-28）、交叉韧带，有时也可见于髌下脂肪垫。腱鞘囊肿由于可自由扩张，一般较大，与半月板无直接联系。而半月板囊肿由于其扩张受到膝关节囊与侧副韧带的限制，一般与半月板关系密切，其内可见分隔或半月板碎片回声。探头加压囊肿时，有时可更清晰地显示囊肿与半月板之间的通道，从而有助于半月板囊肿的诊断。

2.半月板退变时，超声可显示半月板肿胀、弥漫性回声减低或不均匀、其外侧边界向关节间隙外突出，其与纤维化、微小囊肿形成和微小撕裂有关（图 12-2-29）。退变严重时可见半月板外突和断裂。

七、交叉韧带囊肿

交叉韧带为关节内、滑膜外组织。交叉韧带周围有疏松结缔组织和脂肪组织，其可减轻膝关节活动过程中韧带与骨表面之间的摩擦。股骨髁间窝有 2 块脂肪组织。一个呈三角形，

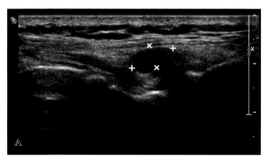
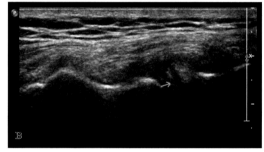

图 12-2-27　膝外侧半月板囊肿

A.超声显示膝外侧半月板囊肿为一无回声结节（标尺），邻近外侧半月板；B.外侧半月板可见一条形低回声裂隙（箭头），为半月板撕裂

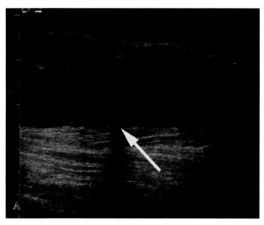
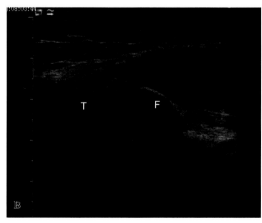

图 12-2-28　胫腓关节处囊肿

A.超声显示胫腓关节处囊肿（箭头），内见少许分隔；B.囊肿上端较细，与胫腓关节关系密切。T：胫骨；F：腓骨头

位于2个交叉韧带和胫骨平台之间；另一个呈新月形，位于后交叉韧带后面与后部关节纤维囊之间。此2块脂肪组织均与膝关节腔不相通，如其内有积液或肿块出现，均为滑膜外病变。

（一）形成机制

交叉韧带囊肿的形成机制目前仍有争论。一些学者认为是关节内滑膜组织疝入交叉韧带之间所致；另有学者认为是结缔组织在持续的压力作用下发生黏液变性所致。交叉韧带囊肿一般不与关节腔相通，囊壁较厚，囊内为黏稠液体，这些表现似乎更支持第二种说法。按囊肿的部位，交叉韧带囊肿可分为以下4种：位

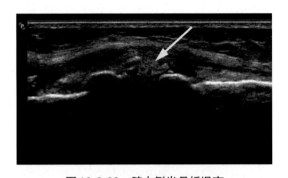

图12-2-29 膝内侧半月板退变

超声显示膝内侧半月板回声不均匀，略向外凸出（箭头）

于前交叉韧带之前、位于前后交叉韧带之间、位于前后交叉韧带内部、位于后交叉韧带之后（图12-2-30）。位于前交叉韧带之前的囊肿可在Hoffa脂肪垫内扩展，其体积可以很大，而起源于股骨髁间窝三角形区域的囊肿则向后扩展。韧带内的囊肿呈梭形，沿韧带长轴扩展，其一般体积较小，这与囊肿的扩展在韧带内受到限制有关。位于后交叉韧带之后的囊肿多向背侧扩展，体积可达到很大。

（二）临床表现

交叉韧带囊肿可无症状而在影像学检查中被无意发现，也可出现膝关节伸屈障碍（前部囊肿可导致膝关节伸直障碍，后部囊肿可导致膝关节屈曲障碍）或绞锁。囊肿病程较长者可压迫局部骨质导致骨侵蚀性病变。

（三）超声表现

由于受到韧带周围骨骼的影响，超声诊断交叉韧带囊肿受到一定限制，仅能显示位于前交叉韧带之前、后交叉韧带之后的囊肿，而位于前后交叉韧带内部或之间的囊肿则显示困难。检查时注意应用较低频率的探头有助于交叉韧带周围囊肿的显示。超声显示囊肿边界清楚，

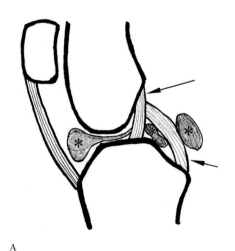

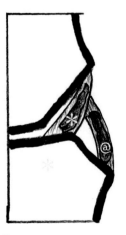

A   B

图12-2-30 交叉韧带囊肿

A.矢状切面显示膝关节交叉韧带囊肿（＊），可向前突入Hoffer脂肪垫内（来自前交叉韧带），也可位于前后交叉韧带之间（来自前交叉韧带或后交叉韧带），也可向关节后部凸出（来自后交叉韧带）；B.位于前交叉韧带内的囊肿（＊）和位于后交叉韧带内的囊肿（＠）

囊壁较厚，囊内为无回声或可见较多分隔而呈囊实相间回声。彩色多普勒超声或PDI显示囊内一般无血流信号。

（四）鉴别诊断

交叉韧带囊肿需与半月板囊肿相鉴别。当于后交叉韧带周围发现囊性病变时，应仔细观察内侧半月板后角，判断囊肿是否来源于半月板。

八、膝关节周围滑囊炎

膝部的滑囊较多，各种急慢性创伤、出血、感染、炎性或浸润性病变（如肿瘤、淋巴瘤等）都可侵及滑囊而引起滑囊的炎症。

（一）髌前滑囊炎

髌前滑囊为皮下滑囊，位于髌骨下段及髌腱上1/3的浅侧。急性损伤可由于膝关节前面受到直接的打击，或跌倒时膝关节前面着地而使滑囊受到损伤。慢性者与长期跪着工作，髌前滑囊反复受到摩擦损伤有关，在过去也称为女仆膝。

1.临床表现 急性损伤后髌前滑囊可迅速积血肿胀，其范围有时远远超出髌骨的界线，多向髌骨下内侧延展，患者自觉疼痛，不能屈膝行走。检查时局部有波动及压痛。慢性滑囊炎时，患者活动时局部疼痛，膝伸屈时可有摩擦音。髌前滑囊也可发生感染，可为膝关节前面的皮肤破损发生感染，感染扩散至髌前滑囊，此时滑囊内可充满脓液。

2.超声表现 急性期髌前滑囊可见扩张，内积液呈无回声。慢性期，超声显示囊壁可增厚，其内积液多少不一，可随运动量大小而增减；囊内有时可见增生的滑膜，呈结节状低回声或等回声（图12-2-31，图12-2-32）。

（二）髌下滑囊炎

髌下滑囊包括髌下皮下囊和髌下深囊，髌下滑囊炎超声表现与髌前滑囊炎相似（图12-2-33，图12-2-34）。

（三）鹅足囊炎

在胫骨内侧有3条肌腱和胫侧副韧带附着。

缝匠肌腱位于浅层，深层为相互交织的股薄肌和半腱肌纤维，胫侧副韧带则紧贴骨面。鹅足囊位于缝匠肌、股薄肌及半腱肌的联合止点与胫侧副韧带之间。肌肉收缩导致鹅足囊发生摩擦。若膝外翻角大于正常，胫侧副韧带和肌腱相应紧张，鹅足囊慢性劳损的概率随之增多。另外局部经常的反复小创伤，如骑马、骑车等，

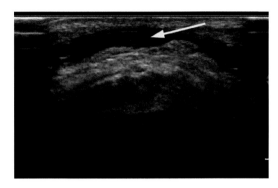

图12-2-31 超声显示髌前皮下囊内积液（箭头）和囊壁稍增厚

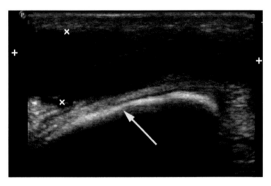

图12-2-32 超声显示髌前皮下囊内积液（标尺）
积液内可见纤维带回声，滑囊后方为髌骨（箭头）

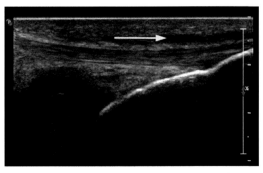

图12-2-33 超声显示髌下皮下浅囊内少量积液（箭头）

均可导致鹅足囊炎。

1.临床表现 患者胫骨内侧髁处疼痛，活动时加重，休息后减轻。检查时局部可见肿胀，压痛明显。

2.超声表现 鹅足腱在胫骨附着处深部滑囊可见积液，其呈无回声，有时积液包绕鹅足腱（图12-2-35，图12-2-36）。

3.鉴别诊断 鹅足腱部位还可发生腱鞘囊

肿。腱鞘囊肿一般无痛、较硬，形态较圆，内部有时可见分隔，仔细观察还可见一个纤曲的蒂部。而滑囊炎局部可出现疼痛，且触摸时较软，探头加压时，积液形状可发生改变，急性期于囊壁上可见血流信号。

（四）膝胫侧副韧带滑囊炎

膝胫侧副韧带滑囊位于膝胫侧副韧带深、浅两层之间，正常情况下超声难以显示。在运动与训练中，膝关节反复伸屈与扭转，久之可导致膝胫侧副韧带下滑囊劳损而出现炎症，膝伸屈与扭转时疼痛，疼痛多位于内侧半月板水平，压痛敏感，局部可有膨隆，易与内侧半月板损伤混淆。超声可见胫侧副韧带深层与浅层之间积液，有时透声差（图12-2-37，图12-2-38），而胫侧副韧带深层及浅层连续性完整，内部回声正常。检查时注意将其与膝部血管源性囊性包块鉴别（图12-2-39）。

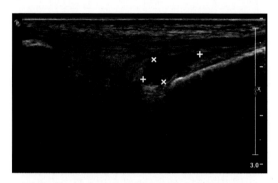

图12-2-34 超声显示髌下深囊内积液（标尺）

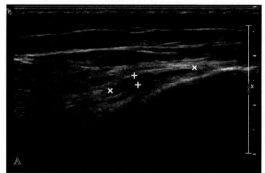
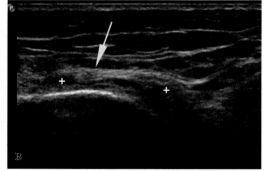

图12-2-35 鹅足囊积液

A.纵切面显示鹅足腱深部滑囊积液（标尺）；B.横切面显示鹅足腱（箭头）及其深部滑囊积液（标尺）

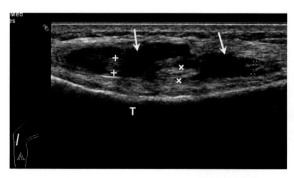
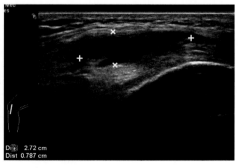

图12-2-36 强直性脊柱炎伴鹅足囊炎

A.鹅足腱短轴切面显示肌腱（标尺）周围滑囊扩张（箭头），滑膜增厚；B.鹅足腱长轴切面显示滑囊扩张，内可见积液及滑膜增生（标尺）

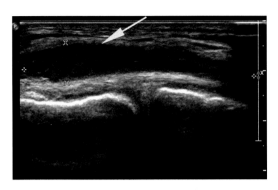

图 12-2-37　超声显示胫侧副韧带滑囊积液（箭头）

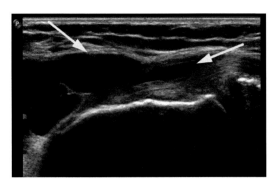

图 12-2-38　超声显示膝胫侧副韧带滑囊积液（箭头）

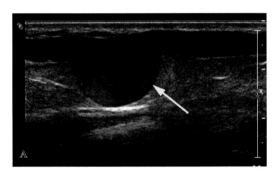

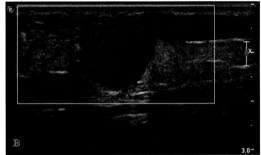

图 12-2-39　膝内上方大隐静脉瘤样扩张

A.灰阶超声显示大隐静脉局部瘤样扩张（箭头）；B.CDFI 于包块内可见静脉血流信号

九、Baker 囊肿

来源于腓肠肌内侧头 - 半膜肌腱滑囊的囊肿称为 Baker 囊肿。该滑囊是由浅侧的半膜肌腱滑囊与深侧的腓肠肌内侧头滑囊融合而成。少数情况下，两个滑囊可互不相通。儿童期，腓肠肌内侧头 - 半膜肌腱滑囊与膝关节腔并不相通，但在 35% ～ 55% 的成年人，两者可相通。这可能与该处的关节囊组织退变、变薄，继而穿孔及关节腔压力增高有关。Baker 囊肿，可为原发病变，也可继发于关节内病变。前者几乎仅见于儿童患者，而成年人则多为继发病变。继发性囊肿由于与膝关节腔相通，关节腔内的积液可进展性地流入腓肠肌内侧头 - 半膜肌腱滑囊内，从而导致囊肿扩张。囊肿通过一个颈部与关节腔相通，此颈部具有单向瓣膜机制，使关节腔积液能进入囊肿，但不能使囊肿内积液逆流至关节腔。膝关节屈曲时，由于股四头肌

腱挤压髌上囊，导致膝关节腔内压力增加，关节腔内积液被挤进滑囊内；膝关节伸直时，半膜肌腱和腓肠肌内侧头共同压在股骨内侧髁上，从而防止滑囊内积液逆流至膝关节腔内。

（一）Baker 囊肿形成原因

1.任何导致膝关节腔内积液增加的因素　如剥脱性骨软骨炎、骨软骨骨折、骨坏死、骨性关节炎、软骨缺损、半月板病变、关节内游离体等，都可导致 Baker 囊肿。

2.炎性膝关节病变　关节内滑膜炎、滑膜增生可导致关节腔内积液增加，从而 Baker 囊肿形成。

当囊肿较大时，囊液可破入小腿。其破入小腿可通过 2 个途径。一为破入小腿皮下；二为破入腓肠肌与比目鱼肌之间。临床上破入小腿皮下较为多见，而破入腓肠肌与比目鱼肌之间较少，可能与肌间压力较大有关。

（二）临床表现

Baker囊肿的大小与关节腔内病变的病程有关。在慢性膝关节病变时，由于关节腔内的积液不断地积聚到滑囊内，滑囊可以缓慢增大，因而患者可以耐受囊肿而没有症状或症状轻微。查体可见膝内侧饱满，无触痛。囊肿破裂时，患者小腿后部疼痛肿胀，临床上常难以与小腿静脉血栓相鉴别。

（三）超声表现

膝内侧横切面检查，可见囊肿颈部位于腓肠肌内侧头与半膜肌腱之间，底部为关节囊与腓肠肌内侧头肌腱之间的部分，浅部为腓肠肌肌腱浅侧的部位（图12-2-40）。纵切面显示囊肿下缘一般呈光滑的外突形态（图12-2-41）。如呈尖状或形态不规则，则应检查囊肿远端的小腿，以除外囊肿破裂（图12-2-42，图12-2-43）。囊肿破裂后，囊内积液可向下流入小腿皮下或肌间。Baker囊肿内多为无回声，囊壁较薄，有时可见游离体。类风湿所致的Baker囊肿其囊壁可见不规则增厚，囊内透声差（图12-2-44）。检查时，需注意与小腿静脉血栓鉴别。后者表现为小腿深静脉或肌内静脉扩张，内可见实性低回声，探头加压管腔不消失（图12-2-45）。

十、色素沉着绒毛结节性滑膜炎

色素沉着绒毛结节性滑膜炎（pigmented villonodular synovitis，PVNS）是一种较为少见的主要累及关节滑膜、滑囊和腱鞘的特发性增殖性疾病，对关节组织有明显的侵袭性，好发于青壮年，80%在20～40岁，男性多于女性。其主要病理特征为炎症和含铁血黄素在滑膜中的沉积。该病可表现为3种类型，即腱鞘

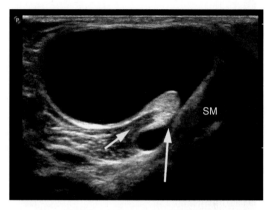

图12-2-40　Baker囊肿

横切面显示囊肿，其颈部（长箭头）位于腓肠肌内侧头（短箭头）与半膜肌腱（SM）之间

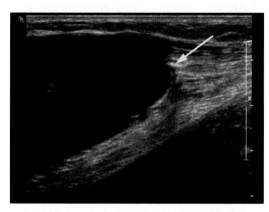

图12-2-41　Baker囊肿未破时下缘圆钝（箭头）

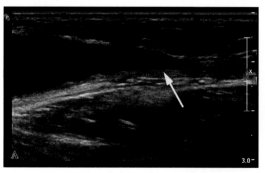

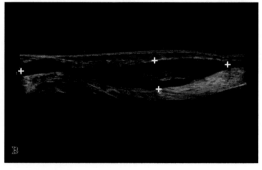

图12-2-42　Baker囊肿破裂

A.Baker囊肿破裂后其下端呈尖状（箭头）；B.宽景成像显示Baker囊肿（标尺）自腘窝破入小腿中上段

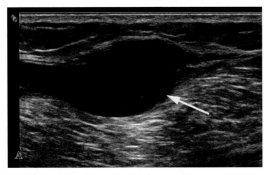
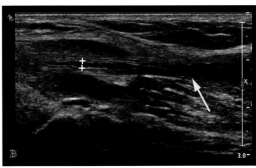

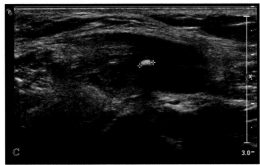

图12-2-43 Baker囊肿破裂

A.小腿内侧皮下与肌层之间可见囊肿（箭头）；B.囊肿上端可见细条状液体（标尺与箭头），其与Baker囊肿相连；C.Baker囊肿内可见游离体，呈强回声斑（标尺）

的孤立病变（腱鞘巨细胞瘤）、孤立的关节内结节（局限性PVNS）、滑膜组织中广泛的绒毛增生和色素沉着（弥漫性PVNS）。其中弥漫性PVNS更为常见，病理上表现为滑膜不规则广泛增生，长满大小不等结节或细长绒毛，出血导致含铁血黄素沉着，增殖的绒毛可侵入关节软骨或骨端关节面，周围软组织也可受累增厚；而局限性则以滑膜单个结节状肿块为特征。

（一）临床表现

该病典型症状为创伤后单关节肿胀，膝关

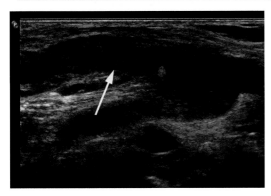

图12-2-44 类风湿关节炎Baker囊肿

纵切面显示Baker囊肿，囊壁增厚，呈实性低回声（箭头），PDI于其内可见丰富血流信号

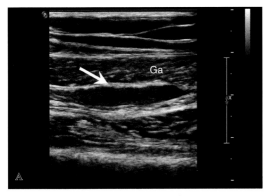
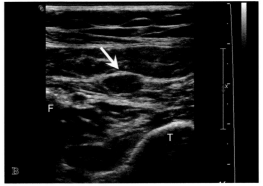

图12-2-45 小腿后部肌间静脉血栓

A.纵切面显示小腿后部腓肠肌（Ga）静脉血栓（箭头）；B.横切面显示小腿腓肠肌静脉扩张，其内血栓呈低回声（箭头）。F：腓骨；T：胫骨

节受累占80%。几乎所有膝关节受累者都出现关节积液。受累关节还有疼痛、发僵和皮温升高。当关节内出现较大的带蒂结节时，可出现关节绞锁或关节不稳。查体可见膝关节肿胀，尤以髌上囊最明显。触诊时滑膜呈海绵样韧度。穿刺出关节液多呈暗红色或棕红色，稀薄而有黏性，含红细胞。

（二）超声表现

超声可有以下表现，但无特异性。

1.关节腔内有不同程度的积液。

2.关节滑膜增厚，呈大小不等的绒毛状凸起，有的呈结节状或团絮状。

3.PDI于增生肥厚的滑膜内可见丰富的血流信号。

4.部分病例可见关节面受侵，局部充填增生的滑膜。

尽管超声对诊断PVNS无特异性，但超声可用于评价治疗效果和术后随访。超声引导下也可对增厚的滑膜进行穿刺活检以明确诊断。

（三）MRI检查

由于病变内含铁血黄素在T_1和T_2加权像上均呈低信号，MRI对于该病的诊断具有较大的价值。

（四）鉴别诊断

1.滑膜血管瘤 多见于儿童或年轻人。超声可见肿块内多条管状回声，其内多为静脉血流，有时可见静脉石（图12-2-46，图12-2-47）。

2.树枝状脂肪瘤（滑膜脂肪瘤） 为少见的关节腔内良性病变，其病理特征为滑膜下组织被成熟的脂肪细胞所替代，致使滑膜肥大，呈绒毛状或海藻状。临床多见于膝关节，但也可

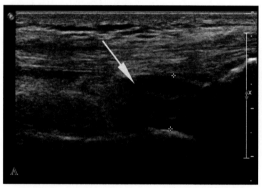
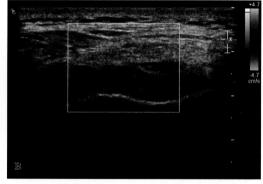

图12-2-46　膝关节髌上囊内滑膜血管瘤

A.髌上囊内可见多房囊性包块（箭头），探头加压包块可被压缩；B.探头加压后CDFI于包块内可见静脉血流信号

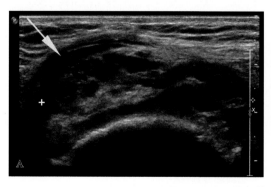
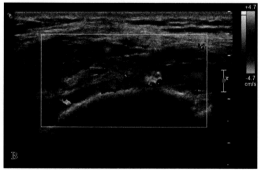

图12-2-47　膝关节髌上囊内滑膜血管瘤

A.髌上囊内可见多房囊性包块（箭头）；B.探头加压后CDFI于包块内可见静脉血流信号

见于腕关节、肩关节和髋关节等。该病变可单独出现，也可并发于其他慢性膝关节病变，如类风湿关节炎、骨性关节炎。患者可有关节肿胀、活动受限、疼痛等症状，多进展缓慢。超声显示关节腔内病变呈树枝状或海藻状，可被压缩，其内血流不丰富；膝关节腔内的树枝状脂肪瘤几乎均位于髌上囊内。

十一、膝关节游离体

关节内游离体最常见于膝关节，常见病因为关节创伤、骨性关节炎、剥脱性骨软骨炎、滑膜软骨瘤病等。关节内游离体从结构上可分为纤维性、骨软骨性、软骨性、骨性、晶体性游离体及外源性关节内异物。较多见的是以骨性结构为核心，外周被覆以软骨，或完全由软骨构成的形态圆钝、表面光滑的游离体。不考虑游离体的来源，游离体的进展与其内部组成成分有关。单纯的骨碎片由于缺乏血管结构而逐渐发生坏死；混合性骨、软骨游离体由于软骨在表面不断堆积而体积逐渐增大。

（一）临床表现

临床表现为反复出现关节绞锁现象，并伴有剧痛。日久患者往往能学会经手法活动而自行解除绞锁，使关节恢复正常活动。由于滑膜受到机械性刺激，膝关节可出现肿胀和积液。游离体位于表浅部位时，可触及移动性骨块；如位于髁间窝或关节后部，可使关节伸屈受限。

（二）超声表现

因为髌上囊是膝关节内较大的隐窝，所以其是游离体的好发部位。游离体在超声上可以显示强回声斑块，后方伴声影（骨、软骨钙化斑）；低回声结节后方无声影（软骨游离体）；强回声斑块周边可见低回声包绕（骨、软骨游离体）（图12-2-48 ～图12-2-50）。当游离体周围有积液存在时，超声更易显示。因此，可采用一些方法将关节腔其他部位的积液挤向游离体周围，以使其更易显示。膝关节伸直位检查时，有利于髌上囊内液体聚集，从而使游离体

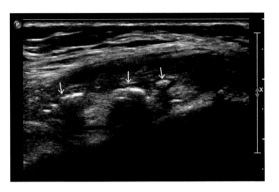

图12-2-48　髌上囊游离体
超声显示髌上囊滑膜增厚，囊内多发强回声游离体（箭头）

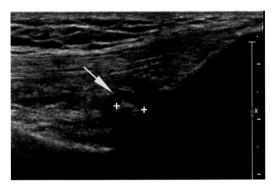

图12-2-49　髌上囊内游离体
中心部为强回声骨质（标尺），周边可见低回声软骨帽（箭头）

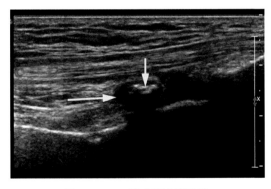

图12-2-50　髌上囊内游离体
中心部为强回声骨质（短箭头），周边可见低回声软骨帽（长箭头）

更易显示。当怀疑髌骨后方有游离体时，可让患者膝关节屈曲，髌骨下移，而使其后方的游离体显示出来。膝关节伸屈或体位改变时，可见游离体在关节腔内移动。

十二、骨性关节炎

骨性关节炎（osteoarthritis，OA）是最常见的一种慢性、进展性关节疾病，最常累及膝关节，是导致老年人膝关节功能障碍的最常见原因。膝关节骨性关节炎可分为原发性和继发性2种。原发性膝骨性关节炎，又称特发性骨性关节炎，多见于体力劳动者、血压高者、50岁以上人群、妇女、体型肥胖者。继发性关节炎多继发于关节畸形、关节损伤、关节炎或其他伤病。继发于创伤者，又称创伤性关节炎。

（一）主要病理改变

1.关节软骨病变　为骨性关节炎的最主要病理改变。早期软骨基质内糖蛋白丢失导致关节表层的软骨软化，在承受压力的部位出现断裂，使软骨表面呈细丝绒状物，然后关节软骨变性、破坏、软骨下骨硬化，关节边缘和软骨下骨反应性增生、骨赘形成。关节镜下可将软骨病变分为4期：①Ⅰ期，软骨软化、水肿或出现表面泡状结构；②Ⅱ期，软骨变薄，出现轻中度纤维化；③Ⅲ期，软骨重度纤维化，呈现蟹肉样改变；④Ⅳ期，软骨退变达骨皮质，并可见软骨下骨的象牙化。

2.骨赘形成　即骨刺，通常发生于韧带和肌腱附着处，为关节边缘唇状或刺状凸起，可与邻近骨皮质相连形成骨桥，是重度骨性关节炎的特征性表现之一。骨赘的形成是在软骨基部或关节边缘的软骨内成骨所致，在活动期有软骨帽。这种骨组织特征性地向外生长，出现在远离关节负重区的部位。X线表现为关节面周缘的骨性突起，开始可为边缘锐利，以后可呈唇样或鸟嘴样凸起。

3.关节内游离体　骨性关节炎另一特征性表现为出现骨软骨游离体，即所谓的关节鼠。关节软骨发生退行性变时，可有软骨碎片脱落和滑膜异常肥厚，滑膜组织化生可演化成软骨。软骨体增大即突入关节腔，并有蒂与之相连。当中心软骨钙化后即有血管侵入成骨，变为骨体。骨体表面被覆滑膜和透明软骨。软骨与骨之间有钙化环绕。当蒂离断后即游离在关节内形成游离体。游离体的出现预示着关节病变较重，预后较差。

4.膝关节周围软组织改变　骨性关节炎患者均可见到一定程度的滑膜绒毛肥厚与纤维化。研究表明，伴发疼痛症状的骨性关节炎患者比无症状者更普遍地合并中等量或大量的关节渗液与滑膜增厚，且在具有膝部症状的患者中，滑膜肥厚与膝痛程度之间存在特定的相关性。在有症状的骨性关节炎患者中，髌上囊积液发生率为80%，Baker囊肿发生率为15%～40%，半月板半脱位（外突）发生率为10%。研究表明，半月板的外突及损伤与膝关节间隙的狭窄程度、关节软骨的损伤程度密切相关。另外，部分患者可见股四头肌腱和髌腱较正常明显变薄。

（二）临床表现

1.关节疼痛：疼痛呈进行性加重，并与活动程度有关，随活动增加而加重。

2.关节僵硬：典型的关节僵硬发生于晨起时或关节静止一段时间后，通常程度较轻，可持续15～30min，随着关节退变程度增加而加重。

3.关节无力、活动障碍。

4.在手部可表现为远端指骨间关节出现Heberden结节和近端指间关节出现Bouchard结节，在远端指骨基底背侧出现充满胶冻样物质的囊肿。在足部，骨性关节炎以第1跖趾关节最常见，表现为局部有骨性结节，常有压痛，活动受限，病情发展可出现踇趾外翻畸形。

（三）超声表现

1.髌上囊内可见积液，可伴有滑膜增厚或无明显滑膜增厚（图12-2-51，图12-2-52）。

2.部分患者于髌上囊内可见数量不等的强回声游离体（图12-2-53，图12-2-54）。

3.股骨负重面关节软骨可发生不同程度的改变，轻者关节软骨浅侧边界模糊，重者可见关节软骨变薄、缺失，软骨下骨缺损改变（图12-2-55）。

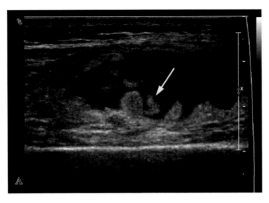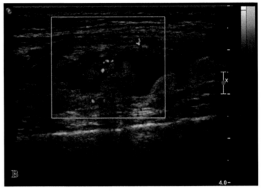

图12-2-51　膝关节滑膜炎

A.髌上囊内可见积液，并可见滑膜增生，呈结节状（箭头）；B.PDI于增生的滑膜内可见较丰富血流信号

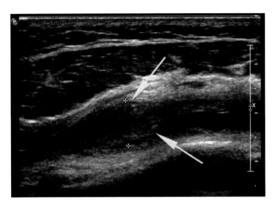

图12-2-52　膝关节滑膜炎

膝关节滑膜显著增厚（箭头），呈低回声

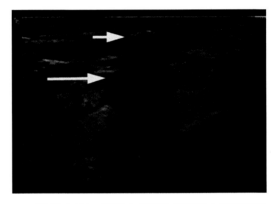

图12-2-54　关节内游离体穿破髌上囊前壁进入皮下（短箭头）

长箭头为髌上囊内积液

6.内侧半月板可见不同程度的外突（图12-2-60，图12-2-61），同时伴有胫侧副韧带向外移位。

7.部分患者可见膝胫侧副韧带、腓侧副韧带慢性损伤改变，韧带增粗、回声减低，股四头肌腱和髌腱可较正常变薄。

十三、近侧胫腓关节腱鞘囊肿

来源于近侧胫腓关节的腱鞘囊肿相对少见。近侧胫腓关节腱鞘囊肿较大，临床上表现为腓骨外侧组织肿胀，有时局部可有疼痛，并向小腿远侧放射，其与近侧胫腓关节通过一个细小而弯曲的管道相连。近侧胫腓关节是一个滑膜关节，由于膝关节力学改变、踝关节损伤、微小创伤等而易受到损伤。当关节受损出现积

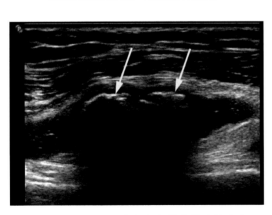

图12-2-53　髌上囊内多发游离体（箭头）

4.腘窝内侧可见Baker囊肿，横切面显示囊肿的颈部位于腓肠肌内侧头与半膜肌腱之间（图12-2-56，图12-2-57），囊肿大小不一，其内有时可见分隔或强回声游离体。

5.膝关节周缘可见强回声骨赘形成（图12-2-58，图12-2-59）。

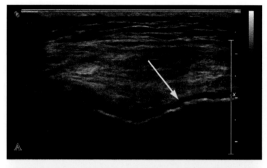

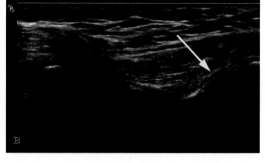

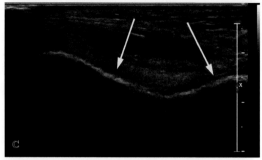

图12-2-55 骨性关节炎软骨病变

A.横切面显示股骨滑车处软骨变薄（箭头）；B.股骨滑车处软骨局部缺失（箭头）；C.股骨滑车处软骨显著变薄，大部分缺失（箭头）

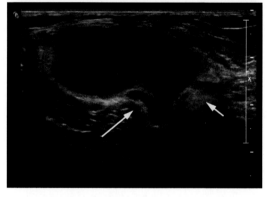

图12-2-56 腘窝内侧横切面显示Baker囊肿颈部位于腓肠肌内侧头（长箭头）与半膜肌腱（短箭头）之间

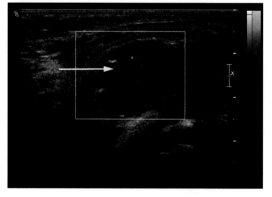

图12-2-57 Baker囊肿

超声可见囊肿内滑膜增生，呈实性低回声（箭头），PDI于增生滑膜内可见血流信号

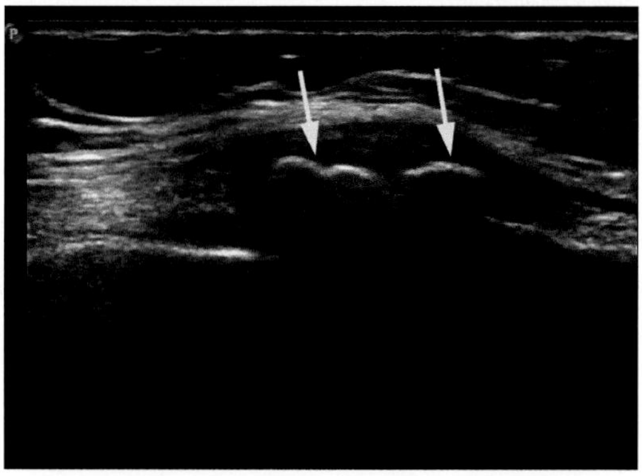

图12-2-58 膝关节内侧骨赘形成（箭头）

液时，积液可向小腿前外肌层组织扩散（最常累及胫骨前肌、腓骨长肌）。囊肿较大时，可压迫局部胫骨、腓骨导致骨皮质凹陷或侵蚀性改变。

（一）超声表现

于腓骨颈外侧可见囊肿，其呈梨形，近端较尖，并与近侧胫腓关节关系密切（图12-2-62）；囊肿下端较圆，位于肌间或肌内，囊肿壁常较厚，不规则，较大的囊肿内还可见到分隔。如能显示囊肿的颈部与近侧胫腓关节相联系，则可明确诊断。

（二）鉴别诊断

1.外侧半月板囊肿　来源于半月板的外侧，

与半月板关系密切。

2.肌内黏液瘤　超声显示囊性无回声包块，多见于臀部、大腿和肩部的肌肉组织。

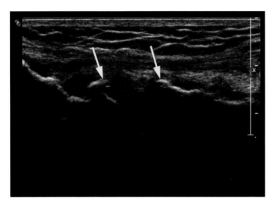

图 12-2-59　膝关节外侧骨赘形成（箭头）

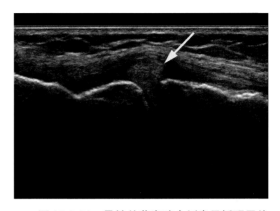

图 12-2-61　骨性关节炎膝内侧半月板明显外突（箭头）

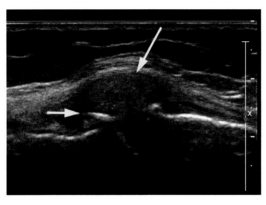

图 12-2-60　膝内侧半月板外突（长箭头）并可见关节内侧骨赘形成（短箭头）

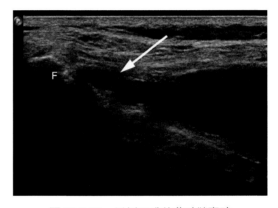

图 12-2-62　近侧胫腓关节腱鞘囊肿

纵切面显示腓骨头下方囊性包块，其上极呈尖形（箭头），与胫腓关节关系密切。F：腓骨头

十四、其他典型病例

（一）腱鞘巨细胞瘤（图12-2-63）

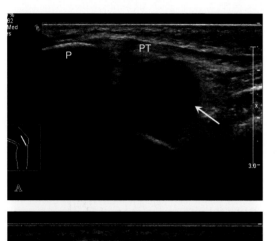

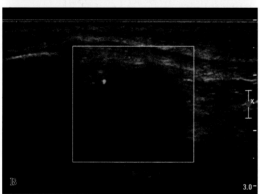

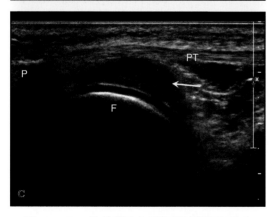

图12-2-63 膝关节腔内局限型腱鞘巨细胞瘤

A.纵切面显示髌腱深方实性低回声结节（箭头）；B.PDI显示结节内血流信号不明显；C.另一切面显示结节紧邻股骨关节软骨。PT：髌腱；P：髌骨；F：股骨远端

（二）腓总神经损伤（图12-2-64～图 12-2-66）

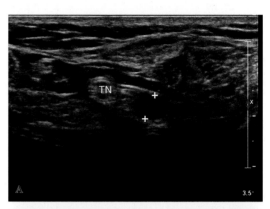

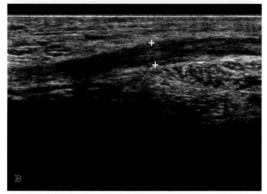

图12-2-64 膝部外伤后腓总神经损伤

A.横切面显示腓总神经起始部增粗（标尺），回声减低；B.纵切面显示腓总神经弥漫性增粗（标尺），回声减低。TN：胫神经

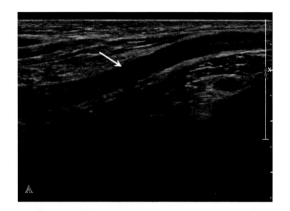

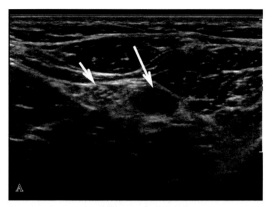

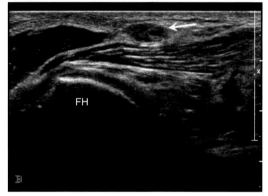

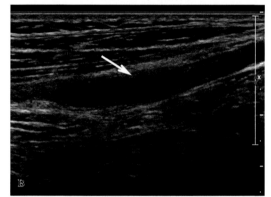

图12-2-65 腓总神经损伤

膝部外伤后3年，足下垂伴小腿前外部肌肉萎缩。A.纵切面显示腘窝处腓总神经弥漫性增粗，内部结构不清（箭头）；B.横切面显示腓总神经增粗，回声减低（箭头）。FH：腓骨头

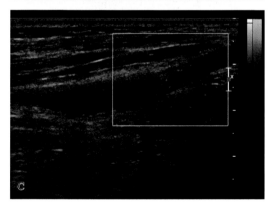

图12-2-66 外伤后5个月，腓总神经上段弥漫性增粗

A.横切面显示腓总神经起始部增粗，内呈低回声（长箭头），短箭头显示为胫神经；B.纵切面显示腓总神经增粗（箭头），内回声不均；C.PDI显示神经内部血流信号增多

（三）痛风累及肌腱（图12-2-67）

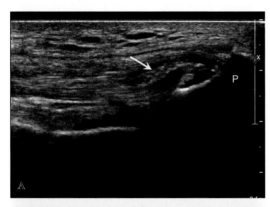

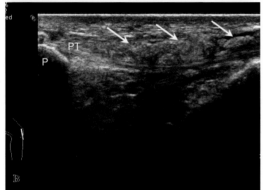

图12-2-67 痛风累及髌腱、股四头肌腱

A.长轴切面显示髌骨上方股四头肌腱内多发点状强回声（箭头）；B.长轴切面显示髌腱（PT）内痛风石沉积，呈偏高回声区（箭头）。P：髌骨

（四）神经鞘瘤（图12-2-68）

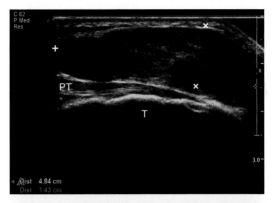

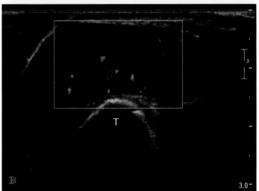

图12-2-68 髌韧带下段前外侧神经鞘瘤

A.纵切面显示髌韧带下段浅侧实性低回声包块（标尺），边界清楚；B.横切面显示包块内可见较丰富血流信号。PT：髌腱；T：胫骨粗隆

（五）前交叉韧带损伤伴囊肿（图12-2-69）

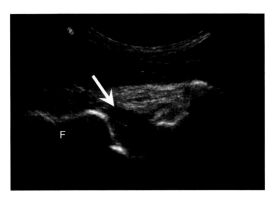

图12-2-69 膝关节后上部前交叉韧带损伤伴囊肿形成

腘窝后上部膝关节囊深方可见囊性包块（箭头）。F：股骨远端。MRI显示前交叉韧带损伤伴囊肿形成

（六）半月板撕裂（图12-2-70，图12-2-71）

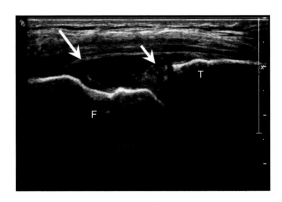

图12-2-70 膝关节半月板撕裂

超声可见半月板内低回声裂隙（短箭头），其旁可见囊肿（长箭头）。F：股骨；T：胫骨

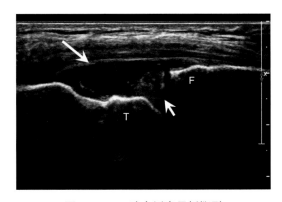

图12-2-71 膝内侧半月板撕裂

纵切面显示膝内侧半月板内无回声裂隙（短箭头），其浅侧可见囊肿（长箭头）形成。T：胫骨；F：股骨

第13章

踝部超声诊断

第一节 踝部应用解剖与超声检查

踝关节由胫骨、腓骨远端和距骨滑车构成。距骨滑车是距骨上端的圆形关节面，外踝的内侧面与距骨的外侧面相关节，胫骨的内踝与距骨内侧面相关节。踝关节超声检查需要7.5MHz以上的线阵探头。

踝关节的超声检查可分为4个部分，分别为前部、内侧部、外侧部、后部，此外，还应进行足底扫查。

一、踝关节前部

检查踝关节前部时，患者可取仰卧位，膝部屈曲，足底放在检查床上，首先纵切面检查有无关节腔积液或滑膜炎。正常前关节囊为线状高回声，位于胫骨前部和距骨穹隆软骨旁。

（一）踝关节腔

踝关节腔前部的检查可采用纵切面。正常踝关节腔内可见少量积液，厚度不超过3mm，关节囊下端止于距骨颈（图13-1-1，图13-1-2）。踝关节腔内积液增加时，可见关节内脂肪垫被推移向前方（图13-1-3）。

（二）踝前部伸肌腱

踝前部伸肌腱包括4条肌腱，从内向外依次为胫骨前肌腱、踇长伸肌腱和趾长伸肌腱、第3腓骨肌腱（图13-1-4～图13-1-6）。胫骨前肌腱在最内侧，较粗，直径约为踇长伸肌腱和

趾长伸肌腱的2倍，向下止于内侧楔骨和第1跖骨底。检查时须纵切和横切，扫查范围上起自肌肉-肌腱移行处，向下至肌腱止点处。在胫骨前肌腱近内侧楔骨附着处，肌腱与内侧楔骨之间有一个小的滑囊，滑囊内有积液时可显示扩张。踇长伸肌腱止于第1趾远节，因此须检查至其第1趾止点处。横切面扫查可显示趾长伸

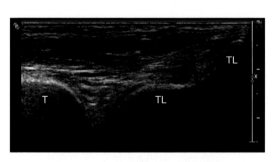

图13-1-1 超声显示踝关节前部
关节软骨呈带状低回声。T：胫骨；TL：距骨

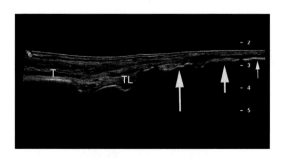

图13-1-2 踝关节前部
超声显示胫骨（T）、距骨（TL）、足舟骨（长箭头）、内侧楔骨（短粗箭头）和第1跖骨（短细箭头）

肌腱在近端为一个肌腱，然后向远端分为4个肌腱，分别止于第2趾至第5趾，每一条肌腱在足趾的近节分为3束，其中中间束止于趾骨中

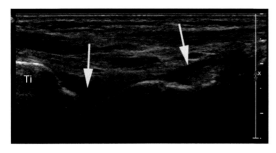

图13-1-3 踝关节少量积液（箭头）。Ti：胫骨

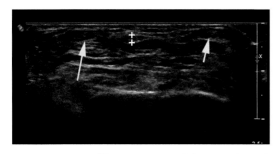

图13-1-4 横切面显示踝前部胫骨前肌腱（长箭头）、踇长伸肌腱（标尺）、趾长伸肌腱（短箭头）

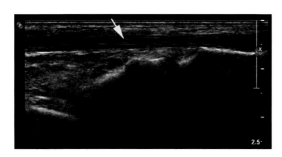

图13-1-5 纵切面显示胫骨前肌腱（箭头）

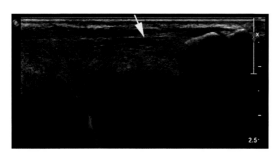

图13-1-6 纵切面显示踇长伸肌腱（箭头）止于第1趾骨远节

节的底部，2个侧束从两侧向远端，重新汇合后止于趾骨远节的底部。趾长伸肌腱、第3腓骨肌腱共用一个腱鞘。第3腓骨肌腱位于第5趾的趾长伸肌腱外侧，止于第5跖骨底部和体部近段的背面。第3腓骨肌在某些人可缺如。

主动伸趾时，在外踝前方可看到并摸到趾短伸肌的小的肌腹，其内侧为趾长伸肌腱和第3腓骨肌腱，外侧为腓骨短肌腱，此处易与踝部的异常水肿相混淆。

（三）伸肌支持带

伸肌支持带按其部位分为上支持带和下支持带。在踝关节水平上方横切面显示上支持带，其为厚约1mm的带状高回声结构，内侧附着于胫骨下段的前部，外侧附着于腓骨。伸肌下支持带呈"Y"形，主干位于外侧。

（四）韧带

胫腓连结的韧带包括骨间膜、胫腓前韧带和胫腓后韧带。超声可显示胫腓前韧带，其自胫骨外下缘斜向下止于腓骨内侧缘。检查时探头横切放置于胫骨远端的外缘，可首先显示胫腓骨间韧带，其为一薄的带状高回声；探头继续向下，并使探头的内侧始终在胫骨的前外缘上，即可显示胫腓前韧带（图13-1-7）。胫腓后韧带较胫腓前韧带宽和厚，但由于其表面覆盖着较厚软组织，超声显示较为困难。胫腓前韧带损伤后，超声显示韧带增厚、回声减低。所有踝关节扭伤的患者须检查胫腓韧带，如发现韧带损伤，应进一步行X线检查以除外胫腓骨病变。

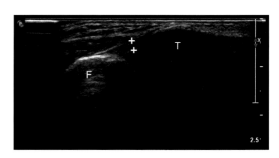

图13-1-7 超声显示胫腓前韧带（标尺）位于胫骨（T）与腓骨（F）之间

二、踝关节内侧部

检查踝关节内侧部时患者取仰卧位，腿部呈蛙状，即髋部外展、膝屈曲45°，踝部的外侧接触床面；或者在检查踝关节前部体位的基础上，让患者膝部外展。

（一）肌腱

内踝肌腱从前向后依次为胫骨后肌腱、趾长屈肌腱、踇长屈肌腱，可纵切面和横切面检查（图13-1-8）。检查可分为踝上区、踝区、踝下区。检查时，可首先在内踝处横切面检查，探头前端放于内踝处。

胫骨后肌腱为内踝处最粗的肌腱（4～6mm）。有时于踝下区肌腱后方的腱鞘内可见少量滑液，厚可达4mm，为正常表现。探头分别向下和向上移动，以检查踝下区和踝上区。踝下区检查时，注意调整探头方向，以避免出现肌腱各向异性伪像。胫骨后肌腱在远端呈扇形展开，主要止于足舟骨，还有一些纤维止于3个楔骨和第1～4跖骨底部，超声检查时容易出现各向异性伪像。由于胫骨后肌腱主要附着于足舟骨，因此胫骨后肌腱可作为寻找足舟骨的标志（图13-1-9）。

趾长屈肌腱位于胫骨后肌腱的后方，在内踝水平其直径约为胫骨后肌腱的1/2（图13-1-10）。在踝下区，其向远侧、向后部走行进入足底，分为4个肌腱，止于趾骨远节。

踝管内踇长屈肌腱位于内踝偏后的部位，在神经血管束后方。该肌腱向内下走行，经过

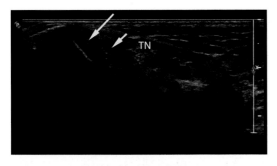

图13-1-8 踝关节内侧
横切面显示内踝处胫骨后肌腱（长箭头）、趾长屈肌腱（短箭头）、胫神经（TN）、胫后动静脉

胫骨远端后方、距骨后方，然后从载距突下方进入足底，最后止于第1趾骨远节底部（图13-1-11～图13-1-14）。从足底部检查踇长屈肌腱时，可将探头横切放置于第1跖骨头，可见踇长屈肌腱位于2个籽骨之间，从此处可分别向肌腱的远端和近端检查，以追踪检查整个肌腱。第2～5趾的趾长屈肌腱可采用类似的方法检查。在有些人中，踇长屈肌腱的腱鞘可与踝关节腔相通。因此，踝关节腔有积液时，积液可扩展至踇长屈肌腱腱鞘内。

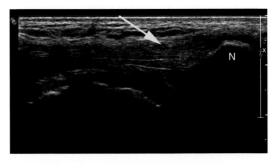

图13-1-9 超声显示胫骨后肌腱（箭头）附着于足舟骨（N）

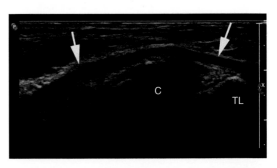

图13-1-10 纵切面显示内踝下方趾长屈肌腱（箭头）。TL：距骨；C：骰骨

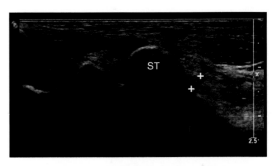

图13-1-11 横切面显示踇长屈肌腱（标尺）位于跟骨载距突（ST）后方

内踝处有时会出现副肌如副趾长屈肌，其位于踝管内。因此，超声检查时应注意识别。

检查注意事项

（1）胫骨后肌腱有多个止点，其远端肌腱纤维呈扇形散开，可致各向异性伪像而使肌腱回声减低，切勿诊断为肌腱病。

（2）许多肌腱在踝部改变了走行方向，因此检查踝部的肌腱时，纵切面扫查较为困难，而横切面检查则较为容易，有利于对肌腱病变评估。

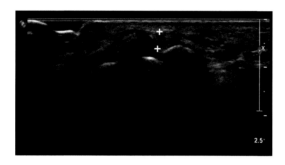

图13-1-12　横切面显示跨长屈肌腱（标尺）位于距骨头2个籽骨之间

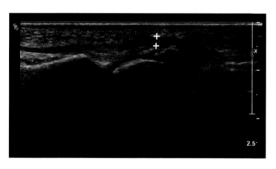

图13-1-13　纵切面显示跨长屈肌腱（标尺）位于距骨头足底侧（标尺深部为距骨头）

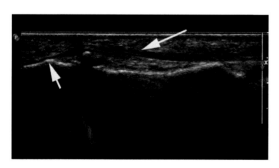

图13-1-14　纵切面显示跨长屈肌腱（长箭头）止于第1趾骨远节底部（短箭头）

（二）韧带

内侧韧带又称三角韧带，其外形呈三角形，尖部位于内踝，然后向下呈扇形展开。三角韧带分深浅2层，由4个束组成。浅层包括3个束。前束为胫舟韧带，止于足舟骨粗隆；中间束为胫跟韧带，止于跟骨载距突；后束为胫距后韧带，止于距骨的内侧面和距骨结节。深层为胫距韧带，其为较短、较厚的韧带，自内踝止于距骨内侧面。

检查时，探头后缘在内踝上保持不动，将探头前缘从前向后旋转以扫查三角韧带（图13-1-15～图13-1-18）。检查内踝前部韧带时，患者踝关节跖屈；检查后部韧带时，踝关节背屈。三角韧带深层由于各向异性可显示为低回声。

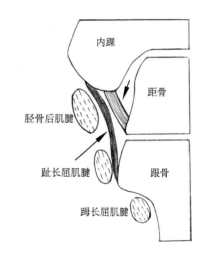

图13-1-15　冠状切面显示内踝三角韧带深层（短箭头）和浅层（长箭头）

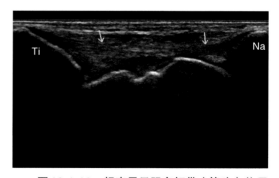

图13-1-16　超声显示胫舟韧带（箭头）位于胫骨内踝（Ti）与足舟骨（Na）之间

三、踝关节外侧部

（一）外踝肌腱

检查腓骨肌腱时，患者可取坐位或仰卧位，足底贴床，踝略内翻。应从肌肉-肌腱移行处一直检查到其止点处，横切面和纵切面扫查。正常腱鞘内仅见极少量积液，但在外踝远侧腓骨肌腱腱鞘内积液有时可达3mm。腓骨短肌腱止于第5跖骨底，腓骨长肌腱走行在骰骨沟，然后转向内走行在足底，止于内侧楔骨或第1跖骨。

外踝部肌腱包括腓骨长肌腱和腓骨短肌腱，2个肌腱均位于外踝后部的浅沟内。腓骨短肌腱较腓骨长肌腱细小，且位于腓骨长肌腱的前方，2个肌腱包被在1个腱鞘内（图13-1-19，图13-1-20）。检查时探头横切放置在外踝处，探头前端位于外踝上，向上或向下扫查时注意适时调整探头角度，以确保声束垂直于肌腱。

在外踝下方，腓骨肌腱向前下走行，角度较大，注意肌腱各向异性伪像的出现。

在外踝远侧，腓骨长肌腱、腓骨短肌腱被跟骨上的一个小的骨性凸起——腓骨肌滑车分开，腓骨短肌腱位于腓骨肌滑车的上方，而腓骨长肌腱位于其下方（图13-1-21）。此时腓骨长肌腱、腓骨短肌腱则有各自的腱鞘。在骰骨沟水平，有时可见腓骨长肌腱内的副腓骨，其

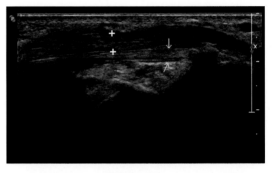

图13-1-19　外踝纵切面显示腓骨长肌腱（标尺）和腓骨短肌腱（箭头）

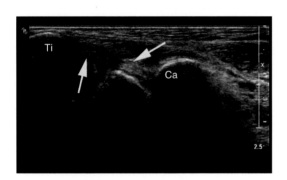

图13-1-17　超声显示胫跟韧带（箭头）位于胫骨（Ti）与跟骨（Ca）之间

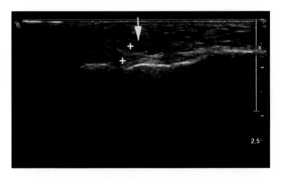

图13-1-20　横切面显示外踝偏下方腓骨短肌腱（标尺）和腓骨长肌腱（箭头）

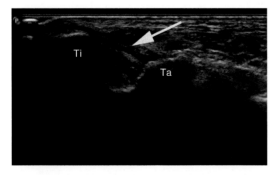

图13-1-18　超声显示三角韧带深层（箭头）位于胫骨（Ti）与距骨（Ta）内侧面之间

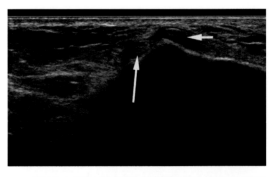

图13-1-21　超声显示腓骨肌滑车两侧的腓骨长肌腱（长箭头）和腓骨短肌腱（短箭头）

显示为一强回声斑，后方伴声影。副腓骨是腓骨长肌腱中的一个籽骨，约10%的正常人有此小骨，位于腓骨长肌腱在骰骨部转向足底的"转折处"，与骰骨构成相对应的关节面。在跑跳时，由于肌肉牵拉，副腓骨与骰骨冲撞，可发生骨折。腓骨短肌腱止于第5跖骨底（图13-1-22）。

动态扫查有利于显示外踝处肌腱的脱位。检查腓骨肌腱脱位时，可让患者取侧卧位，患侧踝部的内侧放在床面上，踝外侧向上，检查者用手用力按在患者足部外侧的远端，让患者用力向上抵抗检查者的压力。正常情况下，肌腱可保持在原位，无脱位，而肌腱间断脱位者可发现肌腱向前脱位；或让患者做外翻和背屈的动作，也可引发腓骨肌腱的脱位。检查时注意探头不要用力，因探头过度的用力可阻碍肌腱脱位。

除腓骨长肌、腓骨短肌外，小腿外侧远段有时还可见第4腓骨肌，其在人群中发生率约为22%，其多起自腓骨短肌，止于跟骨的滑车后结节（为腓骨肌滑车后方的一个骨性突起）。在外踝处，第4腓骨肌可为肌腱或肌肉，位于腓骨长肌腱、腓骨短肌腱的内侧或后内侧。

（二）支持带

腓骨肌上支持带起自外踝后下缘，止于跟骨外侧面，腓骨肌下支持带位于腓骨肌滑车与跟骨之间，其上缘与踝前部伸肌下支持带相延续，有保护腓骨长肌腱、腓骨短肌腱，防止其脱位的作用。沿支持带的长轴扫查有利于显示支持带，其显示为薄的带状高回声。

（三）韧带

外踝处韧带从前向后依次为距腓前韧带（最常发生撕裂）、跟腓韧带、距腓后韧带。

1.距腓前韧带 起自外踝前缘，向前内方延伸，止于距骨颈外侧面。踝关节最大跖屈时此韧带紧张，因此需在此体位检查。检查距腓前韧带时，探头后端置于外踝上，前端斜向前内放在距骨上，纵切面呈薄的带状回声（图13-1-23）。有时在韧带深部可见关节腔内少量积液。

2.跟腓韧带 为一较长的强有力的韧带连接外踝尖部与跟骨外侧。该韧带从上向下、从前向后斜向走行，并位于跟骨与腓骨长短肌腱之间（图13-1-24）。踝背屈时此韧带处于紧张状态，因此需在此体位进行检查。检查跟腓韧带时，探头自外踝斜向下后方，止于跟骨。如

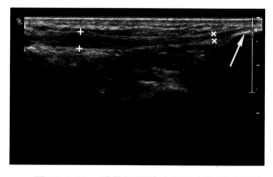

图13-1-22 腓骨短肌腱（标尺）远端止于第5跖骨底部（箭头）

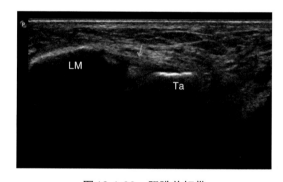

图13-1-23 距腓前韧带

距腓前韧带（箭头）位于腓骨外踝（LM）与距骨（Ta）之间

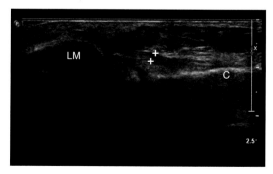

图13-1-24 跟腓韧带

超声显示跟腓韧带（标尺）位于跟骨（C）和外踝（LM）之间，其浅侧腓骨长肌腱、腓骨短肌腱由于各向异性伪像呈低回声

在踝背屈过程中能显示跟腓韧带的带状回声且腓骨肌腱向外侧移动，则可除外跟腓韧带的完全撕裂。由于跟腓韧带与腓骨长短肌腱关系密切，因此跟腓韧带损伤的患者，于腓骨长短肌腱腱鞘内常可发现积液，而踝关节腔内的积液也可通过韧带撕裂处进入腓骨长短肌腱腱鞘内。跟腓韧带撕裂后可见韧带增厚、回声减低，腓骨长短肌腱腱鞘内可见积液，而踝背屈动态扫查中腓骨长短肌腱向外侧移动现象消失。

四、踝关节后部

（一）跟腱

跟腱是人体中最强健、最肥大的肌腱，长12～15cm，起自小腿中1/3，止于跟骨后结节中点。跟腱由比目鱼肌、腓肠肌的肌腱组成，又称小腿三头肌腱，其作用为屈小腿、抬起足跟、使踝关节跖屈、固定踝关节。

检查跟腱时，患者可俯卧，足悬于检查床之外，应从跟腱的肌肉-肌腱移行处开始检查至其跟骨附着处。正常跟腱呈条形等回声结构，内部可见多条平行排列的细线状回声，远段附着在跟骨，附着处跟骨骨皮质平滑（图13-1-25）。跟腱前后径随检查者的体型和性别不同而不同，一般横切时为5～6mm。应避免纵切时测量肌腱的前后径，因纵切时切面易倾斜而数值增大。怀疑跟腱撕裂时，可通过踝背屈和跖屈的活动来动态观察肌腱，有助于明确诊断。

跟骨后滑囊位于跟腱和跟骨上端之间，内可有少量积液，一般不超过3mm。跟腱后滑囊位于皮下，正常情况下超声无法显示，只有在滑囊内出现积液时才能显示。

（二）胫腓后韧带

胫腓后韧带位于胫骨、腓骨下端后部之间，超声显示为带状高回声结构（图13-1-26）。

五、足底部

（一）足底筋膜

足底筋膜几乎覆盖整个足底，其跟骨附着

处较窄，而远段较宽，包括较厚的中心部和较薄的内侧部分和外侧部分。检查足底筋膜时，患者可俯卧，足悬于检查床之外，或者仰卧，足趾向上。首先检查其跟骨附着处，然后逐渐向远段扫查。正常足底筋膜呈纤维带状高回声（图13-1-27，图13-1-28）。足底筋膜在止点处筋膜走行略弯曲，由于各向异性伪像可呈低回声，但无增厚。纵切面显示足底筋膜时可测量其厚度，部位在邻近跟骨粗隆止点处，正常筋膜厚3～4mm。

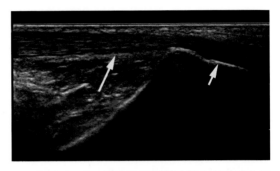

图13-1-25　超声显示跟腱（箭头）远端止于跟骨结节（短箭头）

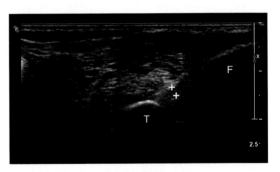

图13-1-26　胫腓后韧带（标尺）位于胫骨（T）与腓骨（F）下端后部之间

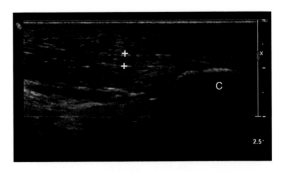

图13-1-27　超声显示足底筋膜（标尺）近端止于跟骨（C）

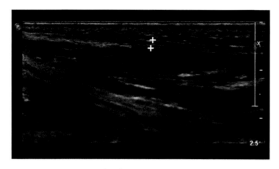

图13-1-28 超声显示足底中部足底筋膜（标尺）位置较浅

（二）趾间网状间隙

趾间隙可采用从足背扫查或从足底扫查。趾神经更靠近足底，从足底扫查更有利于观察。趾间隙主要为脂肪组织。跖趾关节间滑囊共4个，分别位于第1跖趾关节至第5跖趾关节之间，相当于跖骨间横韧带的背侧，其作用是减少跑跳过程中各跖骨头的相互摩擦。

第二节 踝部常见病变超声诊断

一、急性踝关节损伤

踝关节是全身最易损伤的关节，其中踝关节扭伤最为常见，为关节周围软组织如关节囊、韧带、肌腱等的撕裂伤，大部分属于内翻损伤。踝外侧的韧带由于较踝内侧的韧带薄弱而较易发生损伤。在踝关节扭伤中，距腓前韧带可部分撕裂或完全撕裂，从而导致踝关节不稳，跟腓韧带也可发生撕裂。严重的扭伤还可合并腓骨外踝的骨折。

急性踝关节损伤可累及骨、关节、肌腱或韧带等多个结构。X线检查为首要的检查手段，可发现骨折等骨性病变；超声可提供韧带、肌腱等软组织损伤的诊断依据。

（一）急性韧带损伤

踝关节的韧带损伤在日常生活、劳动及体育活动中非常多见，其发病率在各关节韧带损伤中占首位。临床工作中，一些情况常在X线检查排除了骨折的诊断后，被认为是一般的踝关节扭伤，而忽略了韧带撕裂伤，以致治疗不当，遗留踝关节不稳，以后时常发生踝关节扭伤，久而继发粘连性关节囊炎、创伤性骨性关节炎，导致疼痛、功能障碍等症状，影响劳动与生活。

临床上踝关节内翻损伤占绝大多数，与以下因素有关：①内侧的韧带较外侧的韧带坚厚，是防止足跟外翻、距骨异常外翻前后移动的有力结构。②踝内翻肌群较外翻肌群力量大。

基于上述解剖学因素，在高低不平的地面上跳跃、下楼梯滑落或因不慎踏入地面凹陷处，易造成踝关节突然内翻、内收，导致外侧的韧带损伤。轻者仅有部分韧带纤维撕裂，重者可使韧带完全断裂或韧带及关节囊附着处的骨质撕脱，甚至发生关节脱位。若治疗不及时或不恰当，可形成踝关节复发性脱位。

1.临床表现 临床最常见的韧带损伤为距腓前韧带损伤，约占所有踝关节韧带损伤的70%。严重的损伤可导致距腓前韧带和跟腓韧带同时损伤，占20%～40%。而较为强韧的距腓后韧带则较少损伤，除非在严重的踝关节损伤伴脱位时；单独发生的跟腓韧带损伤也较少见。

单纯的内踝三角韧带（即距小腿关节内侧韧带）损伤较为少见，其原因为踝部外翻且三角韧带本身较厚不易损伤。

（1）单纯踝关节外侧的韧带损伤：损伤程度比较轻微，为牵拉损伤或有部分纤维断裂，关节仍较稳定。临床表现为踝关节外侧疼痛、肿胀，行走受限。查体可见最明显的肿胀和疼痛多局限于外踝前下方，即距腓前韧带撕裂处，如将足内收或踝关节内翻，则踝外侧疼痛加剧。X线检查无阳性发现。

（2）踝外侧的韧带撕脱合并暂时性踝关节

脱位：距腓前韧带和跟腓韧带断裂后，可合并踝关节暂时性脱位。检查时可见足踝外侧肿胀，皮下出血严重，足内翻活动时，距骨有异常活动，可移离外踝，以致两骨间出现显著凹陷，其深部足以置入检查者的手指。内翻应力位摄X线片，可见胫距内翻角超过正常范围。

（3）踝关节复发性脱位：若踝外侧的韧带断裂后未能得到妥善治疗，关节囊未愈合，则可能造成踝关节的复发性脱位，踝不稳，走路时稍不注意，即发生内翻扭伤。查体时将踝内翻，可触及距骨向内前方倾斜，在外踝前方可见到一明显的沟状凹陷。足踝完全内翻时X线检查，可见胫骨、距骨的关节面成角超过正常范围。

2.韧带损伤分型

（1）单一韧带损伤的严重程度可分为3型。

1）Ⅰ型：韧带轻度拉伤而无明显撕裂。

2）Ⅱ型：韧带部分撕裂。

3）Ⅲ型：韧带完全撕裂。

（2）根据损伤所累及的韧带数目和韧带损伤程度可将踝关节外侧韧带损伤分为以下4型。

1）Ⅰ型：为距腓前韧带拉伤或部分损伤。

2）Ⅱ型：距腓前韧带完全断裂。

3）Ⅲ型：距腓前韧带完全断裂伴跟腓韧带部分断裂。

4）Ⅳ型：距腓前韧带和跟腓韧带均全部断裂。

此种分类方法有助于选择治疗方法和估计预后。Ⅰ型和Ⅱ型损伤治疗后一般不会出现关节不稳的并发症，而Ⅲ型和Ⅳ型损伤常需要手术治疗，否则易出现踝关节不稳、慢性疼痛，继而出现骨性关节炎。

3.超声表现 急性韧带部分损伤时，超声显示韧带增厚、回声减低，局部有压痛（图13-2-1～图13-2-3）。韧带完全断裂时可见韧带连续性中断，两断端回缩、弯曲，断端之间可出现低回声液性回声。合并撕脱骨折时，可见韧带附着处出现异常骨折片，后方伴声影（图13-2-4）。距腓前韧带损伤可伴有关节囊撕裂，从而导致踝关节腔内积液流至踝前外侧软组织内，而跟腓韧带的完全损伤可导致踝关节腔与腓骨肌

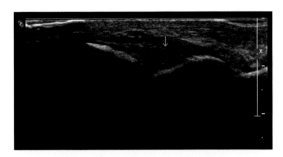

图13-2-1 距腓前韧带部分撕裂

韧带撕裂处局部可见无回声区（箭头）

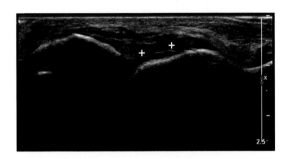

图13-2-2 距腓前韧带部分撕裂

韧带撕裂处局部可见无回声区（标尺）

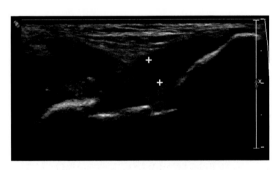

图13-2-3 三角韧带前部拉伤

超声显示韧带增厚，回声减低（标尺）

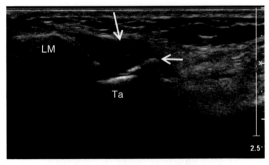

图13-2-4 距腓前韧带撕脱骨折

患者1个月前有踝部扭伤史。超声显示距腓前韧带增厚，回声减低（长箭头），其距骨端可见强回声骨折片（短箭头）。LM：外踝；Ta：距骨

腱的腱鞘相通（图13-2-5）。因此，如发现踝关节积液及其与腓骨肌腱腱鞘相通时，应注意跟腓韧带有无损伤。踝关节内侧间隙增宽＞4mm时，预示着三角韧带的损伤，此时应仔细检查踝内侧的三角韧带。慢性韧带损伤时，可见韧带增厚，有时局部可见钙化（图13-2-6～图13-2-10）。

正常踝背屈时跟腓韧带可绷紧，因此可将

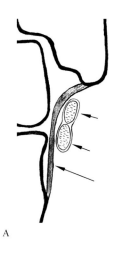

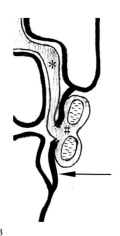

A　　　　　　　　　B

图13-2-5　跟腓韧带损伤后踝关节积液与腓骨长肌腱、腓骨短肌腱腱鞘相通

A.显示正常跟腓韧带（长箭头）和腓骨长肌腱、腓骨短肌腱（短箭头）；B.跟腓韧带（长箭头）断裂后，踝关节腔积液（＊）与腓骨长肌腱、腓骨短肌腱腱鞘内积液（＃）相通

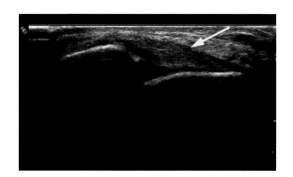

图13-2-6　外伤后1年距腓前韧带增厚（箭头）

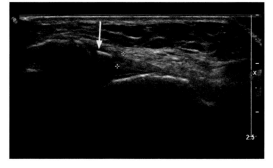

图13-2-8　距腓前韧带钙化灶

韧带近外踝附着处可见钙化灶，呈强回声（箭头）

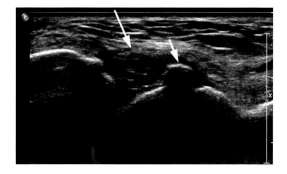

图13-2-7　距腓前韧带损伤后4周

超声显示韧带增粗，回声减低（长箭头），远段可见钙化灶（短箭头）

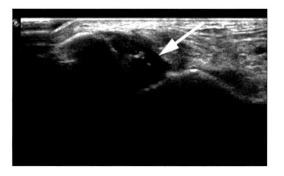

图13-2-9　三角韧带慢性损伤

超声显示三角韧带增厚（箭头），回声减低，局部可见强回声钙化

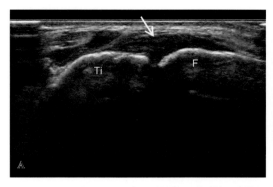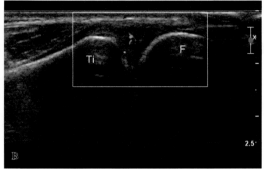

图 13-2-10　胫腓前韧带损伤

A.超声显示胫腓前韧带增厚（箭头），回声减低；B.PDI 显示韧带内血流信号增多。Ti：胫骨远端；F：腓骨远端

位于其浅侧的腓骨肌腱向外推移，而跟腓韧带完全断裂时则无此现象发生。因此超声检查时观察踝背屈时腓骨肌腱有无向外移位，有助于判断跟腓韧带完全撕裂或部分撕裂。

当判断距腓前韧带是部分断裂还是完全断裂较为困难时，可用前抽屉试验来判断。检查时，患者取俯卧位，患足垂于检查床外，检查者用手握住患者足前部向前牵拉，同时让踝关节跖屈和内翻，动态观察距腓前韧带，如韧带完全断裂，则可见韧带断裂处间隙增宽，外踝与距骨之间间隙也增大；而在韧带部分撕裂患者，韧带长度则无明显变化，外踝与距骨之间距离也无明显改变。

　　4.鉴别诊断　单纯踝外侧的韧带损伤一般预后良好。外伤后长时间踝部疼痛、肿胀应注意排除其有无其他结构的损伤，如骨、软骨、肌腱等的损伤。需要鉴别的有以下几种病变。

　　（1）胫腓骨远侧连结由坚韧的骨间韧带和胫腓前韧带、胫腓后韧带构成，损伤后可导致踝部疼痛。

　　（2）跗骨窦综合征：跗骨窦是位于距跟后关节与前关节、中关节之间，由后内向前外走行，略呈锥形的骨性间隙。其内侧为漏斗形的跗骨窦管，跗骨窦管的后方紧接载距突。其中的主要结构包括脂肪垫、小血管、关节囊、神经末梢、滑囊、距跟骨间韧带、颈韧带及伸肌下支持带的内侧、中间和外侧根。踝部扭伤后，由于颈韧带和距跟骨间韧带损伤可导致跗骨窦综合征，其典型临床表现为踝外侧和跗骨窦部慢性疼痛。超声有时可见局部软组织肿胀，内

部回声不均，可见积液（图13-2-11）。

　　（3）距骨穹窿骨折：为踝部内翻扭伤中最易被漏诊的骨折，外侧距骨穹窿骨折部位多位于中1/3，外踝前方局部压痛；内侧距骨穹窿骨折部位多位于后1/3处，内踝后方局部压痛。

　　（4）距骨外侧突骨折：在踝部扭伤后，易常被漏诊，X线漏诊率可达50%，CT可清晰显示该处骨折病变。漏诊后可导致骨折部位不愈合、踝关节慢性疼痛。

（二）急性跟腱断裂

　　1.局部解剖　跟腱是人体最坚强、肥大的肌腱，长约15cm，起自小腿中1/3，止于跟骨结节后部中点。止点位于皮下，止点上方、跟腱的前后面各有一滑囊衬垫，后方滑囊将皮肤与跟腱分开；前方滑囊将腱与前方的脂肪垫分开。跟腱由腓肠肌腱和比目鱼肌腱组合而成，

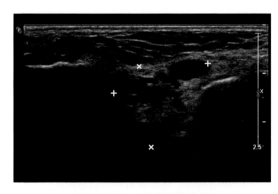

图 13-2-11　跗骨窦综合征

跗骨窦软组织肿胀，内可见不规则积液（标尺）

其主要功能为使足跖屈、提起后跟。跟腱是最易受伤的踝部肌腱，其断裂可发生在3处位置：肌肉-肌腱移行处、肌腱中段及肌腱在跟骨附着处，最常见的部位为跟骨附着处以上的2～6cm。研究认为，此段肌腱血液供应较差，营养不良，故最易发生撕裂。

2.临床表现　跟腱断裂多数发生在剧烈运动或劳动中用力使足跖屈或拉紧跟腱时，患者突然感觉跟腱部位剧烈疼痛，走路时跖屈无力。临床检查可见跟腱部位肿胀、断裂处可触及凹陷，足跖屈功能障碍，失去正常行走步态。

3.超声表现　跟腱完全断裂时，超声显示跟腱连续性中断，断端不整齐如马尾状，急性撕裂可见跟腱两断端之间的血肿，呈高回声区域，数日后血肿可呈低回声或无回声（图13-2-12～图13-2-17）。部分撕裂时，横切面超声可

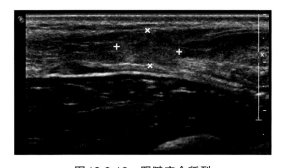

图13-2-12　跟腱完全断裂

跟腱断裂后1h，超声显示跟腱连续性中断，两断端之间积血呈高回声（标尺）

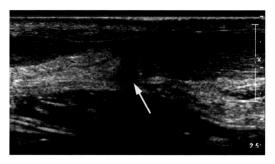

图13-2-13　超声显示跟腱完全断裂（箭头）

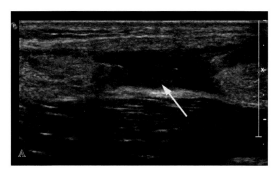

图13-2-14　跟腱完全断裂

A.超声显示跟腱完全断裂，两断端之间可见积液，呈无回声（箭头）；B.跟腱内侧跖肌腱（箭头）尚连续

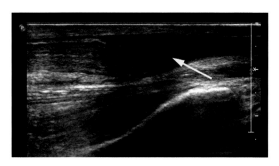

图13-2-15　跟腱断裂后近侧跟腱断端回缩增厚（箭头）

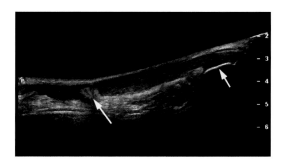

图13-2-16　跟腱近端断裂

超声宽景成像显示跟腱近端断裂，两断端之间可见脂肪组织从深部疝入（长箭头），短箭头为跟腱跟骨附着处

观察残余肌腱的横截面积。陈旧性跟腱断裂时，由于小腿三头肌的长期挛缩，跟腱两断端间距离可以很大，且充满瘢痕组织，超声可显示不均质低回声。

动态超声检查有助于判断跟腱完全撕裂或

部分撕裂。捏小腿三头肌时，可见近侧断端随同肌肉的被动收缩而向近侧移动，断端间隙增宽，远侧断端没有任何运动；松开肌肉后近侧断端恢复原有断裂状态。踝关节被动背屈运动时，跟腱断端间距明显增大，呈分离现象；被动跖屈时，两断端有接近趋势。若肌腱完全撕裂，测量踝背屈及跖屈时跟腱断端之间的距离对于治疗方案的选择较为重要。

超声检查跟腱时，还应注意跖肌腱完整情况。多数跟腱断裂患者，其跖肌腱可保持完整（图13-2-18）。如跟腱断裂而跖肌腱未断裂，则跖肌腱可作为跟腱修补的移植物。超声还可用来监测跟腱断裂缝合术后的愈合情况（图13-2-19）。如缝合处肌腱组织回声不均匀，可见范围不等的积液，则提示跟腱愈合不良（图13-2-20）。

少数患者由于外伤或过早运动，跟腱可发生再次断裂（图13-2-21）。

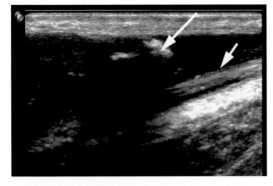

图13-2-17　跟腱断裂缝合术后6个月再次断裂

纵切面显示跟腱大部分组织断裂，近侧断端可见钙化斑（长箭头），仅深部残留少许跟腱组织（短箭头）

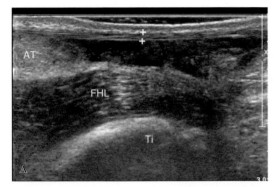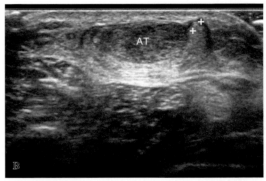

图13-2-18　跟腱断裂，跖肌腱完整

A.纵切面显示跟腱断裂，可见近侧断端（AT），其旁跖肌腱连续性完整（标尺）；B.横切面显示跟腱近侧断端（AT）及其旁的跖肌腱（标尺）。FHL：姆长屈肌

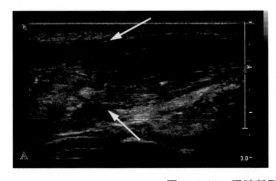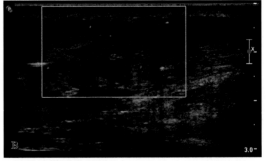

图13-2-19　跟腱断裂缝合术后2个月复查

A.超声显示跟腱缝合处跟腱连续，较正常增粗，未见明显积液；B.PDI显示跟腱缝合处散在血流信号

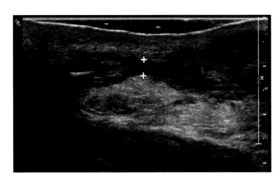

图 13-2-20 跟腱断裂缝合术愈合不良

超声显示跟腱局部较细（标尺），可见少量积液

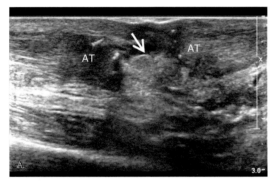

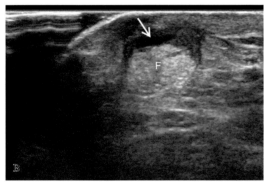

图 13-2-21 跟腱断裂缝合术后 2 个月再次断裂

A. 纵切面显示跟腱连续中断，其两侧断端（AT）可见缝线强回声。断裂处可见脂肪组织（箭头）疝入；B. 短轴切面显示跟腱断裂处局部仅见积液（箭头）和疝入的脂肪垫（F）

二、慢性踝关节疼痛

（一）慢性踝外侧疼痛

腓骨肌腱的脱位或半脱位、肌腱炎、腱鞘炎、撕裂是导致外踝疼痛的常见原因。

1. 腓骨肌腱不稳 包括肌腱半脱位和脱位。腓骨肌腱脱位较为少见，占踝部外伤的

0.3% ～ 0.5%。腓骨长肌腱、腓骨短肌腱有使踝跖屈及使足外翻的功能。在腓骨下端（又称外踝）的后缘有一浅沟（踝沟），腓骨肌腱沿此沟下行，至外踝尖部急弯向前下，为成角最大之处。而小腿深筋膜在外踝处增厚形成上支持带，其前部附着于腓骨外侧缘，向后包绕腓骨肌腱，止于小腿后肌间隔和跟骨外侧上面。上支持带较薄弱，易撕裂而引起肌腱滑脱。跟骨骨折或外踝的撕脱骨折常伴发腓骨上支持带的撕裂。滑冰导致的踝关节背屈、外翻损伤是常见的引起腓骨肌腱和支持带损伤的原因。先天性易导致腓骨肌腱脱位的因素包括踝沟变平或外凸等。

（1）临床表现：行走时，足背屈时腓骨肌腱滑脱移出踝沟，移至外踝前面，跖屈时又回到踝沟。腓骨肌腱脱位时，患者感到患足不稳，有跌倒倾向，局部疼痛。晚期，习惯性脱位多伴有腱鞘炎症状。检查时，将足背屈即可见腓骨肌腱脱出。临床上，如在外踝上方或前方触及腓骨肌腱或在踝背屈、外翻时触及腓骨肌腱向前移位，则可明确诊断为腓骨肌腱脱位。但在急性期，由于患者外踝处疼痛、软组织肿胀而影响触诊，致使诊断难以明确。

（2）超声表现：动态超声检查时，探头横切放在腓骨肌沟（踝沟）处，让患者做被动和主动的足背屈和外翻，并实时显示腓骨长肌腱、腓骨短肌腱。腓骨肌腱脱位可表现为以下 2 种方式：①腓骨长肌腱、腓骨短肌腱中的一个或两个肌腱均向前移位至外踝前方。②腓骨长肌腱、腓骨短肌腱两者的位置发生改变，不再呈正常的前后位置关系，又称腱鞘内脱位。

在慢性复发性肌腱脱位患者，踝部自然位时，腓骨肌腱一般位于正常位置，只有在踝背屈外翻时，肌腱才发生脱位。因此，动态超声检查对于间断性腓骨肌腱脱位的诊断具有重要意义。

2. 腓骨肌腱断裂 可继发于踝关节扭伤或慢性踝关节不稳，特别是合并系统性疾病如类风湿关节炎、糖尿病或正在接受皮质类固醇激素治疗的患者。腓骨肌腱断裂后可导致踝关节外翻障碍和高弓内翻足。腓骨肌腱的横向断裂

很少发生，多为纵向撕裂，并常累及腓骨短肌腱（图13-2-22）。纵向撕裂通常从外踝远端开始，然后可向近侧和远侧扩展。腓骨肌腱纵向撕裂的原因常为腓骨肌腱半脱位、腓骨外侧的骨刺和副腓骨肌腱。

（1）超声表现：当腓骨短肌腱发生纵向撕裂时，超声表现为肌腱内部纵向的无回声裂隙，腱鞘内也可见积液。由于腓骨短肌腱被分为两半，横切面超声于外踝后方常可见3个肌腱回声（中间为腓骨长肌腱，两侧为被分开的腓骨短肌腱），而不是正常时2个肌腱（腓骨长肌腱和腓骨短肌腱）。腓骨长肌腱常可嵌入被分开的腓骨短肌腱之间。腓骨肌腱腱鞘内常可见积液回声。

（2）鉴别诊断：超声诊断腓骨肌腱纵向撕裂时需要与外踝处异常的第4腓骨肌腱或其他变异肌腱相鉴别。显示肌腱的止点部位有助于两者的鉴别。第4腓骨肌腱在人群中发生率可达22%，一般起自腓骨短肌，其肌腱多位于腓

骨长肌腱、腓骨短肌腱的内侧或后内侧，向下止于腓骨滑车后结节。而腓骨短肌腱纵向撕裂时，撕裂的肌腱位于踝后沟内的前部。不典型第4腓骨肌腱也可位于外踝后方、腓骨长肌腱的前方（图13-2-23）。超声检查时，除观察肌腱在踝后沟内的位置外，还应注意观察肌腱的粗细、内部回声，并纵向扫查观察肌腱的起点和止点。

3.腓骨肌腱弹响　较少见，多与踝部扭伤有关。其主要征象为患者在足外翻外展时，在外踝后面的腓骨长肌腱、腓骨短肌腱发生上下相互错动而出现弹响。久之，患者出现酸痛不适，出现腓骨肌腱腱鞘炎（图13-2-24，图13-2-25），腓骨长肌腱或腓骨短肌腱梭形肥大。

（二）慢性内踝疼痛

1.胫骨后肌腱部分断裂或完全断裂　胫骨后肌腱的慢性自发性断裂是踝内侧慢性疼痛的常见原因。慢性断裂较急性断裂常见，且易被

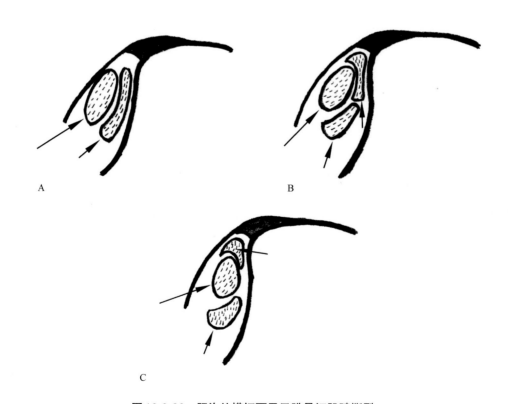

图13-2-22　踝沟处横切面显示腓骨短肌腱撕裂
A.正常腓骨长肌腱（长箭头）和腓骨短肌腱（短箭头），其表面被腓骨支持带覆盖；B.由于腓骨长肌腱向外踝方向的压力，可逐渐将腓骨短肌腱（短箭头）向两侧分开；C.最后腓骨长肌腱（长箭头）可嵌入撕裂的腓骨短肌腱（短箭头）之间

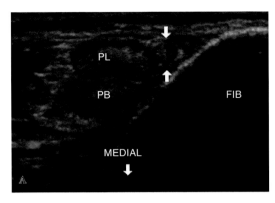
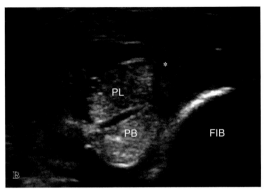

图13-2-23 外踝处异常腓骨肌腱

A.异常肌腱（箭头）位于腓骨长肌腱（PL）和腓骨短肌腱（PB）前方；B.腱鞘造影后可清晰显示异常肌腱（＊）与腓骨长肌腱（PL）和腓骨短肌腱（PB）的关系，并可显示腓骨长肌腱（PL）的腱系膜（图片经Journal of Ultrasound in Medicine授权引用）。FIB：腓骨远端；MEDIAL：内侧

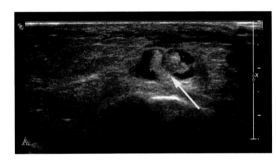
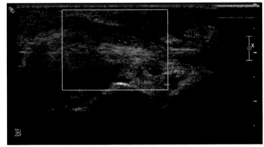

图13-2-24 腓骨长肌腱、腓骨短肌腱腱鞘炎

A.横切面显示外踝处腓骨长肌腱、腓骨短肌腱增粗（箭头），腱鞘内少量积液；B.纵切面显示腓骨肌腱增粗，部分区域回声减低，PDI显示其内少许血流信号

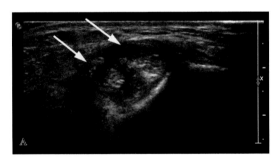
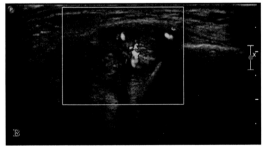

图13-2-25 腓骨长肌腱、腓骨短肌腱腱鞘炎

A.横切面显示腓骨长肌腱、腓骨短肌腱增粗，腱鞘增厚（箭头）；B.PDI显示肌腱及腱鞘内均可见丰富血流信号

临床所忽略。慢性胫骨后肌腱断裂多发生于中年肥胖女性，或与系统性疾病如类风湿关节炎、血清阴性脊椎关节病有关。胫骨后肌腱撕裂后，患者的跖屈和踝内翻功能可受限。肌腱断裂的部位通常紧邻内踝的远侧，其次为肌腱在足舟骨止点处。胫骨后肌腱的部分撕裂也是慢性内踝疼痛的原因。胫骨后肌腱部分撕裂的原因

可为劳损、创伤、邻近胫骨表面骨赘的机械损伤等。

（1）超声表现：肌腱断裂急性期可见肌腱连续性中断，两断端之间可见积液，而腱鞘常可保持完整。当肌腱断裂回缩后，断裂处的腱鞘可呈塌陷状。超声可对肌腱2个断端之间的距离进行测量。断端距离为数厘米时，可行肌

腱两断端之间的端端缝合。如断裂后较长时间才进行诊治，则诊断和治疗均较为困难，因肌腱近侧断端可回缩至小腿而无法分辨。超声横切面可见内踝处胫骨肌腱沟空虚，纵切面可见肌腱远端呈波浪状。超声检查时应注意勿将趾长屈肌腱当作胫骨后肌腱。

除完全断裂，胫骨后肌腱也可发生纵向的部分撕裂，撕裂部位多位于内踝附近。

（2）超声分型：根据病变的严重程度，超声上胫骨后肌腱撕裂可分为3型。①Ⅰ型：肌腱增厚，内可见纵向撕裂和退行性改变，肌腱表面不规则、与周围组织粘连；②Ⅱ型：肌腱拉长、局部变细，且由于撕裂和纤维组织形成而导致肌腱回声异常；③Ⅲ型：肌腱完全断裂，两断端之间可见积液（急性期）或低回声肉芽组织（慢性期）（图13-2-26）。

（3）检查注意事项：肌腱断裂后慢性期超声检查易出现误诊，即将肌腱两断端之间的肉芽组织当作退变而变细的肌腱。另一易出现误诊的情况：当胫骨后肌腱断裂回缩后，趾长屈肌腱可向前移位，而被误认为胫骨后肌腱，此时超声于内踝处胫后动静脉前方仅可见到一个肌腱，而不是正常的2个肌腱。趾长屈肌腱一般较胫骨后肌腱细。

2. 副舟骨疼痛综合征　足踝部有很多副骨，其中副足舟骨是常见的足部解剖变异，其发生是由于在足舟骨近距侧或舟距关节间出现了一个副骨化中心，并且在发育过程中未与足舟骨骨化中心合并。副舟骨出现率4%～14%，且多为双侧，单侧少见。根据副舟骨的形态、位

置及其与足舟骨有无软骨结合将其分为3型。Ⅰ型即籽骨型，为圆形、卵圆形，与足舟骨完全分离不形成关节面，约占所有副舟骨的30%，一般无症状；Ⅱ型呈三角形或心形，大小为8～12mm，通过1～3mm的软骨联合与足舟骨构成微动关节，形成关节面；Ⅲ型即舟骨角型，副舟骨与足舟骨体已融合，关节面消失，融为一体呈鸟嘴状或舟骨突，可以认为是Ⅱ型的后期。Ⅱ型和Ⅲ型约占70%，患者可以出现临床症状。由于胫骨后肌腱大部分或全部止于副舟骨，其作用力通过副舟骨和支持组织传导至足舟骨，在两骨之间产生一个异常扭矩，造成局部的活动紊乱，同时也削弱了胫骨后肌对足弓的稳定作用，容易使副舟骨的支持组织及足内侧纵弓的支持组织发生疲劳、慢性损伤和非特异性炎性反应而出现疼痛。

（1）临床表现：足舟骨部软组织肿胀隆起、疼痛或压痛，严重者行走不便。

（2）X线表现：可见足内侧足舟骨部软组织肿胀、隆起；副舟骨与足舟骨形成假关节面，关节面骨质毛糙，甚至出现小囊变，或伴有轻度骨质增生、硬化；关节面不光整、毛糙，合并有小囊变、轻度骨质硬化增生等。

（3）超声表现：Ⅰ型副舟骨位于胫骨后肌腱内，籽骨大小一般为2～6mm，位于足舟骨内后部的近侧，显示为强回声斑（图13-2-27），不要将其误认为肌腱内钙化灶或撕脱骨折片。Ⅱ型为足舟骨的副骨化中心，一般较大，直径为8～12mm，一般呈三角形，通过软骨联合与足舟骨的后内侧相关节（图13-2-28）。正常

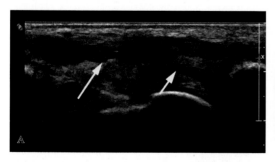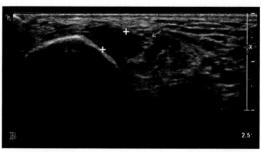

图13-2-26　胫骨后肌腱断裂

A.纵切面显示内踝处胫骨后肌腱完全断裂，局部可见积液（长箭头），其远端可见残余肌腱（短箭头）；B.内踝横切面显示胫骨后肌腱缺失（标尺），局部可见积液，其后方趾长屈肌腱（箭头）未见异常

软骨联合处呈偏高回声且均匀。软骨联合损伤后，其内部回声不均匀，周围可见积液或可见软骨与骨膜分离（图13-2-29）。超声还可显示胫骨后肌腱有无撕裂。

3.内踝处腱鞘炎　以胫骨后肌腱腱鞘炎多见。临床主要症状为疼痛，触痛可沿受累肌腱上下延伸，可触及肥厚的肌腱，任何足踝活动增加受累肌腱的张力时，可使疼痛加剧。超声检查可见腱鞘扩张，内为积液，腱鞘也可增厚，呈实性低回声，PDI于腱鞘内可见丰富血流信号（图13-2-30～图13-2-34）。

4.踝管综合征　本病也可导致慢性内踝疼痛。胫神经受压可导致疼痛、感觉异常、肌肉功能障碍。软组织肿瘤如腱鞘囊肿、神经瘤、脂肪瘤、创伤后组织纤维化或肌腱病变均可导致踝管综合征，详见第6章第五节　五、踝管综合征。

（三）慢性足后部疼痛

1.跟腱病变　可分为跟腱病和腱围炎。尽管2种病变常同时出现且临床表现相似，应将其视为独立的病变。

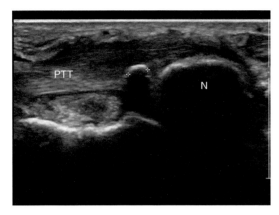

图13-2-27　纵切面显示胫骨后肌腱（PTT）远段内Ⅰ型副骨（标尺），边界清楚。N：足舟骨

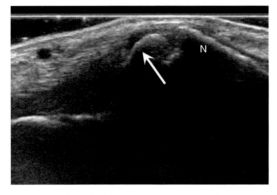

图13-2-28　足舟骨副骨：Ⅱ型
长轴切面显示胫骨后肌腱远端内副骨（箭头）与足舟骨（N）相连

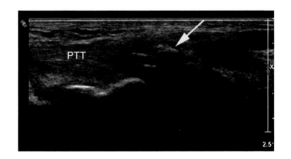

图13-2-29　Ⅱ型副舟骨损伤
超声显示副舟骨与足舟骨之间的软骨联合损伤后不规则改变（箭头）。PTT：胫骨后肌腱

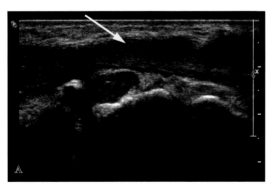

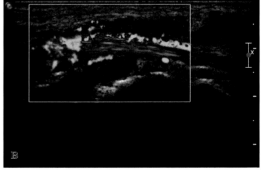

图13-2-30　胫骨后肌腱腱鞘炎
A.纵切面超声显示胫骨后肌腱腱鞘增厚（箭头），回声减低；B.PDI于腱鞘内可见丰富血流信号

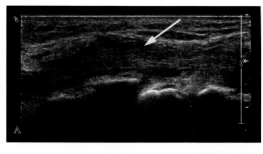
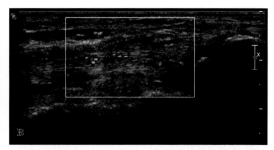

图13-2-31 胫骨后肌腱炎

A.纵切面显示胫骨后肌腱增粗,边界不清(箭头),腱鞘稍增厚;B.PDI于肌腱内可见丰富血流信号

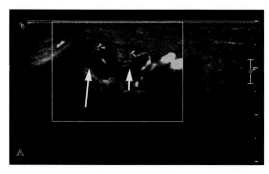
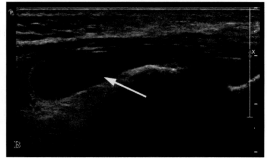

图13-2-32 胫骨后肌腱、趾长屈肌腱腱鞘炎

A.横切面超声显示胫骨后肌腱(长箭头)、趾长屈肌腱(短箭头)腱鞘增厚,内可见较多积液,PDI显示肌腱内及其周围可见丰富血流信号;B.纵切面显示趾长屈肌腱腱鞘内较多积液(箭头)

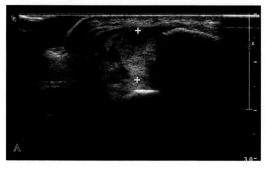
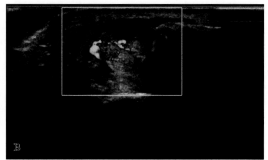

图13-2-33 胫骨后肌腱炎

A.横切面超声显示胫后肌腱显著增粗(标尺),内部回声不均匀,可见小范围低回声区;B.PDI于肌腱内可见丰富血流信号

(1)跟腱周围炎:跟腱周围无腱鞘,仅有疏松的网状组织,称为腱周组织,其可连接肌腱与其周围的筋膜,其中含有血管以供给肌腱营养。若跑跳过多或站立过久,可导致腱周组织劳损性损伤。跟腱周围组织内成纤维细胞产生大量胶原,导致瘢痕挛缩,而这种挛缩会进一步阻碍跟腱血供。

1)临床表现:主要症状为疼痛,早期患者多主诉剧烈运动后疼痛;如症状进展,常表现为习惯性活动后疼痛。患者可因小腿三头肌紧张导致踝关节背屈幅度减小。触诊可发现跟腱两侧组织变软,且内侧较明显。

2)超声表现:超声显示跟腱内部结构正常,而跟腱周围组织水肿,回声减低,跟腱边界不规则,跟腱前脂肪组织回声不均匀(图13-2-35)。

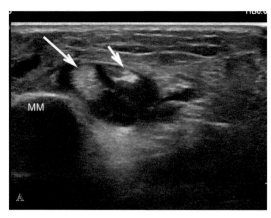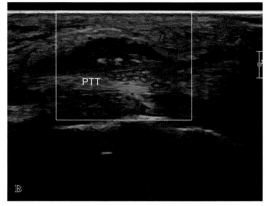

图13-2-34 胫骨后肌腱腱鞘炎

A.横切面于内踝处可见胫骨后肌腱（长箭头）和趾长屈肌腱（短箭头）腱鞘扩张；B.纵切面显示胫骨后肌腱（PTT）腱鞘内可见丰富血流信号

（2）跟腱病：是由累积性微小损伤、年龄增长或两者共同作用引起的无菌性、无症状的肌腱退变，表现为跟腱变厚、变软、变黄，由黏蛋白样物质在跟腱内积聚所致，跟腱周围组织较少累及。因该病多无症状，常在跟腱断裂时才确诊，而这种跟腱断裂多见于突然增加体育活动的中年男性。

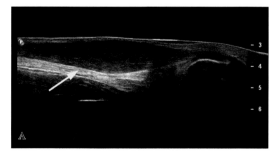

图13-2-35 跟腱周围炎

超声显示跟腱浅侧组织增厚，内见丰富血流信号

超声表现：跟腱局限性或弥漫性增厚，回声减低，伴或不伴肌腱内钙化（图13-2-36～图13-2-39）。在有症状的跟腱病患者，双侧发病约占62%；病变部位多位于跟腱的近2/3段（约占81%），仅少数病变位于跟腱远段。病程较长的严重跟腱病变，PDI于病变内可见血流信号增加。

跟腱内有时可见钙化灶，超声显示为强回声斑块，后方伴声影。钙化灶的出现与跟腱退变的关系尚不明确。跟腱止点处的钙化灶为最为常见的跟腱末端病变，可导致患者局部疼痛（图13-2-40～图13-2-42）。

代谢性疾病也常累及跟腱，如痛风患者因尿酸盐沉积可导致跟腱内结节状或弥漫性增厚；家族性高胆固醇血症常可导致双侧跟腱显著增厚，内部回声不均匀，纤维束结构消失，可见黄色瘤，其呈局部或弥漫性高回声。此类病变

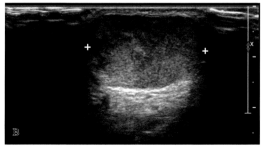

图13-2-36 跟腱病

A.超声宽景成像显示跟腱近中段增粗，较厚处约1.5cm，内部回声减低，远端肌腱尚正常；B.横切面显示跟腱增粗（标尺）

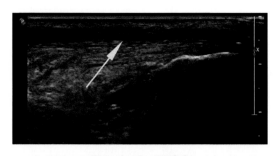

图 13-2-37　跟腱病

纵切面显示跟腱浅侧组织回声减低（箭头），近跟骨附着处可见钙化

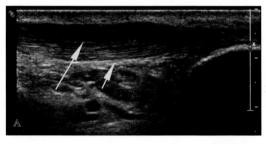

图 13-2-38　跟腱病

A.跟腱增粗，浅侧组织回声减低；B.PDI 显示跟腱低回声区内可见丰富血流信号

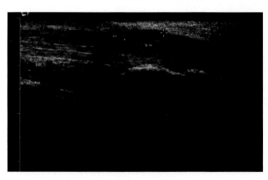

图 13-2-39　跟腱病

纵切面显示跟腱增粗，浅侧组织回声减低，内可见散在钙化

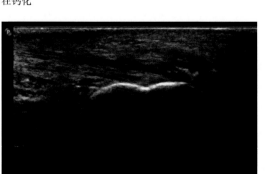

图 13-2-40　跟腱末端病

纵切面显示跟腱增厚，内部可见条形低回声区，近跟骨附着处可见钙化灶

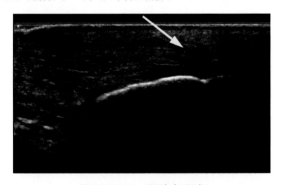

图 13-2-41　跟腱末端病

跟腱于跟骨附着处回声减低（箭头），内可见钙化斑

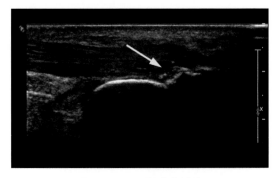

图 13-2-42　跟腱末端病

跟腱跟骨附着处可见多个细小钙化

胆固醇或尿酸盐的沉积多为对称性，常累及双侧跟腱。

2.滑囊炎　为慢性踝后部疼痛的原因之一，可单独发病，也可继发其他炎性病变，如类风湿关节炎、血清阴性脊柱关节病或反复劳损。

（1）临床表现：跟骨后滑囊炎患者表现为踝后部疼痛，踝背屈时可加重疼痛。双指挤压试验阳性，即挤压时跟腱前缘内外侧会出现疼痛。跟腱后滑囊（皮下滑囊）炎时，局部可出现疼痛、压痛，皮下组织肿胀，多见于年轻女性，常为较窄的鞋口上缘摩擦所致。

（2）超声表现：超声显示跟骨后滑囊（跟腱囊）扩张，呈逗号状无回声或低回声，位于跟腱和跟骨后上部之间，厚度＞3mm，囊壁不规则增厚（图13-2-43，图13-2-44）。跟骨后脂肪组织内有时脂肪小叶可呈结节状低回声，不要将其误认为滑囊内积液。

跟腱后滑囊（跟皮下囊）炎时，超声于跟腱浅侧皮下组织内可见积液（图13-2-45），积液紧邻跟腱跟骨后部分的浅侧。PDI有时于滑囊壁上可见丰富血流信号。超声检查此部位时，注意探头不要加压，否则跟皮下囊可被压扁而不显示。

3.Haglund 综合征　为骨与软组织的综合病变，包括跟骨后滑囊（跟腱囊）炎、跟腱后滑囊（跟皮下囊）炎、跟腱增厚或跟腱病、跟骨后部显著凸起。该综合征在临床上较为常见，为足跟后部疼痛的原因之一，可见于各个年龄段的人群。患者可有足跟部肿胀、隆起、疼痛，疼痛常影响患者正常行走。X线检查显示跟骨后上缘显著凸起。如非手术治疗无效，可采取外科手术切除跟骨后上结节。

超声表现：可见跟骨后滑囊和跟腱后滑囊扩张，滑囊内可见积液或滑膜增生，PDI于滑膜内可见较丰富血流信号。跟腱可见局限性或弥漫性增厚、回声减低。

4.踝后部撞击综合征　是胫骨后部与跟骨后突之间的组织在踝跖屈时被挤压所致，多发生在常做踝跖屈动作的芭蕾舞演员、足球运动员、跑步运动员等。临床可表现为患足跖屈受限，踝后部疼痛，踝跖屈或背屈时疼痛可加重。解剖学上，距骨后面有2个结节，即内侧结节和外侧结节，跗长屈肌腱走行在两结节之间。在距骨后部骨化过程中，形成外侧结节的第二骨化中心具有重要的临床意义，是引发踝部撞击的重要因素。副三角骨是距骨后外侧突的第二骨化中心，可见于5%～15%的正常人。骨化发生一般在7～13岁，1年内可形成Stieda骨突或形成一个单独的副三角骨，50%的副三角骨为双侧。副三角骨通过软骨联合与距骨体后

部相关节。较长的距骨外侧突与副三角骨都可导致踝后部撞击损伤，并可引起跗长屈肌腱损伤。患者常诉踝跖屈功能受限，如踢腿或踮足尖活动受限。查体踝关节后部按压或被动跖屈时患者可出现疼痛。

（1）超声表现：可显示踝后部跗长屈肌腱

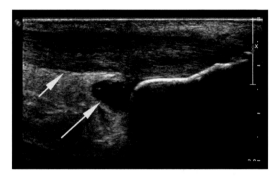

图13-2-43　跟骨后滑囊（跟腱囊）可见积液（长箭头）

短箭头为跟腱

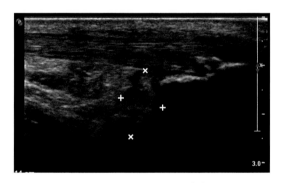

图13-2-44　跟骨后滑囊炎

超声显示滑膜增生呈等回声（标尺）

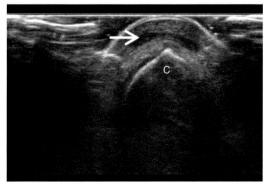

图13-2-45　超声显示跟腱后滑囊稍扩张（箭头）。C：跟骨

外侧的呈强回声的小骨突。姆长屈肌腱腱鞘可见增厚，慢性者可出现狭窄性腱鞘炎，导致姆趾弹响和僵硬。检查姆长屈肌腱时，可让患者姆趾背屈或跖屈以进行动态扫查。踝关节后隐窝有时可见积液及滑膜增生。

（2）检查注意事项：姆长屈肌腱腱鞘在20%的人群中与踝关节腔相通，因此，当姆长屈肌腱腱鞘内发现积液时，姆长屈肌腱本身不一定有病变，而有可能是踝关节腔积液流入姆长屈肌腱鞘内所致，特别是踝关节腔同时发现大量积液时。

（四）慢性踝关节炎和踝前部疼痛

1.踝关节炎 踝关节炎、跗骨间关节炎可由多种原因造成，如感染、炎症、出血、关节腔内的积气、色素沉着绒毛结节性滑膜炎、滑膜骨软骨瘤病。单纯性关节腔积液时，关节囊可隆起；关节内滑膜增生时，可见增生的滑膜呈低回声或等回声，急性期滑膜内可见丰富血流信号（图13-2-46～图13-2-50）。

超声可敏感显示踝关节腔内积液，检查时可分别对踝关节前隐窝和后隐窝进行检查。积液量较大时，于踝关节前部可见关节内脂肪垫被向前推移。踝关节跖屈有利于踝关节腔前部积液的显示。应用PDI和探头加压的方法有利于鉴别关节内积液和增生的滑膜。需要进行踝关节腔积液穿刺抽吸时，可从踝关节前部进针，穿刺时，应避免损伤胫前动静脉和腓深神经。

2.关节内软骨或骨性游离体 关节内游离体可为慢性关节疼痛的原因之一。超声可准确地显示关节内的游离体，显示为强回声结节，动态观察可见其在关节腔内活动。应用12MHz以上的探头，可见骨软骨游离体中心部为强回声的骨质，周边为低回声的软骨带。关节腔内有积液时，关节内游离体显示较为容易（图13-2-51）。如关节腔内无积液，可向关节腔内注射无菌生理盐水，有助于游离体的显示。

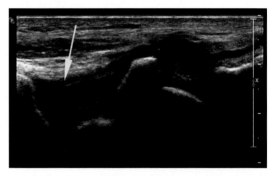

图13-2-47 踝关节腔内滑膜增生呈低回声（箭头）

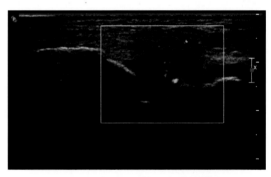

图13-2-48 踝关节腔内滑膜增生

超声显示其呈实性低回声，其内可见丰富血流信号

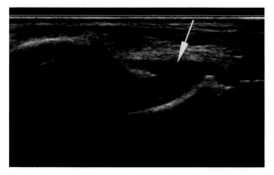

图13-2-46 纵切面显示踝关节前外侧积液（箭头）

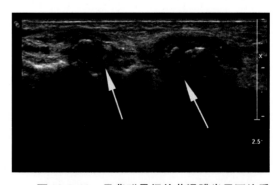

图13-2-49 足背跗骨间关节滑膜炎呈不均质低回声（箭头）

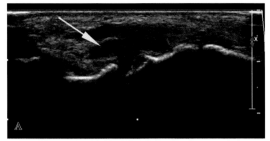

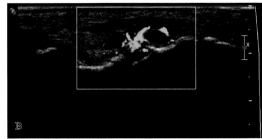

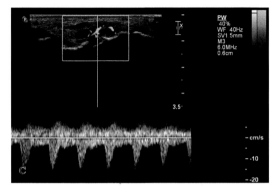

图13-2-50　足舟骨-中间楔骨关节炎

A.灰阶超声显示舟-楔关节内滑膜增生，呈低回声（箭头）；B.PDI于其内见丰富血流信号；C.PW超声显示为动脉血流频谱

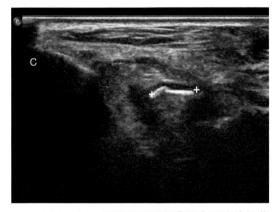

图13-2-51　踝后部距下关节腔内积液伴关节游离体（标尺）（C：跟骨）

3.肌腱病变　慢性踝前部的疼痛也可由伸肌腱的病变所致，如胫骨前肌腱断裂、腱鞘炎等（图13-2-52），但均较为少见。

4.前踝撞击综合征　是以鸟嘴样骨刺形成为特征，这些骨刺位于踝关节囊内胫骨关节面的前缘及与之相对应的距骨颈部关节面，在踝关节反复强力背屈时相互接近并撞击。随着胫骨与距骨骨刺的逐渐增大，撞击也愈加明显，导致踝关节运动范围受限和局部软组织的陷入卡压并发局部炎症反应。骨赘的形成可能与踝关节强力背屈或直接外伤所致的关节软骨边缘损伤有关。踝关节前撞击可导致慢性踝关节疼

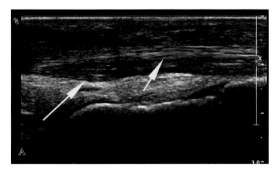

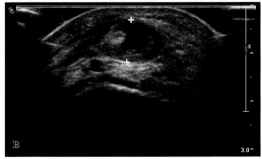

图13-2-52　胫骨前肌腱腱鞘炎

A.纵切面显示胫骨前肌腱腱鞘显著增厚（长箭头），并包绕肌腱（短箭头）；B.横切面显示腱鞘增厚呈低回声（标尺）

痛，踝关节背屈时可有绞锁。

超声表现：于胫骨前下端或距骨前可见强回声骨赘形成，骨赘位于踝关节腔内，有时还可见踝关节腔内积液和（或）滑膜增生。病程长者，突出的骨赘可损伤胫骨前肌腱而导致肌腱发生慢性肌腱病变。症状显著者常须行关节镜骨赘切除术。

（五）慢性足底部疼痛

1.足底筋膜炎　为足底筋膜及其周围组织的慢性无菌性炎症。肥胖、长时间负重站立、扁平足、有骨刺生成等是常见的诱发因素。

（1）临床表现：主要为负重时足跟部疼痛。患者通常在晨起下床或经过一段时间静止不动后足跟着地站立时，感到足跟部疼痛，最初迈步时疼痛加剧，行走数步后有所缓解，但随着步行距离或站立时间的增加，疼痛加剧。疼痛可以表现为抽动痛、灼痛、刺痛、刀割样疼痛，严重者可持续几个月甚至几年，赤足步行、上楼等都可加重症状。

（2）超声表现：于足底筋膜近跟骨附着处可见增厚，厚度＞4mm，回声减低（图13-2-53～图13-2-55），有时可见钙化灶。PDI 显示增

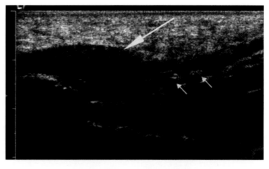

图13-2-53　足底筋膜炎

超声显示足底筋膜跟骨附着处显著增厚、回声减低（长箭头），稍远侧可见数个钙化灶（短箭头）

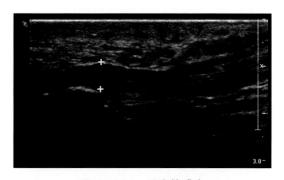

图13-2-54　足底筋膜炎

超声显示足底筋膜跟骨附着处稍增厚，回声减低（标尺）

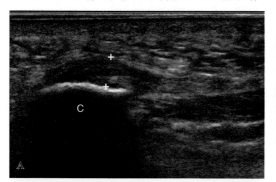

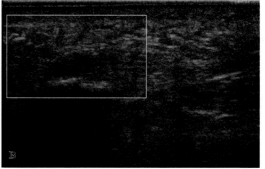

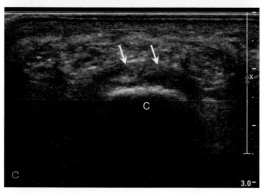

图13-2-55　足底筋膜炎

A.纵切面显示足底筋膜近端增厚，回声减低（箭）；B.PDI于其内血流信号增多；C.横切面显示足底筋膜增厚（箭头）。C：跟骨

厚的筋膜内血流信号一般不丰富。

（3）鉴别诊断：本病需与足底筋膜纤维瘤病相鉴别。足底筋膜纤维瘤病病灶一般位于足底中部，可见单发结节或多个结节，边界清楚，结节内多可见丰富血流信号。其他需要鉴别的有 Morton 神经瘤、足底静脉血栓等（图13-2-56）。

2.足底筋膜纤维瘤病 为少见的足底筋膜良性病变，为筋膜内纤维组织增生病变，常见于足中部和足前部。

（1）临床表现：患者主要症状为足底部疼痛或结节，也可无明显症状。约1/3的病变可为双侧，1/4的病变为多发。

（2）超声表现：于足中部或前部足底筋膜内可见一个或数个低回声结节，边界欠清，沿足底筋膜长轴走行，而跟骨附着处的足底筋膜并不被累及（图13-2-57～图3-2-60）。病变多＜2cm，较小者可见位于筋膜浅侧部位。病变多位于足底筋膜的内侧或中部区域。PDI于病变内部常可见血流信号，约1/4的病变可同时伴有足底筋膜在跟骨附着处的增厚。

（3）鉴别诊断

1）足底筋膜炎：超声显示足底筋膜在跟骨附着处增厚、回声减低，多见于内侧足底筋膜，常伴有跟骨骨赘形成。

2）足底筋膜撕裂：患者常有急性或慢性损伤病史；超声显示足底筋膜局部结构显示不清，可呈条形或不规则低回声区。如能显示筋膜连续性中断、筋膜周围组织水肿或积液则有利于足底筋膜撕裂的诊断。

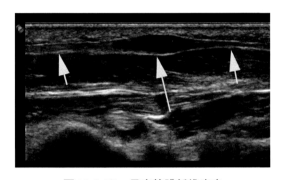

图13-2-57 足底筋膜纤维瘤病

足底中部足底筋膜（短箭头）内可见一低回声结节（长箭头）

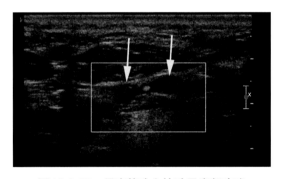

图13-2-56 足底静脉血栓致足底部疼痛

横切面显示足底内侧静脉增宽，内见实性回声，PDI于其内未见血流信号（箭头），两静脉之间为足底内侧动脉

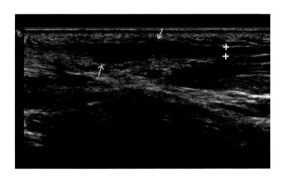

图13-2-58 足底筋膜纤维瘤病

足底中部足底筋膜内（标尺）可见一低回声结节（箭头）

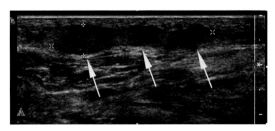

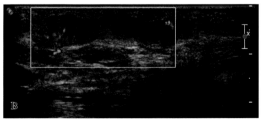

图13-2-59 足底筋膜纤维瘤病

A.足底中部足底筋膜可见多个低回声结节（箭头）；B.PDI于结节内可见丰富血流信号

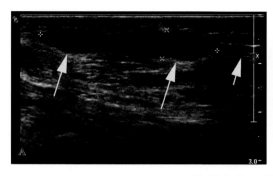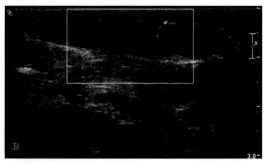

图13-2-60　足底筋膜纤维瘤病

A.足底中部足底筋膜可见2个结节（长箭头），回声减低，其两侧足底筋膜回声正常（短箭头）；B.PDI于结节内可见丰富血流信号

（4）检查注意事项：足底筋膜纤维瘤病的病变两侧可见与足底筋膜相延续，依此可证实病变来源于足底筋膜，因而可除外神经来源肿瘤或筋膜外软组织肿瘤。

3.Morton神经瘤　是引起足底疼痛的另一常见原因（详见第6章第五节　六、Morton神经瘤）。

三、足踝部滑囊炎

足踝部常见滑囊如下。

1.跟腱囊　又分为深、浅两囊，深部滑囊位于跟骨后上角与跟腱之间，浅层滑囊位于跟腱与皮下之间。

2.跟骨底滑囊　位于跟骨结节的跖侧与其浅层脂肪垫之间。

3.跗趾滑囊　位于第1跖骨头内侧皮肤与骨突起之间。

4.小趾滑囊　位于小趾的第5跖骨头背外侧皮肤与骨突起之间。

5.胫骨后肌腱滑囊　位于胫骨后肌腱与舟骨粗隆之间。

6.内踝滑囊、外踝滑囊　位于内踝、外踝骨突与皮肤之间。

7.楔骨背侧皮下囊　为楔骨背侧骨突与皮肤之间。

8.跖趾背侧皮下囊　位于跖趾关节背侧皮下。

上述第2～8条的滑囊均为继发性滑囊。

（一）病因与病理

创伤性滑囊炎主要是滑囊受到一次性剧烈或反复长久的过度刺激、压迫等机械因素引起，如跟骨结节跖侧经常踏在高凸的硬物；跗囊炎及小趾滑囊炎与穿过紧、过窄的皮鞋而压迫磨损跖骨头有关，也有部分患者因第1跖骨内翻或第5跖骨外翻，其跖骨头与鞋帮压迫、磨损，久之引起创伤性炎症；胫骨后肌腱滑囊炎可由于踝部长期过度的屈伸运动，使肌腱在足舟骨隆突上反复摩擦而引起。类风湿等其他疾病也可导致滑囊出现炎性病变。

（二）临床表现

临床上滑囊炎可分为急性和慢性。急性期，患处肿胀、疼痛，疼痛为持续性胀痛，可因附近肌腱的收缩运动而加重，严重者可影响行动。因滑囊内充满渗出的液体，局部可感觉柔软而富于弹性，并伴有轻度压痛。如无继发感染，一般无化脓性滑囊炎的症状。慢性期表现为局部疼痛不适，劳累、运动后、阴雨天或受凉后疼痛加重。若滑囊壁增厚尤其是有钙质沉着时，可触及有压痛的较硬包块。

（三）超声表现

足踝部滑囊炎与身体其他部位滑囊炎表现类似：急性期囊内积液增加；慢性期囊壁增厚，有时可见滑膜增生呈结节状（图13-2-61～图13-2-63）。

四、痛风性关节炎

痛风是遗传性或获得性病因引起嘌呤代谢紊乱所致的疾病，其特征性病理改变为痛风石形成。痛风石为尿酸盐针状结晶，并引起慢性异物反应，周围被上皮细胞、巨噬细胞所包围形成异物结节。痛风石常见于关节软骨、滑膜、腱鞘、关节周围组织、皮下组织、骨骺及肾间质部位。关节软骨是尿酸盐最常见的沉积部位，有时是唯一的沉积处。

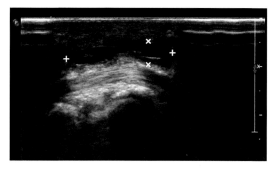

图13-2-61 足底第1跖趾关节处滑囊炎
超声显示囊内积液为无回声（标尺），其深部为蹬长屈肌腱

（一）临床表现

该病多见于男性，男性与女性之比为20:1，可大致分为3期。

1.无症状高尿酸血症 此期仅有血尿酸增高，并无尿酸盐沉积和组织炎症反应。

2.急性痛风性关节炎期 关节炎首次发作的特点如下：多在清晨或半夜突然急性疼痛发作，70%的患者首发于单侧第1跖趾关节，其余多为单侧跗骨，表现为局部红、肿、热和剧痛，活动受限，可伴有发热、头痛、白细胞增高、红细胞沉降率增快等全身症状。症状在48h内达高峰，持续5～7d可自行缓解，局部不留痕迹。初次发病多见于单个关节，反复发作则受累关节增多。关节轻微损伤、手术、劳累、精神紧张、过度疲劳、进高嘌呤饮食、酗酒为常见诱因。

3.慢性痛风性关节炎期 随着病情进展，

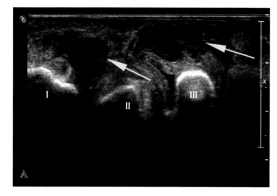
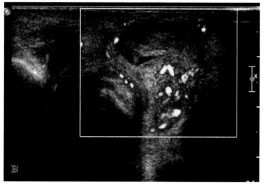

图13-2-62 类风湿足底跗骨间滑囊炎
A.横切面显示足底跗骨间滑囊增大，内见低回声病变及积液；B.PDI于滑囊内可见丰富血流信号

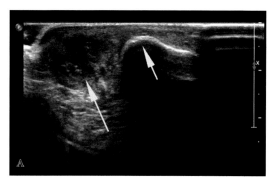
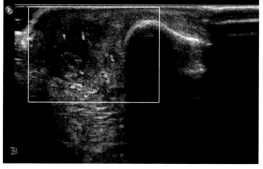

图13-2-63 类风湿第5跖骨底外侧滑囊炎
A.横切面显示第5跖骨底（短箭头）外侧滑囊扩张，内为不均质低回声（长箭头）；B.PDI于病变内可见丰富血流信号

尿酸盐在关节内沉积逐渐增多，可出现关节畸形僵硬，并形成痛风石。痛风石可随尿酸盐沉积而增大，可小如米粒，大如鸡蛋。痛风石沉积的过程为隐匿性发展，不产生疼痛。若痛风石逐渐增大，外表菲薄，可破溃形成瘘管，并有白色粉末状尿酸盐结晶排出。邻近关节或骨部位的痛风石可造成骨质穿凿样改变、周围组织纤维化、关节强直或畸形。慢性期患者还可出现肾脏、心血管、眼部等病变。

（二）X线表现

1. 软组织肿胀　关节周围软组织呈偏心性结节状肿胀，局部密度高。慢性期可见尿酸钠沉积在关节内和关节周围，造成软组织内高密度阴影。

2. 关节间隙　痛风性关节炎即使有广泛的骨侵蚀或破坏，其关节间隙大都保持正常。

3. 骨侵蚀　常位于关节旁或软组织结节下，出现偏心性、圆形或椭圆形、边缘锐利的囊状或虫蚀状骨缺损区，其边缘常有硬化。缺损区的骨缘翘起，并可伸向软组织，其形成与痛风石不断扩展侵蚀骨皮质，同时骨膜新骨形成力图包裹痛风石有关。

（三）超声表现

1. 关节软骨"双线"征　关节软骨表面见线状强回声，平行于软骨与软骨下骨之间的线状强回声。

2. 滑膜增厚伴"落雪"征　关节或腱鞘内滑膜增厚，内回声偏高，常可见散在点状强回声（图13-2-64～图13-2-68）。

3. 痛风石形成　早期痛风石显示为低回声小结节，内部回声均匀，称为软痛风石；结节逐渐增大时，回声可增强，与周围组织分界清晰。数年后，痛风结节可增大，呈假瘤样，且内部回声不均匀，部分结节内可见钙化灶，此时称为硬痛风石（图13-2-69～图13-2-80）。痛风石周围组织发生炎性改变时，其周围可见低回声晕环形成（图13-2-81）。肌腱内的痛风石多见于髌腱和跟腱，显示为不均匀的低回声结节。结节可挤压周围正常组织，如肌腱、血管或神经等。如痛风石位于腕管内时，可压迫正中神经而导致腕管综合征。

4. 病变侵犯骨　局部可见骨质侵蚀性改变（图13-2-82，图13-2-83）。

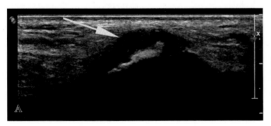
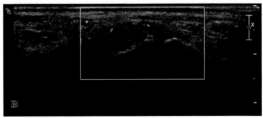

图13-2-64　第1跖趾关节痛风性关节炎
A.超声显示第1跖趾关节腔内滑膜增生呈低回声（箭头）；B.PDI于增生的滑膜内可见丰富血流信号

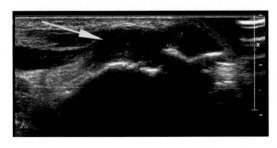
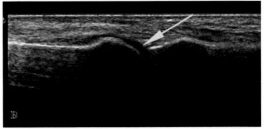

图13-2-65　痛风性关节炎
A.第1跖趾关节扩张，内见滑膜增生，呈低回声（箭头）；B.健侧第1跖趾关节

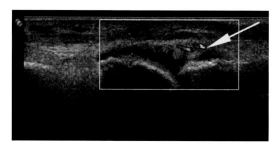

图13-2-66 第1跖趾痛风性关节炎
关节腔内滑膜增生呈结节状（箭头）

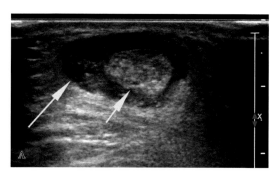
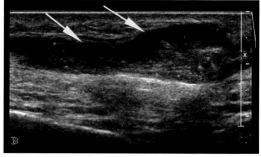

图13-2-67 痛风性胫骨前肌腱腱鞘炎
A.横切面显示胫骨前肌腱腱鞘增厚，呈低回声（长箭头），并包绕肌腱（短箭头）；B.纵切面显示腱鞘不均匀增厚（箭头），内可见多发点状强回声，呈"落雪"征

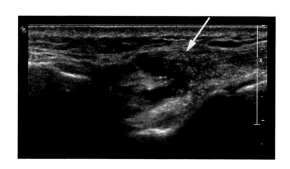
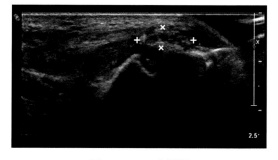

图13-2-68 痛风性腱鞘炎
超声显示右侧手腕背侧伸肌腱腱鞘增厚，内可见多发点状强回声，呈"落雪"征（箭头）

图13-2-70 痛风石
超声显示其位于第1跖趾关节腔内，呈偏高回声（标尺）

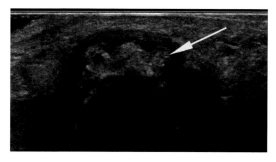
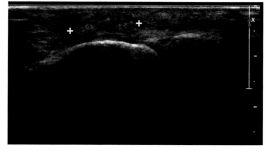

图13-2-69 第1跖趾关节痛风性关节炎
矢状切面显示关节腔内痛风石，呈偏高回声（箭头）

图13-2-71 痛风石
足背伸肌腱腱鞘内见痛风石形成（标尺）

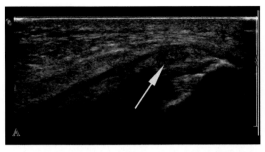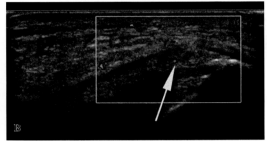

图13-2-72 痛风石沉积于股四头肌腱近髌骨附着处

A.痛风石呈低回声（箭头），内见细小点状强回声，局部压痛；B.痛风石内可见较丰富血流信号（箭头）

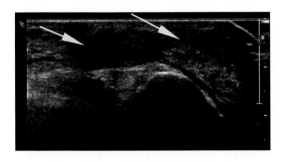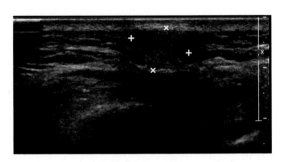

图13-2-73 痛风石

外踝皮下见多个痛风石形成，呈偏低回声或等回声（箭头）

图13-2-76 痛风石

腕部皮下见痛风石形成（标尺）

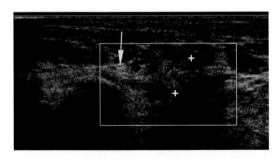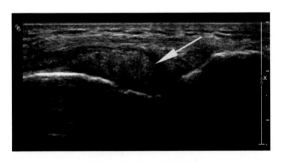

图13-2-74 痛风石

足底部软组织内可见痛风石（标尺）形成，呈等回声，其旁为足底内侧血管及神经（箭头）

图13-2-77 痛风石

膝腓侧副韧带周围可见痛风石，呈偏高回声（箭头）

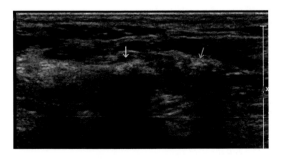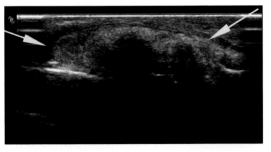

图13-2-75 痛风石

足背肌层见多个痛风结节（箭头），后方伴声影

图13-2-78 第1跖趾关节周围较大痛风石，部分区域后方伴声影

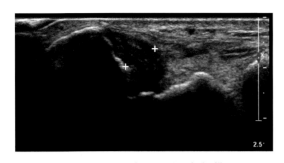

图13-2-79 痛风累及踝部韧带

踝内侧韧带（三角韧带）增厚，回声减低（标尺），内可见多个点状或条状强回声

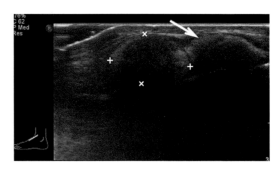

图13-2-80 踝前部痛风石

踝前部皮下可见较大痛风石（箭头与标尺）

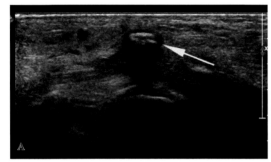

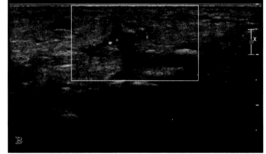

图13-2-81 痛风石

A.痛风结节沉积在内踝肌腱旁软组织内，呈强回声（箭头），周边可见低回声晕；B.其周围可见较丰富血流信号

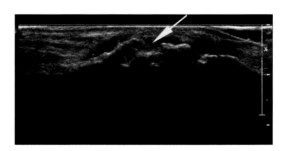

图13-2-82 痛风性关节炎伴骨侵蚀性病变

第1跖趾关节骨质可见不规则缺损（箭头）

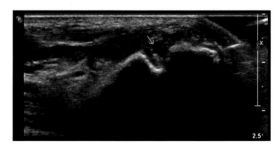

图13-2-83 痛风性关节炎伴骨侵蚀性病变

第1跖趾关节可见骨质缺损（箭头），局部充填以增生的滑膜，内见多个点状强回声

五、其他典型病例

（一）趾长屈肌腱腱鞘炎（图13-2-84，图13-2-85）

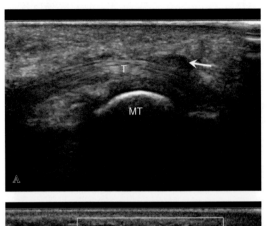

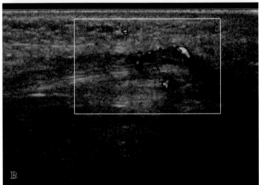

图13-2-84　足底前部第2趾长屈肌腱腱鞘炎

A.纵切面显示第2趾长屈肌腱腱鞘增厚，回声减低（箭头）；B.PDI显示腱鞘内血流信号增多。T：趾长屈肌腱；MT：第2跖骨头

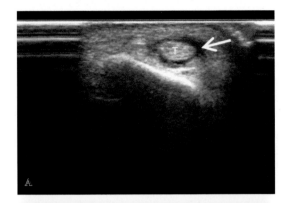

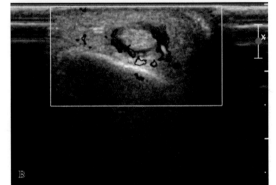

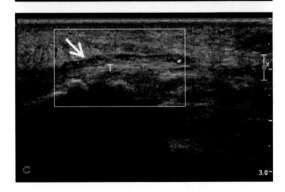

图13-2-85　足底前部趾长屈腱腱鞘炎

A.横切面显示足底前部趾长屈肌腱（T）的腱鞘增厚（箭头）；B.PDI于腱鞘内可见丰富血流；C.纵切面显示腱鞘（箭头）内丰富血流

（二）距舟关节滑膜增生（图13-2-86）

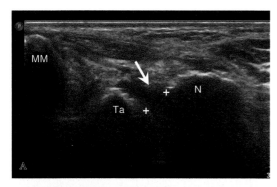

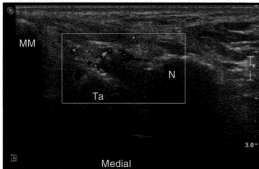

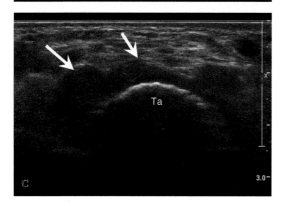

图13-2-86 距舟关节滑膜增生

A.超声显示内踝前下方距舟关节滑膜增厚，呈低回声（箭头）；B.PDI显示增生滑膜内可见丰富血流信号；C.横切面显示距舟关节内滑膜增厚（箭头），呈低回声。患者手术病理为距舟关节滑膜增生，纤维组织中见大量淋巴细胞浸润。MM：内踝；Ta：距骨；N：舟骨

（三）跟腓韧带损伤（图13-2-87）

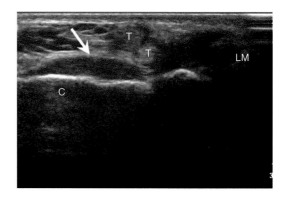

图13-2-87 跟腓韧带明显增厚

超声显示跟腓韧带增厚（箭头），回声减低。C：跟骨；LM：外踝；T：腓骨长肌腱与腓骨短肌腱

（四）距舟韧带损伤（图13-2-88）

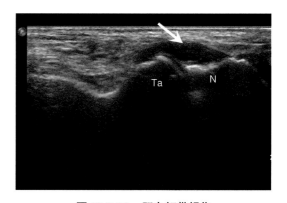

图13-2-88 距舟韧带损伤

超声显示距舟韧带增厚（箭头），内见积液回声。Ta：距骨；N：舟骨

（五）距腓前韧带撕脱骨折（图13-2-89）

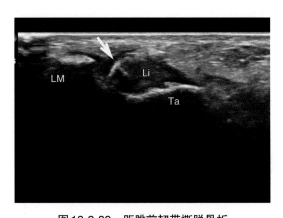

图13-2-89 距腓前韧带撕脱骨折

超声显示距腓前韧带（Li）增厚，近外踝（LM）处可见异常骨折片（箭头）。Ta：距骨

（六）胫腓前韧带损伤（图13-2-90）

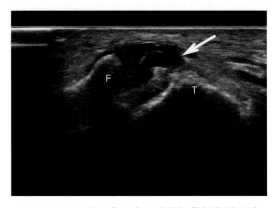

图13-2-90 外踝内上方胫腓前韧带损伤伴积液

超声显示胫腓前韧带连续性中断，局部可见积液（箭头）。F：腓骨远端；T：胫骨远端

（七）足底部静脉畸形（图13-2-91）

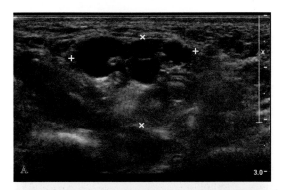

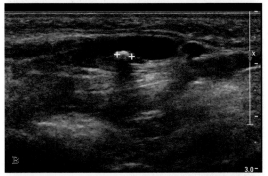

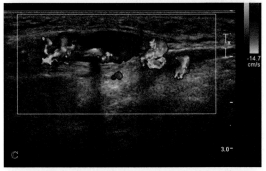

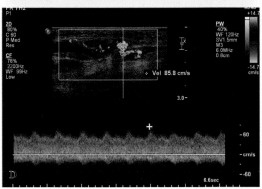

图13-2-91 足底部动静脉畸形

A.足底部皮下及肌层内多房囊性包块（标尺）；B.部分管腔内可见静脉石回声；C.管腔内可见较丰富动静脉血流信号；D.PW超声显示为低阻动脉血流频谱，提示动静脉瘘的存在

（八）足背滑膜肉瘤（图13-2-92）

（九）跗骨窦滑膜炎（图13-2-93）

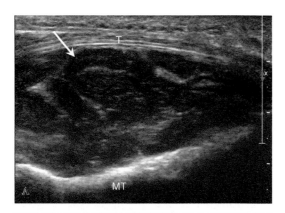

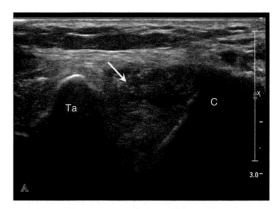

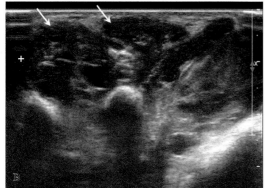

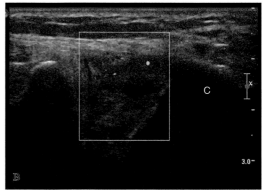

图13-2-93 跗骨窦滑膜炎

A.于外踝前内方跗骨窦外口处可见滑膜炎，呈不均质病变（箭头）；B.PDI于病变内可见血流信号。C：跟骨；Ta：距骨

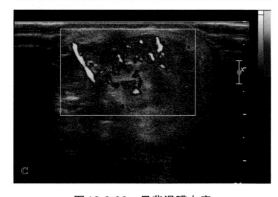

图13-2-92 足背滑膜肉瘤

A.足背纵切面于跖骨（MT）浅侧可见较大低回声团块（箭头）；B.横切面可见各跖骨浅侧较大低回声团块（箭头）；C.PDI显示团块内可见较丰富血流信号。T：趾伸肌腱

（十）第2跖骨骨折伴骨痂形成（图 13-2-94）

（十一）腓骨长肌腱副骨伴腱鞘炎（图 13-2-95）

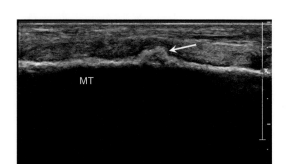

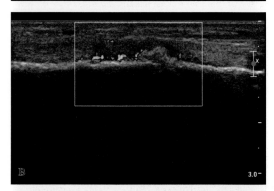

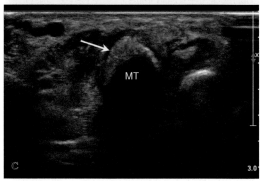

图13-2-94　第2跖骨骨折伴骨痂形成

　　患者，男，20岁，因长跑后足背疼痛就诊。A.纵切面显示第2跖骨局部骨痂形成，呈强回声（箭头），其周围软组织回声减低；B.PDI显示骨痂周围软组织内可见丰富血流信号；C.横切面显示增厚的骨痂（箭头）。MT：跖骨

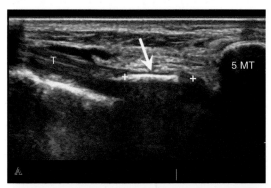

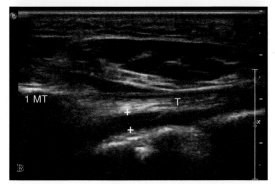

图13-2-95　腓骨长肌腱副骨伴腱鞘炎

　　A.外踝前外侧显示腓骨长肌腱（T）于足外缘处可见副骨（箭头）；B.于足底部显示腓骨长肌腱（T）近第1跖骨底部（1MT）附着处腱鞘扩张，内可见积液（标尺）。5MT：第5跖骨底部

（十二）腓肠神经损伤（图13-2-96）

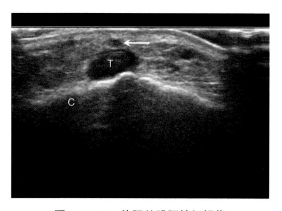

图13-2-96　外踝处腓肠神经损伤

外踝处短轴切面可见腓肠神经增粗（箭头），回声减低，其深方为腓骨肌腱（T）。C：跟骨

（十三）骰楔关节背侧韧带损伤（图13-2-97）

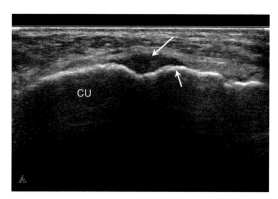

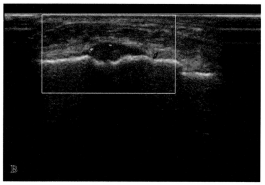

图13-2-97　骰楔关节背侧韧带损伤

A.超声显示骰楔关节背侧韧带增厚，回声减低（箭头），短箭头为楔骨；B.PDI显示韧带内可见血流信号。CU：骰骨

（十四）腓骨长肌腱腱鞘炎（图13-2-98）

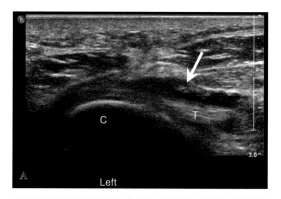

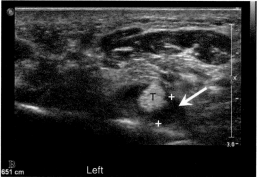

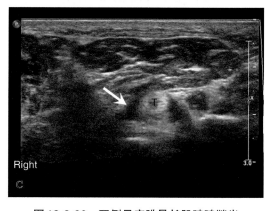

图13-2-98　双侧足底腓骨长肌腱腱鞘炎

A.纵切面显示左侧足底处腓骨长肌腱腱鞘扩张，可见积液，腱鞘壁增厚（箭头）；B.横切面显示左侧足底部腓骨长肌腱腱鞘扩张（箭头）；C.横切面显示右侧足底部腓骨长肌腱腱鞘扩张（箭头）。T：腓骨长肌腱；C：骰骨

（十五）胫骨前肌腱腱鞘炎（图13-2-99）

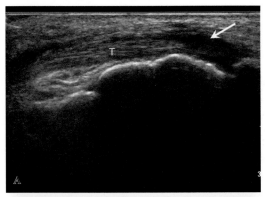

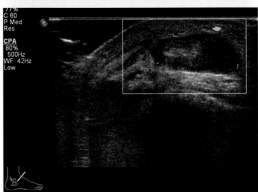

图13-2-99　胫骨前肌腱腱鞘炎

A.纵切面显示胫骨前肌腱（T）远段腱鞘增厚，回声减低（箭头）；B.横切面显示胫骨前肌腱腱鞘增厚，其内血流信号增多

（十六）胫骨后肌腱远端钙化性肌腱炎（图13-2-100）

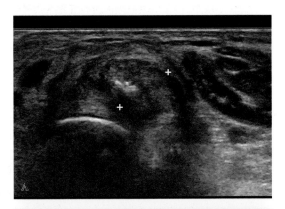

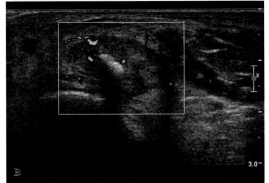

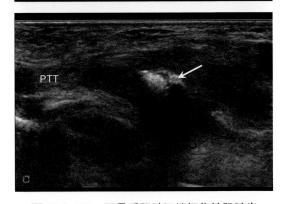

图13-2-100　胫骨后肌腱远端钙化性肌腱炎

A.横切面显示胫骨后肌腱远段增粗（标尺），其内可见强回声钙化；B.PDI于肌腱内可见丰富血流信号；C.纵切面显示胫骨后肌腱（PTT）及其内钙化灶（箭头）

（十七）踝关节前部撞击征（图13-2-
101）

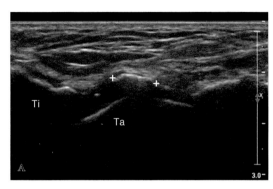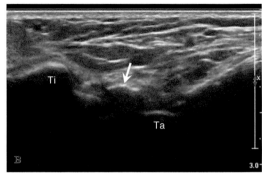

图13-2-101　踝关节前部撞击征

A.踝前部纵切面显示距骨浅侧可见强回声骨赘形成（标尺）；B.踝屈曲动态观察可见距骨骨赘（箭头）与胫骨靠近继而相撞。Ti：胫骨远端；Ta：距骨